Peter Eckert, geboren 1936, war nach dem Medizinstudium und der Promotion zwanzig Jahre als Arzt an verschiedenen Krankenhäusern tätig, zuletzt als Chefarzt in der Chirurgischen Klinik der Städtischen Krankenanstalten Saarbrücken. Seit 1985 in der Forschung der Pharmazeutischen Industrie tätig. Zu den Schwerpunkten seiner Arbeit gehören klinische Aspekte biologischer Arzneimittel und die Arzneimittelsicherheit. Er lebt in Bonn.



für Manfred
Weihnacht 1995

Dieses Buch wurde auf chlor- und säurefreiem Papier gedruckt.

Originalausgabe April 1995

Umschlaggestaltung: Agentur ZERO, München
Umschlagfoto: The Image Bank, München
Satz: Alinea, München
Druck und Bindung: Ebner Ulm
Printed in Germany
ISBN 3-426-80072-1

5 4 3 2 1

Peter Eckert

# Medizin, Mammon und Moral

## Wie uns die Ärzte abkassieren

Knaur®

# Inhalt

# Prolog

Die Repräsentanten der heute amtierenden offiziellen Ärzteschaft haben mit den deutschen Regierungen in Bund und Ländern und ihren Politikern vieles gemeinsam, unter anderem auch ihre Auswahl anhand von Wahllisten. Dies Verfahren gilt als demokratisch, obwohl die Wähler in beiden Fällen keinen erkennbaren Einfluß auf die Zusammensetzung der Listen besitzen. Weitere Parallelen sind die gesetzlich verankerten Rechte und Privilegien beider Stände, die es ermöglichen, eine fast unbeschränkte Selbstbedienung beim eigenen »Minimaleinkommen« auszuüben. Das dritte Politiker wie Mediziner verbindende Glied ist die mangelnde Selbstkontrolle der Funktionen und Funktionäre. So werden ärztliche Missetäter selbst bei groben Verstößen gegen die eigene Berufsordnung und bei zweifelsfrei grob fahrlässiger Behandlung von Kranken entweder gar nicht oder nur nach abgeurteilten Straftaten durch die Standesgerichte in ihrer Berufsausübung eingeschränkt. Öffentlich aufgedeckte Skandale mit Medienpublizität führen nicht zu einer Änderung der Verhältnisse, sondern lediglich zu Selbstverteidigung auf niedrigem Niveau. Ob bei der Aufdeckung des Abrechnungsbetruges zwischen 1986 und 1988 oder beim Skandal um Dubiositäten bei der Verrechnung von Herzklappen im Sommer 1994, stets hatten die anderen oder die Umstände schuld. Die offiziellen Sprachorgane der Ärzteschaft, die Vertreter der Ärztekammern, wiegeln in der Manier uneinsichtiger Verbandspolitiker die Vorwürfe ab.

Wählte man für die Führungskräfte der deutschen Ärzteschaft ein gängiges Schlagwort, dann müßte man sie in Geldangelegenheiten als die »Abkassierer der Nation«, in organisatorischen Abläufen als »Nieten in Weißkitteln« und im Umgang mit den eigenen Fehlern als das »Kartell der Vertuscher« bezeichnen. Ohne Zweifel ist eine solche Einschätzung in den Augen der offiziellen Mediziner reichlich respektlos. Nach ihrem eigenen Selbstverständnis nämlich führen Ärzte keine gesellschaftlichen Kriege und Schlachten um Moneten und Macht, sondern stellen eine jenseits aller Zweifel hochethisch operierende Berufsgruppe dar. Doch die Realität sieht anders aus: Das kassenärztliche Honorarsystem verstößt gegen alle marktwirtschaftlichen Prinzipien. Die auf dieser Basis gezahlten Gehälter steigen auch noch in Jahren der wirtschaftlichen Rezession an, denn was die Krankenkasse nicht zahlt, ersetzt der Patient seinem Doktor gern durch Zuzahlungen aus dem versteuerten Einkommen. Das deutsche Honorarsystem für Ärzte ist einzigartig auf der Welt.

Bei der Recherche von Daten und Fakten für dieses Buch stieß ich auf das erstaunliche Phänomen, daß vermeintlich leicht erfaßbare Kennziffern zu Ausgaben und Aufwendungen im Gesundheits- und Sozialsystem überhaupt nicht existieren. Bei einem Etat, der fast eine Mrd. Mark pro Tag auf der Ausgabenseite verbucht, weiß kein zuständiger Mitarbeiter eines Ministeriums oder ähnlicher Institutionen auch nur annähernd Exaktes über die Höhe und Anzahl von Nutznießern bei der Beihilfe zu berichten. Gleiches gilt für die Ausgaben im Universitätsbereich. Ganz zu schweigen von den wirklichen Einnahmen der Ärzteschaft oder den Zahlen über die Ausgaben und Aufwendungen von gesetzlichen Krankenkassen und Versicherungen. Überall wird auf Hochglanzpapier verschwiegen, was besser veröffentlicht werden sollte. Fehler bei den

Zahlenangaben sind daher nicht völlig auszuschließen. Im Vordergrund steht die Absicht, Trends in ihren Größenordnungen wiederzugeben und das Bewußtsein dafür zu wecken, daß in vielen Bereichen unseres Gesundheits- und Sozialsystems besonders in bezug auf eine sparsame und effektive Verwaltung noch vieles zu tun ist. Man kann nicht dauernd über Reformen im Gesundheitssystem reden, ohne zu wissen, wo und an welcher Stelle Besitzstandswahrung vor Allgemeinwohl geht und wo ungerechtfertigte Verteilungsansprüche bestehen.

Ursprünglich waren nach der Reichsversicherungsordnung Ärzte lediglich »Angestellte auf Zeit« von Krankenkassen, und diese durften sich Ärzte wie deren Leistungen auswählen. Seit dem Dritten Reich sind Kassenärzte gleichberechtigte Partner der Gesetzlichen Krankenkassen. Damit begann das Geschäft mit dem Geld der Bevölkerung. Grundlage dafür ist die Sozialversicherung; Politik und Gewerkschaften assistieren dabei. Weder Industrie noch Wirtschaft, weder Handel noch Banken kennen ein solches staatliches Subventionsprinzip. CDU, CSU und FDP lehnen derartige nichtmarktwirtschaftliche Stützungen offiziell grundsätzlich ab. Auch große Teile der SPD sind gegen eine staatlich subventionierte Medizin. Weshalb dann aber unsere Regierungen einen geringen Teil der Ärzte milliardenschwer auf Kosten der Sozialversicherten subventionieren, ist ein Rätsel und paßt nicht zu den Sparmaßnahmen unserer Zeit.

Verständlicherweise wehrt sich die offizielle Ärzteschaft gegen jede Reformbestrebung von außen oder innen, denn so leicht kann niemand sonst soviel Geld verdienen. Mit Zähnen und Klauen kämpft man gegen jede »Einkommenseinbuße«, die gesetzlich diskutiert wird, oder gegen die Begehrlichkeiten des eigenen Nachwuchses oder der

Kollegen anderer fachärztlicher Disziplinen, die von der Teilhabe an diesem Schatz möglichst lange ausgeschlossen bleiben sollen. Es sind etwa 40 Prozent der Ärzte, die an den Kuchen heran dürfen. Der Rest geht leer aus. Diese 60 Prozent sind aber nicht etwa schlechter ausgebildete oder weniger begabte Ärzte. Benachteiligt sind vor allem jene Ärzte, die in den Krankenhäusern die Teamarbeit ermöglichen, und jene, die in Forschung und Lehre tätig sind und damit mehr für die Gesundheit der Menschen tun als ihre Kollegen in eigener Praxis, die unkontrolliert ihrem Auftrag nachgehen, die ärztliche Versorgung der Bevölkerung zu garantieren. Die angestellten Ärzte (110 000) machen etwa 37 Prozent der Ärzteschaft aus, erhalten jedoch nur ein Einkommen in Höhe von 25 Prozent der im Rahmen der kassenärztlichen Honorare gezahlten Gesamtbeträge. Etwa 60 Prozent der angestellten Ärzte sind Fachärzte oder verfügen über zusätzliche besondere Qualifikationen. Diese stehen dem Krankenhaus in der Regel kostenlos zur Verfügung oder werden nach Gutdünken des Chefarztes »honoriert«. Ganz verschwiegen wird das Heer der arbeitssuchenden Ärztinnen und Ärzte, die zwar eine »stille Reserve« darstellen, aber nur zum kleinen Teil als arbeitslos gemeldet oder erfaßt sind.

Längst haben diese Zustände zu einem solchen Unbehagen geführt, daß inzwischen mehr als die Hälfte der Bürger nur ungern oder gar nicht mehr einen Arzt aufsuchen. Gleichzeitig steigt die Zahl jener Heilkundigen, die paramedizinische Leistungen anstelle der sogenannten Schulmedizin anbieten. Im Selbstverständnis der offiziellen Ärzteschaft jedoch ist die Welt heil – bis auf den Umstand, daß die Zahl ihrer Kritiker steigt. Gottlose Zeiten sind angebrochen. Der Bürger hinterfragt Diagnosen, bezweifelt angebliche Therapieerfolge und befolgt nicht immer die Ratschläge der

Ärzte, die nicht selten in kurzen apodiktischen Erklärungen abgegeben werden.
Während viele Menschen durch Wirtschaftskrisen existentiell bedroht sind, jammern die gutverdienenden Vertreter der Medizin über »bedrohliche Einbußen« ihrer Einkommen, sobald der Gesetzgeber lächerlich zu nennende Abschläge vorsieht. Dabei können die monetären Argumente der Ärzteführer – vornehmlich der Vertreter der Kassenärztlichen Vereinigungen und der Verbandsoberen – öffentlich gar nicht belegt werden. Die arrogante Weigerung einiger Wortführer der Zahnärzte, sich den Gegebenheiten der Gesundheitsstrukturreform anzupassen und ihre Patienten wie gewohnt zu behandeln, spricht Bände in bezug auf ihre Einstellung zu den Sorgen und Nöten der Bevölkerung. Schon jetzt müssen normale Kassenpatienten beim Zahnersatz bis zu 60 Prozent der Forderungen dieser Kaste aus der eigenen Tasche zahlen. Die Krankenkassen ersetzen eben nur den »gesetzlich« geregelten Anteil, wobei die Summe der Zuzahlungen für alle geforderten Leistungen im medizinischen Bereich stattlichen Beitragsanhebungen gleichkommt. Verschont davon bleiben nur die, die diese Gesetze machen, Abgeordnete und Beamtenschaft nämlich. Sie erhalten diese Differenz von der »Beihilfe« ersetzt. Woher soll der Druck zur Abänderung solcher Ungleichbehandlungen kommen? Neue Ungerechtigkeiten sind durch die 13. Bundesregierung im Rahmen der 3. Novelle zum Gesundheitsstrukturgesetz bereits geplant. Ab 1995 müssen von den Sozialversicherten noch höhere Anteile als bisher bei ihren ärztlichen Behandlungen erbracht werden. Das Kartell der Abkassierer ist in Fahrt geraten.

# 1 Der große Preisauftrieb. Von Krankenkassen, Ärzten, der Angst und der Pharmaindustrie

*»Nur die Resignation kann uns zurückwerfen, nicht aber die Schwierigkeiten bei der Lösung der Probleme.«* Willy Brandt[1]

## *Aufsichtspflicht der Krankenkassen*

Die gesetzlichen Krankenkassen kommen ihrer natürlichen Kontrollfunktion bei den wichtigsten Vertragspartnern, den Kassenärzten und ihren Standesorganisationen, den Kassenärztlichen Vereinigungen, offenbar nur unvollständig nach. Für den Wahrheitsgehalt dieser Feststellung braucht man nicht lange nach Beispielen zu suchen. Die Kassen akzeptieren zum Beispiel jeden Arzt, der ihnen von den Kassenärztlichen Vereinigungen als »zulassungsfähig« zur Praxisniederlassung offeriert wird. Sie verzichten freiwillig auf ihre eigenen Maßstäbe bei der Feststellung zur »Qualitätseinstufung« von Ärzten, obwohl sie wissen müßten, daß dort eine breitgefächerte Qualitätsskala von Null bis Hundert existiert. Die Vertreter der Krankenkassen sollten nicht vergessen, daß sie dieses und noch ganz andere Rechte früher einmal innehatten und nutzten. Des weiteren kontrollieren die Krankenkassen weder die Notwendigkeit von ärztlich eingeleiteten Untersuchungen noch solche von redundanten Kontrolluntersuchungen. Offensichtlich kommen sie auch bei der Preisgestaltung der Untersuchungen mehr den Forderun-

gen der Funktionäre der Ärztekammern nach als volkswirtschaftlichen Erfordernissen. Man vermißt bei den Krankenkassen die Kontrolle bei der Einführung neuer diagnostischer und therapeutischer Methoden. Offenbar genügen ihnen die Zulassungen durch die Gesundheitsbehörden, die bei den Erfolgskriterien bestenfalls nur Minimalerfordernisse anlegen. Die wichtigste Sicherheitsbehörde ist das Bundesinstitut für Arzneimittel und Medizinalprodukte in Berlin. Diese Behörde wäre mit so großen Aufgaben völlig überfordert. Zu den Zielsetzungen des ehemaligen Bundesgesundheitsamtes gehören vor allem Prüfungen im technischen und gesundheitlichen Bereich zur Sicherheit der Produkte, und die verschiedenen Fachabteilungen verlassen sich beim Nachweis der Wirksamkeit von Medikamenten und Hilfsmitteln auf Ergebnisse von Gutachten. In der Regel handelt es sich dabei um »Positivbegutachtungen« durch Sachverständige. Solche Gutachten müßten vor einer breiten und teuren Anwendung in den Praxis- wie Klinikbetrieben von den unabhängigen wissenschaftlichen Mitarbeitern und Instituten der Krankenkassen genau überprüft werden. Die Krankenkassen müßten daher schon aus wirtschaftlichen Gründen viel mehr Einfluß auf eine Begrenzung der Angebote von medizinischen Leistungen nehmen. Es kommt hinzu, daß die Krankenkassen selbst bei eklatanten ärztlichen Fehlleistungen auf Regreßansprüche verzichten. Zwar sind Abrechnungsregresse kein Tabu mehr, aber Fehlbehandlungen, Doppelbehandlungen und vermeidbare Fehler werden von Kassen stillschweigend geduldet und überwiegend auch unkritisch abgerechnet.
Daß die Öffentlichkeit bisher nur unzureichend über die »Fehltritte« der liquidierenden Ärzteschaft beim Umgang mit den ihnen anvertrauten Patienten informiert wird, ist

auch eine Folge der Kungelei zwischen Kammerfunktionären und Kassenvertretern. Vielleicht ändert sich dieser Zustand bald, denn erste Risse im Fundament zwischen Kassen und Ärzteschaft deuten sich an, wie unter anderem bei der Herzklappenaffäre im Sommer 1994, als sich zeigte, daß zwischen Ärzten, Herstellern und Krankenkassen recht ungewöhnliche Abrechnungspraktiken zu herrschen scheinen. Diese Episode hatte aber auch gute Seiten. Sie unterstrich, wie wichtig und notwendig eine scharfe Kontrolle von Ärzten und anderen Abrechnungsstellen durch die Krankenkassen sind.

Leider sind die Privaten Krankenkassen (PKV) nicht besser. Die PKV verhalten sich gegenüber den Versicherten zwar marktwirtschaftlich, das heißt, sie rechnen mit spitzem Bleistift nach und kürzen Beträge zu Lasten ihrer Kundschaft. Offenbar legen sie ein solches Verhalten jedoch gegenüber den ärztlichen Verbandsträgern, geht es um Preiserhöhungen für Leistungen, nicht an den Tag. Jedes Jahr werden nämlich mit Hinweis auf gesteigerte Kosten die Beiträge für PKV-Kunden angehoben. Ihr Kostenanpassungsverhalten an die hohen Einkommensansprüche und die Begehrlichkeiten einer nimmersatten Ärzteclique ist unzeitgemäß und zeugt von fehlenden Ressourcen im wirtschaftlichen Management bei den Krankenkassen.

Neuerdings wird von Patienten und Angehörigen der allgemeinen gesetzlichen Versicherungen – allgemeine Pflegekasse – über die Bevorzugung von Privatpatienten bei der stationären Behandlung geklagt. »Privatpatienten« sind so gut wie Cashzahler und wurden daher schon immer gern rascher, umfassender und ausweitender behandelt. Es wird dabei allerdings vergessen, daß mancher von ihnen eine solche »Ausweitung« von Operationen mit

schweren Komplikationen oder gar mit dem Tode bezahlen mußte. Auch die konservativen Fachrichtungen der Medizin (Innere Medizin, Radiologie, Laborärzte, Ärzte mit Ultraschall- und Röntgengeräten u. a.) fixieren, observieren und diagnostizieren die Privatpatienten so lange über alle Maßen, bis sich nicht mehr verleugnen läßt, daß der Patient dringend gesund zu schreiben wäre oder anderweitig behandelt werden sollte. Beide Arten von überzogenem Behandlungsauftrag werden offenbar von den Kassen stillschweigend getragen. Die Aufnahmesperre für Kassenpatienten in Krankenhäuser ist eine Fehlreaktion von Ärzten auf die zwar löblichen, jedoch praxisfernen Sparmaßnahmen einer beifallheischenden Politik.
Was müßte eigentlich – unter wirtschaftlichen Gesichtspunkten – geschehen, um die allgemeine Krankenversicherung attraktiver und wirtschaftlich gesünder zu machen? Zunächst sollte man sie einmal an den Prinzipien von Lean Management, Lean Production and Lean Cost-efficacy messen. Dies heißt auf gut deutsch: Weniger Köpfe in der Verwaltung, mehr Hilfen für Versicherte und billigere Beitragskosten für jedermann. Es ist einfach zu teuer und zu ineffektiv, eine kaum überschaubare Anzahl von nahezu 1200 Zwangskrankenkassen zu unterhalten, zwischen denen es keinen meßbaren Wettbewerb gibt. Kein Unternehmen dieser Welt würde für Produkte im Wert von 200 Mrd. Mark im Jahr 1200 verschiedene Vertriebsorganisationen mit eigenen und teuren Geschäftsstrukturen benötigen. Im Grunde genommen sind die Geschäftsfelder der Krankenkassen im Rahmen des Budgets vorgegeben. Es sind deren weniger als zehn: Versichertenbeiträge (Controlling), Marketing und Werbung, wissenschaftliche Kontrolle des Leistungsangebots und technische Erfassung der Leistungserbringung, technische Dienste der Leistungserfassung in

Arztpraxen und bei der GKV, Sozialpolitik und Zukunftsplanung, Reduktion der Verwaltungsaufgaben.
Wirtschaftlich notwendige Fusionen zum Beispiel von Ortskrankenkassen scheitern vor allem an den Egoismen der jeweiligen Chefetagen. Hinzu kommen wirtschaftliche Hemmnisse, denn viele Betriebs-, Ersatz- und Innungskrankenkassen machen im Gegensatz zu den Allgemeinen Ortskrankenkassen Gewinne. Es sind strukturelle und nicht wirtschaftliche Gründe, die den einen ständig rote Zahlen und den anderen erfolgreiche Jahresbilanzen bescheren. Kassen mit vielen Rentnern und Sozialempfängern als Mitglieder müssen ständig im Minus wirtschaften, während Betriebs- und Innungskrankenkassen eigentlich satte Gewinne einstreichen könnten, weil ihre Mitglieder jung und im arbeitsfähigen Alter sind, das heißt: weniger krankheitsanfällig und zudem gute Beitragszahler. Der hochgelobte »Risikostrukturausgleich«, der die Nachteile zwischen den einzelnen Kassen ausgleichen soll, bewegt zwar viel Geld, behebt aber nicht die Ursachen dieser Schieflage und senkt auch nicht die tatsächlichen Kosten einer gesetzlichen Krankenkasse.

*Der Weg aus diesem Dilemma könnte wie folgt aussehen:*

- Als erstes müßte die Umstrukturierung der gesetzlichen Kassen zu privaten Unternehmen erfolgen, also der Umbau der bürokratischen Krankenkassenbetriebe nach dem Vorbild eines öffentlich kontrollierten Versicherungswesens.
- Die Schaffung einer einzigen Gesetzlichen Krankenkasse (GKV) nach dem Modell der ehemaligen DDR würde eine Verkürzung der »Vertriebswege« ermöglichen; aufwendige Verwaltungsapparate werden durch Dienstleistungsbüros ersetzt. Eine einzige GKV benötigt weder

ein Verbandsunwesen noch zahllose »Aufsichtsgremien« im Rahmen der Selbstverwaltung, noch eine »Vertreterversammlung«.

- An die Stelle aller Selbstbeteiligungssysteme bei den gesetzlichen Kassen müßte eine Mischversicherung (GKV/PKV) treten. Die derzeitige Selbstbeteiligung ist für viele Versicherungsnehmer ungerecht, denn sie bedeutet, daß der Versicherte zusätzlich zu einem hohen monatlichen Beitrag für normale Leistungen noch extra zuzahlen muß.
- Die Einführung von Versicherungsrabatten, zum Beispiel wenn in einem bestimmten Zeitraum keine Leistungen der GKV in Anspruch genommen wurden, wäre eine Möglichkeit, das Kostenbewußtsein der Versicherten zu erhöhen. Zurückgezahlt werden könnten sowohl Teile des Eigenanteils des Versicherungsnehmers wie auch ein bestimmter Prozentsatz aus beiden Anteilen – Arbeitnehmer und Arbeitgeber – zurückfließen könnte.
- Die erwähnte Mischversicherung einzuführen würde bedeuten, daß jeder zu Versichernde gemäß seinem Einkommen neben der gesetzlichen auch eine private Versicherung abschließen müßte. Sozialhilfe- und Niedriglohnempfänger sind zu 100 Prozent in der GKV versichert, Großverdiener – über der oberen Beitragsbemessungsgrenze – zu 100 Prozent in der privaten Versicherung. Mittlere Einkommen zahlen den Arbeitgeberanteil in die GKV ein und schließen mit dem Arbeitnehmeranteil die private Zusatzversicherung ab. Das gesamte System würde eine Verantwortung des Staates nur bei den sozial Schwachen beanspruchen. Auch ließe eine solche Versicherungsform das Kostenbewußtsein der Versicherten erheblich wachsen. Im übrigen tragen derzeit

die etwa 50 Millionen gesetzlich Krankenversicherten auch jene Mitglieder mit, die praktisch niemals einen Beitrag in das »Sozialsystem« eingezahlt hatten. Es handelt sich hierbei um fast drei Millionen neue Mitglieder (zum Beispiel Spätaussiedler u. a.). Familienmitglieder und Rentner müssen zusätzlich versichert werden. Einkommensstarke benötigen kein Kindergeld, der existierende Freibetrag bei der Steuererklärung reicht völlig aus. Die bei Besserverdienenden (Beamte und Freiberufler eingeschlossen) gesparten Kindergeldzuschläge könnten als Finanzausgleich für minderverdienende und kinderreiche Familien beziehungsweise als Zusatzbeiträge an deren Krankenkassen gezahlt werden.
Die Abschaffung der Beamtenbeihilfe und anderer beihilfeberechtigter Systeme ist dringend notwendig. Wenn sich Beamte wie alle anderen Bürger auch je nach Einkommen in der GKV oder PKV versichern würden, wäre ihr Selbstbedienungsprinzip durchbrochen, die Kritik an der Beamtenschaft geringer, und es könnten auf diese Weise mindestens 25 Mrd. Mark in die Töpfe der gesetzlichen Krankenkassen fließen.

## *Der Sicherstellungsauftrag: Grabenkrieg der Ärzte*

Eine Art von »Dauerkriegsschauplatz« unterhält die Ärzteschaft seit der Zeit des Wiederaufbaus nach dem Zweiten Weltkrieg. 1955 vollendeten die Funktionäre der Kassenärzte ihren Deal mit dem Staat.[2] Offiziell verzichteten sie auf das Streikrecht, übernahmen aber dafür die »selbstlose Verpflichtung«, für die Versorgung der Kranken bei Tag und Nacht geradezustehen. Man schaffte sich

jede Konkurrenz vom Hals, ohne damals in der Lage gewesen zu sein, den Auftrag, alle Patienten in Stadt und Land jederzeit zu versorgen, auch erfüllen zu können. Belastet wurde dadurch allerdings das (von jeher etwas zwiespältige) Verhältnis zwischen Krankenhausärzten und niedergelassener Ärzteschaft. Waren es früher meist Vorurteile auf beiden Seiten, sind heute vor allem Geldangelegenheiten zwischen ihnen strittig.[3]
Ärzte, die am kassenärztlichen System beteiligt oder voll als Kassenärzte zugelassen sind, sind in den sogenannten kassenärztlichen Vereinigungen (KV) organisiert. Die KV »erkämpfen« Jahr für Jahr eine Anhebung der Vergütungen für Einzel- oder Gruppenleistungen und organisieren auch die Verteilung der Kassenzahlungen an ihre Mitglieder. Die Spitzenfunktionäre der kassenärztlichen Vereinigungen fanden es noch vor wenigen Jahren, als es zuwenig niedergelassene Ärzte gab, wunderbar, daß die Kollegen im Krankenhaus den Dienst übernahmen, um ihnen den freien Mittwochnachmittag und ihr freies Wochenende zu ermöglichen. In den 20 Jahren nach 1955 haben nämlich gar nicht oder teilweise recht schäbig dafür bezahlte angestellte Krankenhausärzte »außerhalb der Ladenschlußzeiten« den Großteil der Kranken in den Ballungsgebieten versorgt. Die Kollegen in der Praxis spielten sich oftmals als die erfahrenen Ärzte auf und meinten, es täte den »jungen Ärzten« gut, sich auf diese Weise einen Vorgeschmack auf das harte Leben in der Praxis zu verschaffen.
Erst viel später – Anfang der siebziger Jahre – schuf man den ärztlichen Notfall- und Bereitschaftsdienst, eine oft fragwürdige Angelegenheit. In solchen Diensten tauchten greisenhafte Gestalten ohne Sachkenntnisse in der Akutmedizin ebenso auf wie Haut- oder Augenärzte, die plötz-

lich einen Asthmaanfall, einen Herzinfarkt oder eine akute Baucherkrankung beurteilen sollten.
Wie folgende Notiz belegt, ist dieser Mißstand zumindest bis 1986 durchaus höchst aktuell geblieben. »Die Lücke in der Erfüllung des gesetzlichen Sicherstellungsauftrages der KV war in Hamburg seit Jahren evident. Mit steigender Tendenz ließen sich pro Jahr 200.000 Bürger der Freien und Hansestadt bei medizinischen Notfällen in den Krankenhäusern, einschließlich der Universitätsklinik Eppendorf, ambulant ärztlich versorgen. Sie taten dies, obwohl es in Hamburg einen unzweifelhaft gut funktionierenden kassenärztlichen Notfalldienst gibt, der an den Wochenenden rund um die Uhr, mittwochs ab 15.00 Uhr und an den übrigen Werktagen ab 19.00 Uhr die ganze Nacht durch organisiert und aufrechterhalten wird. Aber die per Funktaxi an die Einsatzorte dirigierten Notfallärzte hatten und haben naturgemäß nur begrenzte Behandlungsmöglichkeiten, die, bildlich gesprochen, aus dem Inhalt ihrer mitgeführten Arzttaschen resultierten.«[4]
Daß dieser Zustand nur schwer zu ändern war, belegt ein Vorfall aus dem Jahre 1986, der als »Münchener Malaria-Prozeß« in die Geschichte der Medizin einging. Drei Notärzte erkannten bei einem 42jährigen Mann nicht, daß einem Fieberanfall eine Malaria zugrunde lag. Ihr Versagen lag weniger darin, daß sie diese Krankheit nicht diagnostiziert hatten, sondern vielmehr darin, daß keine eingehende Befragung des Kranken durchgeführt worden war (der Patient hatte sich in Afrika aufgehalten) und daß man ihn nicht in eine Klinik eingewiesen hatte. Das Gericht bemängelte, daß in der Leitzentrale der Notärzte Verwaltungsangestellte die Einsatzpläne ohne Rücksicht auf Wissen und Können der Mediziner festgelegt hätten.[5] Der Patient starb an den Folgen der zu spät gestellten Diagnose.

Ohne Zweifel ein schwieriger Fall, der auch einem erfahrenen Arzt passieren könnte. Man sollte aber von seiten der Ärztekammerherren den Mund nicht so voll nehmen, wenn sie von Sicherstellung der Versorgung reden.
Im übrigen galt für Notärzte schon immer die Regel: Fehlten für die Behandlung eines Patienten vor Ort Kenntnisse und Fertigkeiten, ließ man ihn (glücklicherweise) sofort ins nächste Krankenhaus transportieren. Dort wiederum standen bis Mitte der achtziger Jahre personell unterbesetzte Abteilungen den Noteinweisungen gestreßt gegenüber, erledigten aber klaglos den »Behandlungsauftrag« ihrer gut verdienenden niedergelassenen Kollegen. Die Szenerie änderte sich schlagartig, als sich später mehr als 50.000 Ärzte niedergelassen hatten und fest etablierte Gruppen den Notfalldienst, parallel zu einem der teuersten Rettungssysteme der Welt, in die Hand nahmen. In Deutschland (West) bestehen gemeinnützige Rettungssysteme, ADAC-Luftrettung, zivile Luftrettung, 200(!) freie bodengebundene Rettungssysteme und das Deutsche Rote Kreuz nebeneinander. Jetzt funktioniert die Versorgung besser. Anfang 1994 beschrieb einer der führenden Anästhesisten Deutschlands, der Würzburger Professor Peter Sefrin, die Szene mit den freundlichen Worten: »Rettungsdienst wird zum politischen Schlachtfeld.«[6] Leider kam der Fürsprecher des etablierten Rettungswesens zu antimarktwirtschaftlichen Rückschlüssen. Er hat wohl übersehen, daß das kleine Land Deutschland das dichteste und großzügigste, aber auch unkontrollierteste Rettungssystem der Welt besitzt, was schon zu einem harten Konkurrenzkampf des doppeltbesetzten, bodengebundenen Rettungssystems in den größeren Bundesländern geführt hat.
In der Hansestadt Hamburg gibt es Bestrebungen, die bestehenden Krankenhausambulanzen abzuschaffen, um so

den kassenärztlich tätigen Ärzten höhere Einnahmen zuzuschanzen. Was hätte das für Konsequenzen? Sehr negative. Es gibt vor allem zwei Gründe, sich gegen diese Entwicklung zu wenden. Das ist in erster Linie die adäquate »Rund-um-die-Uhr-Versorgung« der akut Kranken und Verletzten, die auf höherem Niveau in den Krankenhausambulanzen geschehen kann, und zweitens die fachgerechte Kontrolle der Kranken durch die Krankenhausärzte, die ihre eigenen Leistungen und die der niedergelassenen Kollegen – im Interesse und zum Wohl der Kranken – auf diese Weise fachmännischer überprüfen können. Die Abschaffung oder Einschränkung der Krankenhausambulanzen käme einem Verbot sowohl der freien Arztwahl als auch der zusätzlichen fachlichen Kontrolle der Patienten durch Krankenhausärzte gleich. Ein eindeutiger Rückschritt auf medizinischem Gebiet. Die Kassenärztliche Vereinigung Saar scheute sich nicht, Krankenhausärzten diese Tätigkeit zu untersagen.[7]
Viele Patienten, zum Beispiel mit operierten Tumoren, haben einen hohen Preis für diesen Widersinn zahlen müssen. Selten waren niedergelassene Ärzte auch nur annähernd in der Lage, fachlich abzuschätzen, was operiert wurde und wie man eine spezielle Tumornachsorge zu betreiben hat. Das dafür notwendige Spezialwissen gehört nämlich bis heute noch nicht zum ärztlichen Standard.
Aber der Krieg geht noch weiter. Die Krankenhäuser wollen nämlich die ambulante Behandlung ausweiten.[8] Das ist jedenfalls ein Vorhaben der Deutschen Krankenhaus-Gesellschaft, die diese löbliche Absicht in einem Gespräch mit Minister Horst Seehofer äußerte. Da die niedergelassenen Kassenärzte wohl keinen Millimeter nachgeben werden, dürfte die Neuerrichtung von Fachambulanzen in den Kliniken zu einer teuren Doppelbelastung der Kassen führen.

Natürlich wird dieses Vorhaben auch nicht die Liegezeiten verkürzen oder gar eine Kostensenkung des Krankenhausetats der Kassen um 6 Mrd. Mark bewirken.
Einen Krieg ums große Geld mit den Universitäten vermieden die kassenärztlichen Strategen, indem man mit den Kassen eine pauschale Vergütung für die Arbeit in den Universitätsambulanzen vereinbarte. Für einen nicht annähernd die Kosten deckenden Preis, Arzthonorare noch nicht einmal eingerechnet, werden extrem teure Leistungen für die Patienten erbracht, die nicht zu Lasten des Honorartopfes der niedergelassenen Ärzte gehen. Was die Kassen nicht zahlen, bezahlt dann der Steuerzahler – ungefragt – über den Haushalt des Wissenschafts- oder Bildungsministeriums.
Seit etwa fünf Jahren erscheinen regelmäßig polemische Beiträge in den offiziellen Ärzteblättern, die den »Kostentreiber« Krankenhaus anprangern, um sich selbst – der kassenärztlichen Vereinigung – den Heiligenschein als unschuldiges Opfer der Preisentwicklung aufs Haupt zu setzen. Um die eigenen Honorare zu sichern, wäre die niedergelassene Ärzteschaft noch zu ganz anderen Zugeständnissen auf Kosten der Krankenhausärzte bereit. Die angestellte Ärzteschaft wiederum ist zu zerrissen, zu heterogen und zu unkollegial eingestellt, als daß sie diesen Praktiken den verbandspolitischen Umtrieben – durch eine konsequente sachliche Darstellung der Fakten – ein rasches Ende bereiten könnte.
Neuerdings jedoch schlagen die Krankenhausträger zurück. In einschlägigen Veröffentlichungen wird darauf hingewiesen, daß die gesetzlichen Kassen 1992 mit 83,6 Mrd. Mark (49,9 %) den kassenärztlich-ambulanten und nur mit 54,0 Mrd. Mark (32,3 %) den stationären Bereich bezahlen mußten.[9] Die Antwort der Kassenärzte erfolgte prompt in

ihrem Hausblatt, dem *Deutschen Ärzteblatt*. Sie warnten mit einer unübersehbaren Anzeige vor dem rasanten Kostenanstieg der Pflege im Krankenhaus, die allein 1993 zwischen 7 und 15 Prozent, je nach Pflegebereich, gestiegen war.[10] Vor allem nahm man sich die öffentlichen Krankenhäuser kritisch vor, weil sie im Gegensatz zu den privaten Kliniken viel teurer und unwirtschaftlicher arbeiteten.
Dem unvoreingenommenen Betrachter schwant Böses. Der Marburger Bund, der als Interessenvertreter der angestellten Krankenhausärzte auftritt, schenkte zwar der Ärzteschaft den phantastisch kontradynamisch amtierenden Präsidenten der »Bundesärztekammer«, Dr. med. Carsten Vilmar, verstand es aber bisher nicht, sich zu einer wirklichen Vertretung der Mehrheit der Mediziner zu formieren. Die Wahl Vilmars, des ehemaligen Vorsitzenden des Marburger Bundes, war eine Konzession an die »jungen kritischen Ärzte«, die schon lange in den allgemeinen und nichtuniversitären Krankenhäusern auf Mitsprache und auf eine Beteiligung an jenen Leistungen und Nebeneinnahmen der Chefärzte pochten, die diese nicht selbst erbringen. Gemäß der chirurgischen Überlieferung sollen Assistenten immer nur »Maul und Haken halten«. Alle Macht innerhalb der Ärzteschaft geht von den Vorsitzenden der kassenärztlichen Vereinigung aus – so lautet in Wirklichkeit Paragraph 1 des Gesetzes zur Regelung der ärztlichen Probleme innerhalb der medizinischen (High-) Society. Der Präsident der Bundesärztekammer ist daher wohl der denkbar ungeeignetste Sprecher jenes Teils der Ärzteschaft, der froh ist, überhaupt noch Arbeit zu haben. Die Probleme der nachgeordneten – der angestellten wie der universitären – Ärzte dürften denn auch im präsidialen Denken und Handeln von Carsten Vilmar kaum eine Rolle spielen.

## *Zur Abrechnung und zum sogenannten Honorardeckel*

Mitte der siebziger Jahre führte Sozialminister Ehrenberg den Grundsatz ein, daß sich die Steigerung der Arzthonorare an der Entwicklung der Grundlohnsumme zu orientieren habe (der sogenannte Honorardeckel). Bereits damals klagte die offizielle Ärzteschaft über diese »sozialistische Einschränkung der ärztlichen Behandlungsfreiheit«. Die Tricks, um ans Geld zu kommen, zeugen von großem Einfallsreichtum. Da Ärzte nur schwer überprüfbare Arbeitsgänge verrichten – die Datenverarbeitung befand sich damals noch in den Kinderschuhen –, konnten lange Zeit durch Striche auf den Karteikarten Leistungen »erzeugt« werden. Erst spät gelang es der Bürokratie der Krankenkassen, erfolgreich und akribisch nachzuweisen, daß die Kassenärzte seit 1988 pro Fall 44 Punkte mehr als im Punktesystem vorgesehen abrechneten.[11] Wegen des Honorardeckels sind die Ärzte ständig bemüht, neue Leistungen zu »entdecken«, die den Deckel unter dem so erzeugten Leistungsdruck etwas lüften sollen, um an neues Geld heranzukommen.

Erst große und schwerwiegende Delikte führten 1986/1987 zum Eklat, als sich herausstellte, daß viele Kassenärzte bei ihrer Quartalsabrechnung nie erbrachte Leistungen aufführten. Bei Plausibilitätskontrollen stellte sich dann beispielsweise heraus, daß der Patient in Urlaub war, als der Doktor ihn angeblich behandelte usw. Es kam zu staatsanwaltschaftlichen Recherchen gegen Ärzte, die des Betruges und der Manipulation von ärztlichen Leistungen zuungunsten der Krankenkassen verdächtig waren. Diese Untersuchungen wurden als freche Übergriffe der Behörden auf eine friedfertige Ärzteschaft angeprangert. In der Tat scheinen wohl einige Juristen weit übers Ziel hinausgeschossen zu sein. Besonders hart attackierte damals der Ministerialdirektor Karl Jung, Leiter der Abteilung Krankenversicherung beim Bundesminister für Arbeit und Sozialordnung, die Ärzteschaft. Er vertrat die Auffassung, daß sich ein großer Teil der Ärzte bundesweit selbst bedienen würde. In einem offenen Brief an den Bundesjustizminister schrieb er: »Die Effektivität und die notwendige Akzeptanz von Gegenmaßnahmen werden jedoch wesentlich davon abhängen, daß Art und Umfang der Betrügereien bundesweit nachgewiesen werden.«[12] Schließlich sahen die Arztgremien ein, daß falsche Abrechnungen nicht immer versehentlich zustande gekommen waren. Die Antwort von Professor Häußler, Bundeschef der Kassenärztlichen Vereinigung, lautete: »Seit die kassenärztliche Gesamtvergütung mehr und mehr ›gedeckelt‹ wurde – wir denken an Minister Ehrenberg –, seit die Mengenentwicklung zu Lasten aller Krankenkassen geht, seitdem stimmt es ja auch in anderer Hinsicht überhaupt nicht, was Jung da behauptet. Wer nämlich mehr abrechnet, als er leistet, der betrügt tatsächlich, aber er schädigt seine Kollegen, nicht die Kassen.«[13]

Diese Behauptung ist richtig und falsch zugleich, weil die Arzthonorare jährlich um mindestens acht Prozent stiegen. Die Flut der Ausgaben sorgte allein 1991 für eine Anhebung der Honorare um 7,3 Prozent. Die Kassenbeiträge für die Versicherten und die Arbeitgeber stiegen jährlich zwischen 2,4 und 5 Prozent. Die Inflationsrate lag bis 1991 unter 3 Prozent, also muß 1991 eine »Anhebung des Deckels« stattgefunden haben, denn es sind effektiv 3 Prozent Honorare mehr pro Jahr vergütet worden. Das sind rund 600 Mill. Mark Zuwachs in jenem Jahr.

Neues steht den Versicherten der Krankenkassen bevor.

Ende 1994 beschloß die Vertreterversammlung der Kassenärztlichen Bundesvereinigung neue Grundzüge für eine Honorarreform. Danach sollen die ärztlichen Grundleistungen der einzelnen Fachgruppen jeweils zu Honorarkomplexen zusammengefaßt werden. Neben die Basisgebühr, der sogenannten Ordinationsgebühr, die nur einmal im Quartal abgerechnet werden soll, tritt die Konsultationsgebühr. Durch diese Reform sollen bislang unterbewertete Leistungen besser honoriert werden. Bisherige Ungerechtigkeiten in Form zu hoher oder zu niedriger Honorare sollen aus- und angeglichen werden. Nebenbei meldete diese honorarige Gesellschaft ihren Protest gegen den Vorschlag der Deutschen Krankenhaus-Gesellschaft an, demnächst mehr Fachambulanzen an Kliniken zu betreiben.[14] Längst haben die Kassenärztlichen Vereinigungen in Arztkreisen den Ruf von Honorar-Halsabschneidern bekommen. Andere halten sie für bürokratische Monster.

## Das Versagen der Politik als Kostenfaktor

*»Der Staat muß die Sache (die Sozialpolitik – P. Eckert) in die Hand nehmen, nicht als Almosen, sondern als Recht auf Versorgung, wo der gute Wille zur Arbeit nicht mehr kann. Wozu soll nur der, welcher im Kriege erwerbsunfähig geworden ist oder als Beamter durch Alter Pension haben und nicht auch der Soldat der Arbeit? Diese Sache wird sich durchdrücken. Sie hat ihre Zukunft. Es ist möglich, daß unsere Politik einmal zugrunde geht, wenn ich tot bin. Aber der Staatssozialismus paukt sich durch.«*
Bismarck[15]

Seit dem Wiederaufbau Deutschlands nach dem Zweiten Weltkrieg haben unsere Parteien, die Regierenden und die Beamtenschaft gezeigt, daß sie den »Staatssozialismus« als Selbstbedienungsapparat verstehen, der weltweit konkurrenzlos dasteht. Bis heute hat es diese Lobby geschafft, ihren Eigenbedarf – koste es, was es wolle – zu decken und beharrlich zu erweitern. Immerhin müssen mehr als 50 Prozent aller Bürgerinnen und Bürger, die in der nichtstaatlichen und freien marktwirtschaftlichen Industrie (oder im Handel) tätig sind, für das bombastische System die Leistungen erbringen. Als »Dank« und »Lohn« für die Risiken einer freien marktwirtschaftlichen Ordnung erhält Otto Normalverbraucher lediglich die Gewißheit, daß er seinen Arbeitsplatz vorzeitig oder überraschend verlieren kann, während sich unkündbare Beamte und

Angestellte im Öffentlichen Dienst zusätzlich der Vorzüge des Beihilfewerks erfreuen können.
Setzen wir uns einmal mit dem Begriff des »Staatssozialismus« auseinander: Horst Seehofer gab am 3. August 1992 im Gespräch mit dem *Spiegel* in seiner Eigenschaft als Gesundheitsminister folgende Erklärung ab: »Meine Philosophie ist: Die großen Risiken müssen für jedermann ohne Ansehen des Standes über die solidarische Krankenversicherung abgesichert werden. Ich möchte, daß der Sozialhilfeempfänger wie der Minister Seehofer teilhaben kann etwa an den Segnungen der Transplantationsmedizin, wenn er die braucht. Das werden wir auf Dauer aber nur leisten können, wenn wir auf der anderen Seite nicht jedes Heftpflaster, jedes Aspirin oder jede Bandage über die Zwangsversicherung bezahlen.«[16] Hat sich eigentlich irgend jemand mal gefragt, weshalb niemand energisch die Abschaffung der Beihilfe für Beamte, beamtenähnliche Angestellte und leitende Angestellte im Öffentlichen Dienst verlangt? Es ist eine riesige Lobby, die in den Genuß dieser staatlichen Subventionen kommt, und es wird hervorragend daran verdient. 1994 waren 20 Prozent aller Erwerbstätigen im öffentlichen Dienst beschäftigt. Dazu kommen noch die Universitäten und akademische Dienste mit öffentlich-rechtlichem Status. Ohne eine Beihilferegelung gäbe es keine Zahnärzte, die demnächst auf die Betreuung der Kassenpatienten verzichten wollen oder bereits verzichtet haben. Ohne die Beihilfe stünden in den Krankenhäusern die lukrativen Privatstationen der Chefärzte leer. Ohne Beihilfe würde der Umsatz der Apotheken um etliche Prozentpunkte niedriger ausfallen. Ohne Beihilfe würden sich viele niedergelassene Ärzte keinen Luxus leisten können.
Wenn also Minister Horst Seehofer nach den »Gemeinsamkeiten für uns alle« ruft und davon spricht, daß »wir alle

Einschnitte erleben« werden, so trifft diese großspurig verkündete Gemeinsamkeit jedoch nicht auf die Beihilfen kassierende Spezies zu. Ganz und gar selbstlos, wie Politiker und ihre grauen Eminenzen in den Ministerien und Gremien nun einmal sind, solidarisieren sie sich gern öffentlich mit dem Volk, nur um es danach in der Maske des Biedermannes, der sich »objektiven Sachzwängen« beugen müsse, bedenkenlos ausnehmen zu können.

Was genau ist aber eigentlich die »Beihilfe«? Die Beihilfe ist eine Regelung des Staates, mit der er die allgemeine Krankenversicherung vordergründig zahlenmäßig entlastet, um durch die Hintertür große Summen für sich und die Seinen aus dunklen Budgetkanälen abzuzweigen. Beihilfe gab es in Härtefällen innerhalb der früher recht bescheidenen und zahlenmäßig kleinen Beamtenschaft schon lange. 1960 gab es nur drei Mill. Beamte, Angestellte und Arbeiter in Staatsdiensten, die also rund 11 Prozent der Erwerbstätigen ausmachten. 1994 sind es fast 8,49 Mill. Beihilfeempfänger, wobei der Anteil der »Arbeiter« innerhalb der gesamten Gruppe immer weiter zurückging. Bezogen auf die Gesamtzahl der Erwerbstätigen (32 Mill.), sind es jetzt 24,6 Prozent, die Beihilfen erhalten. Würde man die Soldaten noch dazuzählen, kämen weiter volle 5 Prozent dazu. Der Staat ist zwar der größte Arbeitgeber, aber berechtigt ihn diese Position dazu, an derart unsolidarischen Methoden festzuhalten? Rechnet man die Angehörigen hinzu, kommt man auf mindestens neun bis zehn Mill. Teilnehmer, die vom Beihilfekuchen zehren.[17] Man darf bei diesen Rechnungen nicht vergessen, daß es inzwischen fast 1,9 Millionen beihilfeberechtigte Pensionäre gibt, deren Zahl bis zum Jahr 2000 auf über zwei Millionen ansteigen soll. 1984 mußte der Staat 26 Mrd. Mark und im Jahr 2000 wird er mindestens 62 Mrd. Mark allein an Pen-

sionszahlungen aufbringen. Die Beihilfezahlungen bewegen sich in einer Größenordnung von etwa 10 Prozent dieses Betrages, was zusätzlichen rund sechs Mrd. Mark im Jahr entsprechen würde.
Die Recherchen zur Beihilfe waren schwierig. Weder der Beamtenbund noch das Innenministerium, noch das Verteidigungsministerium, noch das Wirtschaftsministerium, noch das Arbeits- und Sozialministerium und schon gar nicht das Gesundheitsministerium wußten über die Größenordnungen der Beträge, die jährlich zu Lasten der Steuerzahler aufgebracht werden, Bescheid. Wäre unser Staat nicht glaubwürdiger, wenn er diese Zahlen über seinen Eigenbedarf ebenso veröffentlichen würde, wie er das von den Banken, den Versicherungen, der Industrie und jeder Privatperson verlangt?
Erst die fetten Jahre des Wiederaufbaus – also ab 1959 – haben aus der am Anfang (das heißt noch zu Kaisers Zeiten) zurückhaltend genutzten Unterstützung ein staatsbürgerliches Privileg für kleine und große Beamte und Angestellte im Öffentlichen Dienst gemacht. Die Beihilfe erstattet alle Kosten in Höhe von 50 Prozent bei ambulanter und 80 Prozent bei stationärer Behandlung. Beihilfeberechtigte Familienväter erhalten pro Kind noch 5 Prozent über den Erstattungsbeitrag von 50 Prozent bei ambulanter Behandlung hinaus, im Höchstfall 70 Prozent. Der Beihilfeberechtigte ist demnach »gezwungen«, lediglich das »Restrisiko« von 20 bis 50 Prozent in einer Ersatzkasse oder Privaten Krankenversicherung zu versichern. Der Anteil des »einfachen Dienstes« mit niedrigen Beiträgen zur Gesetzlichen Krankenversicherung macht, da rückläufig, nur 25 Prozent aller Beihilfeempfänger aus. Die höheren Chargen verwöhnen sich mit relativ geringen Beiträgen bei den Privaten Krankenversicherungen.

Bei der Altersversorgung läuft es ähnlich. Beamte zahlen keine Altersversorgung ein, dies tut der Arbeitgeber, also wir alle. Bei der neuen Pflegeversicherung, über die Norbert Blüm so stolz bei den Herbstwahlen 1994 in Verzückung geriet, werden wiederum die Beihilfeberechtigten bevorzugt und geschont. Während der normale Bürger (West) mit 58,50 Mark monatlich (48,75 Mark neue Bundesländer) zur Kasse gebeten wird, zahlen Beihilfeberechtigte nur 29,25 Mark respektive 24,37 Mark in die Versicherungen ein. Den Rest finanzieren wir alle über die Steuern und die Neuverschuldungen unseres Staates. Letzteres bedeutet aber, daß unser Erspartes im internationalen Vergleich wertloser wird.
Diese Selbstbedienungsmentalität macht Schule. Auf welche Weise sich die Abgeordneten (noch dazu als Beihilfeberechtigte) selber belohnen wollten, erfuhr die staunende Öffentlichkeit, als Hamburgs Senatsmitglieder und die saarländischen Landtagsabgeordneten 1992 noch einmal – vor dem vollmundig verkündeten Sparkurs – zugriffen. Inzwischen haben sich weitere Nachahmer gefunden, zum Beispiel in Sachsen-Anhalt. Sie alle starteten zu einer grandiosen Selbstversorgungskampagne, bei der sie sich nicht nur die Ruhegelder erhöhten, sondern auch die Wartezeiten verkürzten. Der Durchschnittsbürger muß 30 Jahre arbeiten, um in den Genuß einer relativ niedrigen Rente zu kommen. Das Geld, das er als Otto Normalverbraucher bei voller Beitragszahlung nach dieser »Wartezeit« vom Staat erhält, ist kläglich im Vergleich zu den fast unverzüglich gezahlten Ruhegehältern unserer hohen Repräsentanten.

Wenn ein Arzt 30 Jahre lang den gesetzlich vorgeschriebenen Höchstbetrag in seine recht günstige Rentenversicherung (Ärzteversorgungswerk) eingezahlt hat, erhält er dank der besonderen Zusammensetzung seiner Berufsgruppe eine Pension, die um 30 Prozent höher ist als die von der Angestelltenversicherung gezahlten Pensionen. Er zahlt in seinen 35 Berufsjahren mit normalem Ärzteeinkommen etwa 300.000 bis 350.000 Mark an Rentenbeiträgen ein. Allein um den eingezahlten Betrag zurückzubekommen, muß der einfache Bürger fast 80 Jahre alt werden. Nichtbeamtete Bürger erhalten eine Rente, die gemäß der schlechten Bedingungen bei der BfA (Bundesversicherungsanstalt für Angestellte) und den LVAs (Landesversicherungsanstalten) viel niedriger ist als die Pensionen von Beamten. Witwen erhalten lediglich 60 Prozent der Rente des verstorbenen Mannes. Beamtenwitwen erhalten die volle Pension weiter, die 75 Prozent des letzten ruhestandsfähigen Gehaltes beträgt.

Das »Kartell der Kassierer«, von dem auch Frau Dr. Hamm-Brücher profitiert, die aktuelle Kritikerin der sich selbst bedienenden Abgeordnetenkollegen, verfügt zum Beispiel im Monat über 17.300 Mark Pensions- und sonstige Geldeinkünfte.[18] Um diese Summe als Monatsrente zu erzielen, bedarf es eines Versicherungsvolumens, das zwischen drei und fünf Mill. Mark liegt. Diese Versicherungssumme steigt immer dann noch an, wenn Politiker schon vorher »abgefunden« werden müssen. Von weit höherem Interesse als das Gehalt sind für unsere Volksvertreter daher ihre Pensionsbezüge. Keine Altersversorgung in Deutschland kennt Mitglieder, die in der Lage wären, 30 Jahre lang derart hohe Beitragszahlungen zu leisten, wie sie notwendig wären, um in den Genuß vergleichbarer Renten wie unsere Politiker zu kommen. Der *Spiegel* wies in einem exzellenten Beitrag unter dem Titel »Das Kartell der Vertuscher«[19] schonungslos auf Selbstbedienungspraktiken dieser Art hin. Verdienste besonderer Art sicherte sich Oskar Lafontaine und ließ sich von der Stadt Saarbrücken die in seiner Funktion als Oberbürgermeister mit 40 Jahren Lebensalter »erarbeitete Zwischensumme« auch noch auszahlen. Normalerweise überweist die Rentenversicherung A den Betrag an die Rentenversicherung B, wenn der Wechsel der Stelle mit einer Änderung im Rentenversicherungssystem verbunden ist. Nicht so im »Pleiteland Saar«.

### Der kleine Unterschied zwischen Politikern und ihren Wählern

| *Rentenempfänger* | *Monatsrente* |
|---|---|
| Sozialminister Blüm | 17.000 bis 20.000 DM plus Extras |
| Frau Dr. Hamm-Brücher | über 17.000 DM |
| Beamte / Pensionäre | 6.000 DM (75 % des letzten Einkommens) |
| Bürger (Durchschnitt) | 1.800 DM (nach 35 Jahren Beitragszahlung) |
| Witwen (Niedrigrente) | 1.000 DM (nach 35 Jahren Beitragszahlung) |

Als Norbert Blüm 1988 das erste Gesundheitsreformgesetz (GRG) erfand und mit dem ihm eigenen karnevalistischen Charme durchpeitschte, ging es in einer Fragestunde des Bundestages um die Höhe der Beihilfe. Die Antwort lautete: sechs bis acht Mrd. Mark pro Jahr, damals für nur vier Mill. Bedienstete. Die Allgemeinen Ortskrankenkassen wendeten pro Mitglied 1992 rund 3.800 Mark auf. Bei den Betriebskrankenkassen lag der durchschnittliche Betrag ein wenig über 4.000 DM. Bei acht Mill. Beihilfeberechtigten und zwei Mill. Angehörigen (Erfahrungswert der Kassen) sind also Rückstellungen in einer Höhe von zehn Mill. mal 4.000 Mark zu machen. Dies sind summa summarum runde 40 Mrd. Mark. Man kann aber die Kosten auch noch anders berechnen: Die Personalausgaben in Bund, Ländern und Kommunen betrugen 1991 255 Mrd. Mark. Die Zinsen, die dafür gezahlt wurden, lagen bei 43,5 Mrd. Mark, also etwa 17 Prozent.[20] Der normale Bürger zahlt rund 12 bis 14 Prozent seines Einkommens für die Krankenkasse. Wenn diese drei Institutionen Bund, Länder und Kommunen auch nur 11 Prozent für die gesetzliche Krankenkasse aufbrächten, käme man auf 28 Mrd. Mark. Würde man mit diesem Betrag die Beamten und beihilfeberechtigten Angestellten in der Gesetzlichen Krankenversicherung versichern, käme das einer Aufbesserung des gesamten solidarischen Systems gleich. Die Umversicherung der beihilfeberechtigten Bürgerinnen und Bürger in die gesetzliche Krankenversicherung wäre auch ein wichtiger Beitrag zur sogenannten Umverteilung Ost. Zusätzlich würden unsere öffentlichen Finanzhaushalte um weitere Milliarden entlastet werden.

Die meisten Beamten sind gleichzeitig Privatpatienten und erhalten daher alle Auslagen beim Zahnarzt – im Durchschnitt bis zu 60 Prozent – ersetzt. Dies trifft auch für die Zuschläge bei der Zahnbehandlung zu. Bei den Rechnungen von Privatpatienten werden die Grundtarife nach der jeweiligen Gebührenordnung mit höheren Faktoren multipliziert. Daraus ergeben sich Rechnungen bis zur achtfachen Höhe der einfachen Gebührenordnung (GOÄ), die als Richtwert für die von den Gesetzlichen Kassen erstatteten Beträge dient.

Zur Beihilfe berechtigt sind – ohne hier den Anspruch auf Vollständigkeit zu erheben:[21]

- Lehrer, Minister, Beamte im engeren Sinne, leitende Krankenhausärzte, Universitätsprofessoren, Richter, Staatsanwälte, Bundestagsabgeordnete, Landtagsabgeordnete sowie
- Bundeswehr, Bundesgrenzschutz, Zoll, Feuerwehren mit Anspruch auf freie Heilfürsorge,
- Mitglieder der Postbeamtenkasse und die Kasse der Bundesbahn, alle Angehörigen des Öffentlichen Dienstes

Wir haben demnach in Deutschland, bezogen auf die Krankenkassenzahler, drei Gruppen: die Vollzahler (Menschen wie du und ich), die Halbzahler (sozial Schwache und Rentner) und die Nullzahler – die Beihilfeberechtigten. Die Solidargemeinschaft steht nur in Redekonzepten von Politikern, die selbst Beihilfe für sich und ihre Familienmitglieder in Anspruch nehmen. Angesichts dieser »überparteilichen Koalition« der Wohltatenempfänger, die auch von den betreffenden Gewerkschaften verteidigt wird, läßt sich ermessen, wie schwer eine Änderung dieser Verhältnisse fallen wird. Von wem soll der Anstoß dazu ausgehen, wenn an den entscheidenden Stellen die Begünstigten des Systems über ihre Vorteile wachen?
Alle Nachteile, die die normalen Vollzahler bei den Krankenkassen erdulden müssen, kennen unsere werten Beamten nicht. Dazu gehören das Zuzahlen aus der eigenen Tasche bei den ständig steigenden Zahnarztleistungen, Zuzahlungen bei medizinischen Hilfen (Krankengymnastik, Massage, Bäderbehandlungen), bei allen Medikamenten, 100prozentige Zahlungen von Wahlleistungen, Sterbehilfen, soziale Ausgleichszahlungen für die neuen Bundesländer, Ausgleichszahlungen bei den Rentenversicherungen und die Zahlung der Arbeitnehmeranteile bei Kranken-,

Renten- und Pflegeversicherungen. Sind diese Sonderleistungen vielleicht auch ein Grund, weshalb die Personalkosten im Öffentlichen Dienst und in den angeglichenen Behörden mehr als 40 Prozent des Gesamtbudgets der Haushalte von Bund, Ländern und Gemeinden betragen?
1992 veröffentlichte die *WirtschaftsWoche* eine Studie über die Einkommensverhältnisse von Beamten. Der Autor der Studie, die Frankfurter Unternehmensberatung Towers, Perrin, Forster und Crosby (TPF & Co), stellt darin einen Vergleich an zwischen Beamten, Angestellten im Öffentlichen Dienst und Angestellten in der Metallindustrie sowie bei Banken. Die Bruttoeinnahmen der Beamten sind zwar durchweg niedriger, aber unter Einbeziehung von Steuern, Sozialversicherungen, Pensionen usw. schneiden die Staatsdiener im effektiven Nettoeinkommen allemal besser ab.[22]
Wenn man außerdem bedenkt, daß man den Kündigungsschutz als Beamter und Angestellter im Öffentlichen Dienst im Zeitalter des permanenten Personalabbaus in der freien Wirtschaft nicht hoch genug ansetzen kann, sollte man den Beamten vielleicht das 13. Monatsgehalt für die Jahre des harten Aufbaus Ost abziehen. Geht man bei diesem 13. Monatsgehalt einmal von durchschnittlich 4.500 Mark aus, so wären dies bei 6,49 Mill. Beschäftigten rund 27 Mrd. Mark – und das in einem einzigen Jahr. Angesichts der prekären Prognosen für 1995 mit mehr als vier Millionen offiziell registrierten Arbeitslosen könnte ein solcher Beitrag der Beamtenschaft staatserhaltende Wirkung besitzen. Auch der angekündigte Personalabbau in den Öffentlichen Diensten schafft doch nur teure Frühpensionäre. Man sollte daher im Beihilfesektor keine Mitarbeiter frühzeitig pensionieren, sondern die Beamten – bei dauerhaftem Einstellungsstopp – bis zum 65. Lebensjahr arbeiten lassen.

Sind Beamtenkinder bessere Kinder als die von normalen Steuerzahlern? Aber gewiß doch. Im Frühjahr 1990 hatten Karlsruher Richter (Beamte) entschieden, daß Beamte jeder Besoldungsstufe Anspruch auf einen annähernd gleichen Lebensstandard besäßen, unabhängig davon, ob sie ledig oder verheiratet, kinderlos oder kinderreich sind. Das sei, so die beamteten Richter, bei Kinderreichtum nicht gewährleistet. Drei Jahre hatten die Innenpolitiker dieses Gesetz, das kinderreiche Beamte besserstellen soll als nichtbeamtete Bürger, ruhen lassen. Eine »sorgenvolle Besoldungskommission« hatte festgestellt, daß pro Kind 300 Mark im Monat zu zahlen seien. Allein diese Maßnahme kostete 1993 mindestens 500 Mill. Mark.[23] Das war ein Glanzstück der »Öffentlichkeitsarbeit« der Beamtenschaft im »Jahr des Verzichts«, zu dem Kanzler Kohl und sein ergebener Knappe Waigel von der CSU aufgerufen hatten.

## Die Angst als preistreibende Kraft in der Medizin

*»Die größte Schwäche der Menschen ist aber ihre Liebe zum Leben, und die Ärzte mit dem pompösen Wortgeklingel profitieren davon. Sie wissen ihren Vorteil aus der Verehrung zu ziehen, die ihnen die Angst vor dem Tode für ihren Beruf einflößt.«* Molière[24]

Der Volksmund sagt, Angst sei ein schlechter Ratgeber. Die Angst wird tagtäglich durch Berichte aus aller Welt wachgehalten – sie nimmt im Alltag der Menschen einen zentralen Stellenwert ein. Dank unserer Medien befinden wir uns in einem ständigen »Angsttraining« mit der Konsequenz, daß wir relativ unempfindlich für allgemeine weltweite Angstthemen, nicht aber für Ängste im persönlichen Bereich geworden sind. Ärzte haben zusätzlich noch ihre spezifischen Ängste, die von besonderer Qualität und zudem keine unwesentliche Ursache für den Preisauftrieb im Gesundheitswesen sind. Die Angst vor kassenärztlichen Regressen beflügelt ihre diagnostische Phantasie. Die Angst vor erkennbaren Behandlungsfehlern zwingt sie zu erheblichen Zusatzuntersuchungen beim Patienten. Die Angst vor dem Verlust des Arbeitsplatzes als angestellter Arzt motiviert zu zusätzlichen gesellschaftlichen Aktivitäten – einem Parteieintritt oder Mitarbeit in der Kirchengemeinde. Die Hauptängste der liquidierenden Ärzteschaft sind in der Regel ökonomisch begründbar, und es hat den Anschein, als ob die Ärzteschaft alles unternimmt, um sich vom »ADRG-Virus« anstecken zu lassen, der die neue

deutsche Krankheit – *die Allgemeine Deutsche Raffgier* – hervorruft.
Eine Tochter der Angst ist die Sicherheitsmanie. Das übertriebene Sicherheitsbedürfnis wiederum ist eine typisch deutsche Krankheit. Das Sicherheitsstreben dient zugleich als meiststrapazierte Ausrede für unzulängliches medizinisches Können und geht Hand in Hand mit einer sorgfältig geplanten Umsatzsteigerung. Zur Gewährleistung der »Sicherheit« werden häufig schon bei geringfügigen Abweichungen von Normalbefunden mehrfache, meist überflüssige Kontrollen beim Patienten durchgeführt. Die hohen Sicherheitserwartungen der Patienten kommen wiederum diesem lukrativen Treiben sehr entgegen. Anstatt den Patienten die Unsinnigkeit einer zusätzlichen »Luxusmaßnahme« auszureden, klären die Ärzte sie lieber eilfertig über die »Gefahrlosigkeit« der zusätzlichen Untersuchung auf. Der Ersatz älterer diagnostischer und therapeutischer Methoden in der Medizin führt zu einer Verdoppelung der Untersuchungen mit neuen Verfahren. Solange unsere Krankenkassen alles klaglos zahlen, trägt dies nicht gerade dazu bei, unnötige Untersuchungsgänge zu unterlassen. Denn jeder Arzt, mag er noch so lauter und edel denken, fürchtet den allgegenwärtigen potentiellen Einwand unserer Juristen: »Können Sie ausschließen, daß ...?«
Um also gegen eine juristische Klage im Falle eines unvorhersehbaren Schadens abgesichert zu sein, wird »auf Teufel komm raus« praktiziert, kontrolliert und nicht zuletzt auch abkassiert. Die ganz praktische Kehrseite dieser juristischen Unsicherheit ist die umfängliche Sicherung von Beweisen dafür, »an alles gedacht zu haben«. Diese tiefverwurzelte Unsicherheit ist der Grund für den Aktionismus, bei allen möglichen Erscheinungen »aus Sicherheitsgrün-

den« sämtliche Untersuchungen zu wiederholen. Deutlich wird das am Beispiel der Krebskrankheiten. Man kann nur vermuten, daß auf diesem zweifellos schwierigen Gebiet etwa zwei Prozent der Ärzte »so ungefähr« über die Entstehung, das Wachstum und die Behandlung von bösartigen Tumoren wissenschaftlich fundierte Kenntnisse besitzen. Der »Rest« geht mit dem Begriff Krebs und der Sorge um die Entstehung dieser Krankheit um wie andere Menschen mit beliebigen Alltagsthemen. Aufgrund der Verdachtsdiagnose beziehungsweise einer Vermutung, daß »vielleicht einmal Krebs entstehen könnte«, werden vielen Menschen, bei denen ungenügend abgesicherte Vorstadien auch harmloser Vergrößerungen festgestellt worden sind, Organe entfernt, obwohl Kontrolluntersuchungen und Geduld oftmals angebrachter gewesen wären. Leider können viele dieser aus gutem Glauben behandelten Patienten, die eigentlich gesund sind, an den Folgeerscheinungen solcher »prophylaktischen« Eingriffe auch sterben. Nicht immer trifft das Verschulden den Operateur, oft werden nur ungenügende Vor- und Kontrolluntersuchungen durchgeführt. Ein falsch positiver Befund, der eine Erkrankung erkennt, wo gar keine vorliegt, spielt häufig dabei ebenso fatal mit wie ein falsch interpretiertes radiologisches Untersuchungsverfahren. Es gibt in Deutschland darüber zu wenige statistische Kontrolluntersuchungen. Bei gezielten Kontrolluntersuchungen, die von Pathologen durchgeführt wurden, wird die Fehlerrate bei Schnellschnittuntersuchungen von verdächtigen Geweben mit bis zu 3 Prozent angegeben.[25] Besonders häufig irren sich Pathologen bei hormonell aktiven Organen (Schilddrüse, Bauchspeicheldrüse, weibliche Organe u. a.). Insider bezifferten bei bestimmten Tumorformen der weiblichen Eierstöcke die Fehlerrate auf bis zu 50 Prozent. Die Ergebnisse können »falsch positiv« oder »falsch negativ« sein, das heißt, da einen Tumor diagnostizieren, wo keiner ist, oder da keinen erkennen, wo einer vorliegt. Die häufigsten Fehler machen – wen wundert es – nicht speziell dafür geschulte Fachärzte für Pathologie, die außerdem unkritisch in bezug auf ihre eigenen Ergebnisse sind und nur selten eine Kontrolle ihrer Befunde durchführen. Dies dürfte auch schwer sein, weil ein gut gehendes pathologisch-anatomisches Institut bis zu 30.000 Einsendungen im Jahr zu verkraften hat. Einfacher ausgedrückt, wenn Pathologen sich irren, könnte es jährlich fast 10.000 Menschenschicksale entscheidend beeinflussen.

Durch Kontrollen an der richtigen Stelle und eine bessere Qualität ärztlicher Arbeit ließen sich also viele überflüssige Behandlungen und Mehrfachuntersuchungen vermeiden. So werden Patienten in unserem Land weitaus häufiger operativ behandelt als im Ausland. Gleiches gilt auch für andere medizinische Gebiete. So werden bei uns viel mehr Blut und Blutprodukte transfundiert als in anderen, vergleichbaren Ländern. Die Verschreibung von zu vielen Medikamenten nach dem Motto: pro Symptom dreimal täglich eine Tablette, scheint auch eine besondere deutsche Spezialität zu sein. Trotz der fast zwanzigjährigen Aufklärungskampagne durch Ärzte wie Professor Hackethal hat sich an diesem Grundschema nichts geändert.

Oft sind »Sicherheitsuntersuchungen« überflüssig – das weiß in der Regel auch der Arzt. Aber er ist gut beraten, sich angesichts von rund 60.000 erfolgshungrigen niedergelassenen Juristen ständig abzusichern und seine Klientel nicht zu verärgern. Für die verbreitete Existenz einer Sicherheitsneurose spricht auch das wuchernde Wachstum der »Rechtsschutzversicherungen«. Oft werden sehr teure Doppeluntersuchungen – erst vom Hausarzt, dann in der

Klinik – auch gegen den Protest von Patienten vorgenommen. Im Krankenhaus, wo solche Wiederholungsuntersuchungen zur Routine gehören, werden unruhige, den Sinn dieser Maßnahmen hinterfragende Patienten mit dem Argument mundtot gemacht, daß der »Wartetag«, also die Zeit, bis die Befunde vom Hausarzt im Krankenhaus eintreffen, viel teurer wäre als der Wiederholungstest. Manchmal stecken aber hinter solchen Kontrolluntersuchungen deutliche Qualitätsmängel bei den Vorbefunden aus der Praxis. Deshalb und um gegen eventuelle spätere juristische Vorwürfe gewappnet zu sein, werden in den Hospitälern alle Ergebnisse erneut kontrolliert, auch wenn dies bei der Kostenentwicklung negativ zu Buche schlägt.

## Die gesetzlichen Unfallversicherungen

Besonders geplagt sind Kinder, wenn es zu einem Unfall während der Schulzeit kommt. Von elterlichen Ängsten und der Aufsichtspflicht (Angst) der Lehrer oder Erzieher in Bewegung gesetzt, beginnt sich ein flottes Maßnahme- und Kostenkarussell zu drehen. Wenn sich ein auch nur banaler Unfall ereignet hat und das Kind anschließend über Rücken- und Gesäßschmerzen klagt, setzt die Bürokratie der Unfallverwaltung einen phantastischen Mechanismus in Gang. Wie von selbst laufen jetzt Vorgänge ab, die wir dem »fortschrittlichsten Unfallbehandlungssystem der Welt« verdanken: den deutschen gesetzlichen Unfallversicherungen beziehungsweise den Berufsgenossenschaften. Notarztwagen, Labor-, Röntgen- und Konsiliaruntersuchungen – begründet wie nicht begründbar – sowie schließlich zur Vorsicht eine ein- oder mehrtägige stationäre Beobachtung sind die üblichen Maßnahmen. Man vermittelt die totale Fürsorge und verliert dabei jeden Maßstab für die Verhältnismäßigkeit der Mittel. Daß es anders geht, zeigen Vergleiche mit der Fürsorge anderer Länder – die ebenso kinderliebend sind wie wir Deutschen.
Die gewerblichen Berufsgenossenschaften (BG) wurden in einer Zeit geschaffen, als allgemeine Ärzte noch nicht in der Lage waren, mit größeren, schweren Unfällen umzugehen. Besonders nach dem Zweiten Weltkrieg, in der Zeit des Wiederaufbaus, waren diese Einrichtungen notwendig und wichtig. Das Gesamtkonzept der BG beruht auf einer wohldurchdachten und effektiv kontrollierten fachlichen wie finanziellen Betreuung von im Betrieb Verletzten.
Die Organisation der gewerblichen Berufsgenossenschaften weist seit ihrer Einführung eine außergewöhnliche Lei-

stungsbilanz auf. Geschaffen wurde diese Institution – durch die Bismarckschen Sozialgesetze von 1884/1885, auch als Reichsversicherungsordnung (RVO) bekannt – in einer Zeit der rechtlosen Ausbeutung der Arbeitnehmer durch eine ausschließlich gewinnorientierte Unternehmerschaft.

1993 waren 2,63 Mill. Unternehmen in das berufsgenossenschaftliche System integriert und ließen 38,7 Mill. Betriebsangehörige (Vollarbeitskräfte) versichern. Im Vergleich dazu waren es 1950 nur 11,01 Mill. Beschäftigte, und 1,4 Mill. Unternehmen waren damals Mitglieder dieser Berufsgenossenschaften. 1950 betrug die Zahl der Unfälle fast eine Million, 1993 – bei mehr als dreimal so vielen Versicherten – nur 1,51 Millionen Unfälle. Diese Zahl setzt sich aus 17.293 anerkannten Berufskrankheiten sowie allen möglichen Unfällen, Wegeunfällen und tödlichen Unfällen am Arbeitsplatz zusammen.

1993 belief sich die Zahl der Todesfälle auf »nur« noch 45 Prozent (2.091 Fälle) der 1960 am Arbeitsplatz tödlich verunglückten berufsgenossenschaftlich Versicherten. Somit hat sich diese Todesrate bei einem Vielfachen der Versicherten mehr als halbiert.

Der Arbeitsplatz in Deutschland dürfte damit – aus medizinischer Sicht – zu den sichersten auf der Welt gehören. Als Entschädigungen für Unfallfolgen und Berufserkrankungen wurden 1993 rund 12,8 Mrd. Mark, für die Unfallverhütung 882 Mill. Mark und für Verwaltung und Verfahren 1,74 Mrd. Mark aufgewendet. Die Unternehmen, die zu den 35 Berufsgenossenschaften und 134 Bezirksverwaltungen gehören, brachten 1993 fast 16,3 Mrd. Mark auf.[26]

Jetzt aber scheint diese Organisation der gesetzlichen Berufsgenossenschaften (Unfallversicherungen) zum Selbstzweck geworden zu sein. Weshalb müssen die Berufsgenossenschaften in Anbetracht der heutigen Arztdichte, eines gut bis übermäßig ausgebauten Rettungswesens und eines so engmaschigen sozialen Netzes noch in der jetzigen Form erhalten werden? Außerdem hat sich unsere Arbeitswelt verändert. Es sitzen mehr Menschen an Schreibtischen oder üben andere, weniger gefährliche Berufe aus. Die Zahl der Menschen in den früheren Schwerpunktindustrien Kohle, Stahl und Bau sind rückläufig. Die vom Gründungskonzept her inzwischen überholte Institution der Berufsgenossenschaften, die mit einem Budget in einer Größenordnung von 16 bis 17 Mrd. Mark operiert, könnte sehr gut in das Gefüge der gesetzlichen Krankenkassen eingebaut werden. Die derzeitige Form der Betreuung von Arbeitsunfällen und Berufskrankheiten ist sehr teuer und belastet zudem die Lohnkosten deutscher Unternehmen. Die Integration der Unfallversicherungen in das System der GKV böte zwei wesentliche Vorteile:

1. Durch Maßnahmen, die zu einer koordinierten Tätigkeit von Krankenkassen, Rententrägern und Unfallversicherungen führen, können Kosten gesenkt werden.
2. Die Übernahme von Kontrollen, wie sie vom BG-Verwaltungssystem praktiziert werden, in die in diesem Punkt sehr nachlässige Organisation der Krankenkassen würde zu einer erheblichen Entlastung der Versicherten und Versicherer führen.

Der Anstieg der Mitarbeiterzahl in den Berufsgenossenschaften stimmt bedenklich. Beispielsweise stiegen auch aufgrund des Personalzuwachses 1993 die Verwaltungskosten der BG um 11,3 Prozent gegenüber dem Vorjahr. Angesichts der erfolgreichen Senkung der absoluten Zahl bei Arbeitsunfällen verletzter oder getöteter Personen paßt diese Zunahme beim Personal nicht so recht in das Leistungsbild. Zunehmend wird auch Kritik an den selbstherrlichen Gutachtern der BG laut,[27] die mit der ihnen ausgelieferten Klientel, das heißt den einfachen Bürgern, schroff und überheblich umspringen. Man hat das Gefühl, daß hier bestimmte Verhaltensweisen des Öffentlichen Dienstes Schule gemacht haben.

## Ärztedichte und falsch verstandene Leistungsbereitschaft

*»Die oberste Aufgabe des Arztes soll die Gesunderhaltung des Menschen und nicht die Behandlung von Kranken sein. Die Hilfe der medizinischen Wissenschaft in Anspruch nehmen, weil sich die Menschen in einem Leben voll Faulheit und Luxus wie ein Sumpf mit Feuchtigkeiten angefüllt haben, Blähungen und Katarrhe, ist schändlich. Vordem bedienten sich die Ärzte der jetzigen, die Krankheiten erziehenden Heilarten, die eher zur Verlängerung als zur Heilung der Krankheit beitragen. Wir können uns keine Nation von Simulanten und Invaliden leisten; die Verwirklichung der Utopie von der Heilung von Krankheiten muß im Leibe der Menschen ihren Anfang nehmen.«* Platon[28]

Gnade Gott dem Patienten, der einen kleinen radiologischen Schatten, einen krummen Laborwert, einen harmlosen Fettknoten oder sonst ein Zeichen von Befindlichkeitsstörung aufweist und darüber klagt – er muß einen langen Marsch durch die Institutionen der Medizin antreten, bis schließlich der Beweis erbracht wird, daß er eigentlich gesund ist.

Das ständig wachsende Angebot an medizinischem Fortschritt, mit dem die Ärzte aufwarten, funktioniert deshalb so erfolgreich, weil unsere Krankenkassen seit 20 Jahren in schöner Regelmäßigkeit die Mitgliedsbeiträge erhöhen, um diese Entwicklung finanziell abzufedern und damit diesem Wahn Vorschub leisten. Echte Fortschritte sind in der Medizin jedoch selten und gewissermaßen an den Fingern einer Hand abzuzählen. Daß aber viele moderne Verfahren, die als angeblicher Fortschritt propagiert werden, auch Gefahren in sich bergen können, sollen die nachfolgenden Beispiele veranschaulichen.

Echte Fortschritte waren die Einführung des Zellschutzfaktors Cyclosporin A in die Transplantationsmedizin oder etwa der erste gentechnologisch hergestellte Blutgerinnungsfaktor VIII. Gleichfalls von Bedeutung für die Zukunft dürfte auch die Entwicklung des Erythropoietins sein, das zur Blutbildung bei Nierenkranken dient. Revolutionierend waren die Säureblocker ($H_2$-Blocker) bei der Behandlung von Magengeschwüren, denn sie machten viele Operationen überflüssig. Auch die Fortschritte in der Herz- und Transplantationschirurgie gehören zu den wichtigen Neuerungen. Neue große Fortschritte werden in den nächsten Jahren unter anderem bei den heute noch rund 30.000 ihrem Wesen nach ungeklärten Krankheiten erwartet. Es bleibt abzuwarten, ob sich die Menschheit diese Fortschritte auch leisten kann.

Kommen wir nun zu den sogenannten Fortschritten. Im August 1987 berichtete ein prominenter Arzt auf dem Internationalen Kongreß für Schmerztherapie, daß nach seinen Untersuchungen zwei Drittel von 1.500 nachuntersuchten Kranken unter einer falschen Indikation an der Wirbelsäule operiert wurden. Er hob hervor, daß bei näherer Betrachtung der Krankenunterlagen in vielen Fällen seelische und nicht organische Leiden den Beschwerden zugrunde gelegen hätten. Während man früher – und bis noch vor wenigen Jahren – zum Beispiel den Rückenschmerz bei unklarer Vorgeschichte zunächst kurze Zeit beobachtete und ihn erst dann aufgrund individueller ärztlicher Erfahrungen therapeutisch anging, wird heute in der

Regel unverzüglich »luxuriös diagnostiziert«. Noch bevor der Arzt den Patienten überhaupt zu Gesicht bekommt, entscheidet das »Vorzimmer«, ob man aus Gründen der »Zeitersparnis« nicht sofort die Wirbelsäule zu röntgen habe. Falls nicht, beginnt man in der Regel zunächst mit einem teuren Laborzyklus, dem das klassische Röntgenprogramm folgt. Dann erst erscheint der Herr Doktor auf dem Plan. Dieser ordnet sogleich die konventionellen Computertomogramm-Aufnahmen an und krönt seine Bemühungen mit den hypermodernen und überteuerten Magnet-Resonanz-Bildern. Zum Glück für den Betroffenen stellt sich am Ende oft nur heraus, daß eine abgenutzte Bandscheibe des Übels Wurzel ist. Wechselt der Patient den Arzt oder wird er vom Allgemeinarzt zum Facharzt überwiesen, kann dieser ganze Zirkus noch einmal von vorn beginnen.

Als in Deutschland vor etwa 15 Jahren die Joggingwelle auf ihrem Höhepunkt war und viele untrainierte Hobbysportler mit den Füßen umknickten und schmerzhafte Schwellungen an den Knöcheln bekamen, wurden sie zu Tausenden aufgrund der Diagnose »Bänderriß« operiert. Just zur selben Zeit publizierte eine englische Arztzeitung das Ergebnis einer sorgfältig kontrollierten Studie an Verletzten, bei der sich herausgestellt hatte, daß die operierten und die mit Gips behandelten Kranken nicht viel besser abschnitten als eine Kontrollgruppe unbehandelter Probanden. Oft bestehen Patienten auf einer Therapie, und der Arzt ist gut beraten, diesen Ansprüchen nachzukommen. Ärzten kann nicht zugemutet werden, Patienten zu erziehen. Andererseits ist häufig ein übertriebenes Entgegenkommen der Ärzteschaft bei Patientenansprüchen zu beobachten.

Seit kurzem haben wir eine neue Krankheit: das Schnarchen. Selbstverständlich muß man als Arzt einräumen, daß es krankmachendes und krankheitsauslösendes Schnarchen gibt. Kaum hat sich jedoch ein Spezialistenteam damit beschäftigt, wachsen auch schon die wirtschaftlich-medizinischen Interessengemeinschaften. So sollen angeblich Herzinfarkte, Herzrhythmusstörungen, Schlaganfälle und die Impotenz des Mannes durch das Schnarchen begünstigt werden, wie der *Spiegel* zu berichten weiß.[29] In Fachkreisen wird geschätzt, daß pro Jahr 10.000 Menschen an den Folgen des Schnarchens, das heißt an den damit verbundenen lebensbedrohlichen Komplikationen, sterben können.

Damit hört die Wissenschaft auf, und die Politik beginnt. Nach dem Motto »Können Sie ausschließen, daß ...?« wird keine Kasse es guten Gewissens ablehnen können, neben einer aufwendigen Diagnostik (Langzeit-EKG, Atemfunktionsprüfung, Schlaflaboruntersuchungen usw.) auch die Therapiekosten zu übernehmen. Daß dies durch die Hintertür zu Hunderttausenden von Untersuchungen – ohne Relevanz für die Kranken – führt, liegt auf der Hand. Es entstehen Selbsthilfegruppen, denn Schnarcher sind natürlich auch sozial gefährdet. Die Ehe kann kriseln, die Kinder können psychisch wie physisch (Schlaflosigkeit) gestört werden und vieles andere mehr. Erschwerend kommt hinzu, daß es sich bei Schnarchern um übergewichtige Menschen mit einer auffallenden Liebe zu Alkohol und Nikotin handeln kann. Und schon beginnen die Wochenendseminare für jene Ärzte, die zwar von dem hochspezialisierten Kram nichts verstehen und ihn in so kurzer Zeit auch nicht erlernen, die aber jetzt jeden Schnarcher untersuchen werden, so daß die Kassen neue Millionenbeträge pro Jahr aufwenden müssen. Nur einen Schönheitsfehler hat das Ganze, nämlich daß die Krankenkassen zahlen, obwohl weder ein internationales Gremium zu diesem Thema gehört wurde noch die wissenschaftlichen Fachleute eine verbindliche Stellungnahme über die Effektivität ihrer therapeutischen Bemühungen abgegeben haben. Auf die Frage, in wie vielen Ländern unserer Erde diese Form der »Schlafkrankheit« von den Versicherungen bezahlt wird, gab es bisher keine Antwort. Es fehlt völlig an kontrollierten Langzeitstudien über die teuren Bemühungen und die Erfolge solcher selbsternannten Spezialisten.

Daß unsere Patienten »mit den Füßen« über die Ärzteschaft abstimmen und wegen überzogener Diagnostik, individuell wenig abgestimmter Behandlung und mangelhafter Zuwendung zu häufig obskuren Gesundheitsaposteln überlaufen, beweist die ständig steigende Zahl von Heilpraktikern. Nach Schätzungen des Bundesgesundheitsministeriums gibt es jetzt fast 20.000 Heilpraktiker in Deutschland. 1985 waren es 10.000, und seit 1970 hat sich dieser Berufszweig zahlenmäßig vervierfacht. Der Bundesgesundheitsrat stellte vor einigen Jahren fest, daß zwar kein objektiver Bedarf an Heilpraktikern bestehe, wohl aber ein subjektives Bedürfnis der Bevölkerung.[30]

Und die etablierte Ärzteschaft reagiert darauf, indem sie den ihnen anvertrauten Menschen nun zunehmend selbst ein Sammelsurium nichterprobter »Naturheilverfahren« offeriert sowie einer angeblich alternativen Medizin das Wort redet. Das eigentliche Problem liegt jedoch woanders: Solange die sogenannte konservative Medizin mit den Befindlichkeitsstörungen der Menschen nicht umgehen kann, werden Heilpraktiker erfolgreich diese Lücke schließen. Sie verbinden gesunden Menschenverstand mit manueller Geschicklichkeit. Mitunter gelingt es offenbar medizinischen Laien besser, einen kranken von einem gesunden Menschen zu unterscheiden.

Was aber ist eigentlich eine *alternative Medizin*? Gehört zu dieser Therapierichtung die Behandlung eines Schnupfens

mit nicht kommerziell angebotenen Husten- und Erkältungsmitteln? Gibt man also anstelle von in ihrer Wirkung chemisch genau definierten pflanzlichen oder chemisch synthetisierten Stoffen nun nicht näher bekannte Pflanzenextrakte? Die berechtigte Kritik gegen diese Therapieform zielt doch dahin, daß solche Stoffe meist medizinisch und pharmakologisch ungenügend untersucht wurden. Dennoch wird den an Schnupfen und anderen Erkältungserscheinungen Leidenden versprochen, daß ihnen innerhalb von Stunden geholfen werden könne, ohne Nebenwirkungen befürchten zu müssen. Eins von den umsatzstärksten Pflänzchen in diesem Bereich ist das Echinacin. Für diese Extrakte sind schwere Immunopathien von zwei Koryphäen auf dem Gebiet der Arzneimittelsicherheit, dem Bremer Pharmakologen Professor Schönhöfer und seinem Berliner Kollegen, Dr. Moebius, beschrieben worden.
In den Sitzungen der Aufsichtsbehörden zur Medikamentenüberwachung werden je nach Dringlichkeit und Relevanz für die Verbraucher die Maßnahmen in zwei Gefahrenstufen, Stufe I und II, abgehandelt. Gefahrenstufe I heißt Daten und Fakten sammeln, Informationen austauschen und bewerten. In der Gefahrenstufe II werden von der Aufsichtsbehörde alle Erkenntnisse der Gefahrenstufe I bewertet und eine Sondersitzung der zuständigen Vertreter aus Behörden, Wissenschaft und Pharmaindustrie einberufen. Die Konsequenz dieser Sitzung ist die Anordnung einer zweckdienlichen Maßnahme, um das Risiko zu beseitigen. Zum Beispiel kann ein Medikament, bei dem ein besonders hohes gesundheitliches Risiko besteht, ohne Vorankündigung vom Markt genommen werden. Oft werden auch Auflagen bei der Risikonennung (Warnhinweis) gemacht, so daß das Anwendungsspektrum eines Heilmittels erheblich eingeschränkt wird. Natürlich können Hersteller von Medika-

menten bei der Erkennung eines Risikos (Zellschädigung, lebensbedrohende Nebenwirkungen) ihr Produkt auch eigenverantwortlich vom Markt nehmen.
Besonders mißtrauisch sollte man gegenüber jenen Tröpfchen und Säftchen sein, die Krebskranken vorlügen, daß diese Kräuteraufgüsse eine effektive Stimulation des »geschwächten Immunsystems« auslösen würden. Sie stimulieren natürlich gewisse Zellen, die für die Immunabwehr wichtig sind. Es ist jedoch bisher nicht exakt wissenschaftlich wie klinisch belegt, ob diese Pflanzenextrakte nicht gleichzeitig auch Krebszellen oder bislang ruhende Viren, die in Zellen leben können, ohne den Wirtsorganismus krank zu machen, zum Wachstum bringen.
Etwa zehn Jahre zu spät hat sich der Wissenschaftliche Beirat der Bundesärztekammer in Deutschland zu solchen Arzneimitteln »besonderer Therapierichtungen« geäußert. Man stellte erst 1992 fest, daß hier erhebliche Informationsdefizite sowohl für den Arzt wie auch für den Patienten bestehen. Die fast unübersehbar große Zahl dieser Arzneimittel stehe in keinem sinnvollen Verhältnis zu den therapeutischen Erfordernissen der kassenärztlichen Krankenversorgung. Der Überfluß einerseits und das Informationsdefizit andererseits erschwerten eine patientengerechte Auswahl geeigneter Arzneimittel. In dem Memorandum *Arzneimittelbehandlung im Rahmen besonderer Therapierichtungen* wird festgestellt, daß den 34.000 vom Bundesgesundheitsamt (BGA) nach gesetzlichen Auflagen geprüften Fertigarzneimitteln insgesamt 91.865 »Präparate der besonderen Therapierichtungen« gegenüberstehen, die dem BGA lediglich angezeigt wurden. Davon waren 67.132 pflanzliche, sogenannte phytotherapeutische, 21.312 homöopathische und weitere 3.421 anthroposophische Arzneimittel, berichtete das *Deutsche Ärzteblatt*.[31]

Die Studie des Wissenschaftlichen Beirats bemängelt, daß die verordnenden Ärzte und die Patienten beziehungsweise »Verbraucher« durch Arzneimitteletiketten, Packungsbeilagen und Fachinformationen in der Regel nicht darauf hingewiesen werden, daß zum Beispiel homöopathische Arzneimittel ohne die Vorlage von Angaben über Wirkungen und Anwendungsgebiete sowie ohne Unterlagen und Gutachten über pharmakologisch-toxikologische Prüfungen von der Arzneimittelbehörde registriert werden. Es werde auch nicht mitgeteilt, daß pflanzliche Arzneimittel nur einem von der EU-Norm abweichenden erleichterten Nachweis über ihre Wirksamkeit unterworfen sind und daß sie ohne den Nachweis der tierexperimentellen Unbedenklichkeit zugelassen werden können. Weder in Deutschland noch in anderen EU-Ländern sei es bisher gelungen, unter Anwendung international anerkannter wissenschaftlicher Prüfverfahren den eindeutigen Nachweis zu erbringen, daß sich homöopathische Arzneimittel zur sachgerechten Therapie organischer Krankheitsbilder eignen. Auch bei Phytopharmaka kritisiert das Memorandum das »Absinken des Kontrollstandards unter das international vereinbarte Niveau«.
Die Verordnungen von nicht erstattungsfähigen Mitteln der »besonderen Therapierichtungen« erreichten 1991 einen Marktanteil von 12 Prozent. Dies sind immerhin 3,6 Mrd. Mark im Jahr. Der Markt mit »therapeutisch umstrittenen Arzneien« besitzt einen Wert von 6,6 Mrd. Mark. Wo bleiben da die Proteste einer wissenschaftlich orientierten Ärzteschaft? Der Stand der Wissenschaft zu diesen besonderen Arzneimitteln ist mindestens seit 20 Jahren bekannt. Die wiederholten Hinweise von Fachleuten auf die fragwürdigen Erfolge solcher Therapien – zu denen es keine genaue Analyse oder exakte Standardisierung gibt –

wurden auch vom Bundesgesundheitsamt nur wenig beachtet. Die Rolle der Ärzte in diesem Spiel ist dubios. Der einfache Bürger, der dies mitmacht oder mitmachen muß, weil die Ärzteschaft, der er vertraut, es ihm so empfiehlt, glaubt nämlich, daß es sich dabei um ernsthaft geprüfte, wissenschaftliche Verfahren handelt. Der Normalverbraucher hat keine Vorstellung davon, auf welch niedrigem Niveau der Medizin er verarztet wird. Man sollte als Patient bei der Ankündigung von Naturheilverfahren auf Praxisschildern äußerst skeptisch und kritisch sein, denn es entspricht der praktischen Erfahrung, daß bei schweren Krankheiten noch immer chemisch hergestellten Medikamenten der Vorzug zu geben ist. Die 1993 gestartete Kampagne mit den Bekenntnissen der niedergelassenen Ärzteschaft zur Homöopathie – fast 50 Prozent der »Praktiker« üben eine solche »alternative Therapie« aus – dient in erster Linie zur Bereicherung der Ärzte. Bis zum Beweis des Gegenteils beruht die Wirkung der Homöopathie noch am ehesten auf einem Placeboeffekt: das Gespräch mit dem Arzt in Verbindung mit der Einnahme eines Stoffes, der seine biologische Wirksamkeit nie beweisen mußte, führt dazu, daß der Patient beschwerdefrei wird.

1988 hat das Bundesgesundheitsamt die Behandlung mit Frischzellen und ähnlichen Extrakten nach langem Hin und Her verboten. Trotzdem warb eine Privatklinik in einem Kurort in Baden-Württemberg noch 1991 bei ihren Gästen mit einem ähnlichen Verfahren zur »Gesundheitsverbesserung«. Es handelt sich dabei wieder um einen biologischen Extrakt mit allen Risiken (wie zum Beispiel Virusinfektionen) und möglichen Spätschäden für die auf diese Weise Behandelten. Die Preise für eine solche Kurwoche sind unverschämt hoch und angeblich von den Krankenkassen als »teilweise erstattungsfähig« anerkannt. Geworben wurde damit, daß dieses »Heilmittel unter der Nummer XYZ beim Bundesgesundheitsamt (BGA) hinterlegt wurde«.[32] »Hinterlegen« heißt, daß eine klinische Prüfung zur Erprobung eines Heilmittels stattfinden darf, für die der Hersteller zahlen muß. Eine Hinterlegung der Akten beim heutigen *Bundesinstitut für Arzneimittel und Medizinprodukte* (BIAM, dem Nachfolgeinstitut des Bundesgesundheitsamts) bedeutet also noch keine Zulassung eines Medikamentes. Als »Aufsichtsbehörde« fungiert vielleicht ein Apotheker im Amt einer Landesbehörde, der möglicherweise wenig von der Materie versteht oder aber geflissentlich darüber hinwegsieht, weil »gewichtige wirtschaftliche Argumente« gegen ein Einschreiten sprechen.

Jahrelang wurden Patienten wegen einer fortgeschrittenen Arterienverkalkung mit teuren Salzverbindungen behandelt. Hinter dem Namen »Chelat-Therapie« verbarg sich eine chemische Verbindung, die seit den dreißiger Jahren bekannt ist und Schwermetalle bindet. Die Studien, die zum Wirkungsnachweis führen sollten, waren rein empirische Untersuchungen, und wer weiß, eine wie komplizierte Materie die Verkalkung von Blutgefäßen ist, schüttelt den Kopf darüber, daß die Kassen für einen solchen Humbug zahlten. Mit der Bezeichnung »Rohr-frei-Effekt« wurden viele Patienten, die sich eine Besserung ihrer Durchblutungsstörungen erhofft hatten, getäuscht.[33] Man vermißt als kritischer Versicherter angesichts der Fülle solcher Beispiele das Eingreifen der »wissenschaftlichen Institute« der Krankenkassen.

Die Gründe, weshalb die Gesundheitskosten innerhalb von weniger als 20 Jahren von 60 Mrd. auf 300 Mrd. Mark anstiegen, sind auf eine einfache Formel zu bringen: *Masse Arzt mal Leistungsangebot gleich Kostenexplosion*. Und dabei sind wir weder wesentlich gesünder geworden noch sind

diese Steigerungsraten durch eine erhebliche Inflation zu begründen. In der Schweiz hatte man bereits 1980 anhand einer Studie zeigen können, daß allein die Zunahme der Zahl der Ärzte um nur 50 Prozent eine Verdoppelung der Ausgaben der Krankenkassen zur Folge hat. Zwischen 1970 und 1994 hat sich die Zahl der Ärzte in Deutschland fast verdreifacht; sie stieg in diesem Zeitraum von 103.000 auf 320.000 an.[34] Seit zehn Jahren wird uns an den Zahlen der alten Bundesländer vorgerechnet, daß pro Jahr statt 5.000 Ärzte (entsprechend dem Bedarf) etwa 10.000 bis 12.000 Doktoren ihre Ausbildung beenden. Das sind 7.000 pro Jahr zuviel. Weitere Kostenfaktoren sind parallele und konkurrierende Rettungssysteme, neue Rehabilitationszentren, eine Unmenge privater Anbieter und ein stiller Ausbau von Belegarztkliniken, ohne daß die bestehenden Bettenberge im gleichen Maße abgebaut würden.
Auch wenn seit 1994 nur noch »weitergebildete Ärzte« eine Erlaubnis zur Niederlassung erhalten, müssen wir in den nächsten 20 Jahren noch mit jenen Ärzten rechnen, die nur bedenklich kurze Ausbildungszeiten hatten. Es ist absehbar, daß der sich verschärfende Konkurrenzkampf auf dem Markt »Arzt« neben der Zunahme von Behandlungsfällen zu Entdeckungen neuer »Krankheiten« führen und die Zahl der Fehlbehandlungen steigen lassen wird. Hinzu kommt eine Mehrfachbehandlung der Patienten durch verschiedene Facharztgruppen, die alle leben wollen und deren Tätigkeit sich keineswegs kostensenkend auswirkt.
Die bei uns stark angewachsene Ärztedichte führt also keineswegs zu mehr Sicherheit. So kam eine Fachtagung der Gesellschaft für Herzschrittmacher in Deutschland (1989 in Münster) zu dem Ergebnis, daß infolge von zuwenig Informationen und Wissen zu viele Herzschrittmacher eingesetzt wurden.[35] Man bedenke, daß solche modernen

Maschinen bis zu 30.000 Mark pro Stück kosten können. Addiert man die Kosten, kommen für diagnostische, operative, Liege- und Nachfolgebehandlung rund 40.000 Mark pro Fehlaktion schnell zusammen. Es steht leider zu befürchten, daß es nicht einen einzigen Fall gibt, in dem eine der Krankenkassen von Ärzten für diese Fehlbehandlung Regreß gefordert hat. Der ahnungslose, meist ältere Patient wird außerdem den unnötigen Strapazen und Gefahren von Narkose und Operation ausgesetzt.
Wie wenig die Tätigkeit von Ärzten kontrolliert wird, illustrieren erschreckende Erfahrungen aus dem Fachgebiet Geburtshilfe. Von offizieller ärztlicher Seite wurde beklagt, daß bei Kinderwunsch zunehmend mehr Verschreibungen von weiblichen Hormonen und Stoffen mit hormonähnlicher Wirkungsweise durch Allgemeinärzte vorgenommen werden, obwohl dies eine Domäne gut ausgebildeter Gynäkologen sei.[36] 1990 wurden Tausende von Kälbern auf Veranlassung des Umweltministers in Nordrhein-Westfalen wegen Hormonbehandlung geschlachtet. Es ist ein Rätsel, wie das gleiche oder zumindest wirkungsähnliche Produkt unter geringen Sicherheitsauflagen bei mehr als 100.000 Frauen jährlich in Deutschland verordnet werden kann. Hier nützt nämlich nicht der Zusatz, bei Nebenwirkungen den Arzt oder Apotheker zu fragen. Die meisten Ärzte scheinen die Nebenwirkungen gar nicht zu kennen. Durch die Einnahme von solchen Arzneien werden unkontrollierte Wachstumsvorgänge in Gang gesetzt, die nicht immer harmloser Natur sind. In erster Linie führen diese Stoffe zu einer hohen Abortrate (Fehlgeburten).[37] Solche spontanen Aborte sind deutliche Hinweise auf mögliche Mißbildungen des Fötus. Nach Eierstockstimulationen und Befruchtungen treten immerhin mehr als 30 Prozent Aborte auf. Die Hebammen sagten früher, was gesund sei,

sitze fest. Neben der Abortgefahr besitzen diese Substanzen unter anderem stark krebserregende Potenzen. Über alle diese komplexen Fragen gibt es keine neuen Untersuchungen. Die Firmen, die diese Hormone seit 1960 weltweit vertreiben, handeln zwar streng nach den geltenden Vorschriften, jedoch auch unterschiedlich nach den Regularien der verschiedenen Länder.[38]

Besonders makaber mutet das Verhalten eines der Hauptproduzenten solcher chemischen Wachstumshormone an. Es ist die Firma Merrell Dow, die zwar mindestens seit 1962 in den USA unter anderem im *Physicians' Desk Reference* (das ist die *Rote Liste*, das Arzneimittelverzeichnis der Vereinigten Staaten von Amerika) auf vielen Seiten vor den Risiken und Nachteilen dieses Produktes warnt, in Deutschland aber noch 1985 auf die Vorteile ihres Produktes hinwies, ohne die wesentlichen Gefahrenpotentiale allgemein verständlich zu erwähnen. Die *Rote Liste* von 1985 enthält unter »Gegenanzeigen« und »Hinweisen« nur vier knappe Zeilen. So ist es auch verständlich, daß selbst namhafte deutsche Gynäkologen die Nebenwirkungen und Risiken überhaupt nicht zu kennen scheinen. Auch die von der Firma 1985 herausgegebene Fachinformation liest sich eher wie eine heitere Aufzählung positiver Eigenschaften als wie eine Beschreibung gefährlicher und nebenwirkungsreicher Medikamente. Anders als Merrell Dow haben die international tätigen Spitzenfirmen der Pharmabranche ihre Produktaussagen schon lange »harmonisiert«, das heißt, sie veröffentlichen in allen Ländern der Erde gleichlautende Produktaussagen.

Während in den USA diese Stoffe nur unter größter Vorsicht und nach sorgfältiger Prüfung der Indikation sowie unter ärztlicher Aufsicht, verbunden mit einer persönlichen Haftung des Arztes, angewendet werden dürfen –

was auch schriftlich von den Ärzten an die Patientinnen weitergegeben wird –, sind die deutschen Sicherheitsanforderungen vergleichsweise gering. Ein seinem Auftreten nach unfehlbarer, unkündbarer deutscher Frauenarzt und Mitglied von hohen Gremien und Kommissionen, Professor und Ordinarius einer Universitätsklinik, wußte 1986 nichts von den Risiken und Gefahren solcher Wachstumshormone, obwohl oder gerade weil er damit täglich umgeht und sich selbst für kompetent auf dem Gebiet der Fertilitätsbehandlung hält.[39] Einige Jahre danach erhielt dieser Fachmann für Fertilität in seiner Eigenschaft als Präsident der Deutschen Gesellschaft für Gynäkologie ein umfassendes Gutachten zu dieser Problematik. Er hielt es nicht für notwendig, seine falsche Einschätzung zu diesen Medikamenten zu korrigieren.[40]

Es ist schon eine tolle Geschichte, wenn angesichts von 1.500 Meldungen über Nebenwirkungen bei der amerikanischen Food and Drug Administration, die bereits 71 Krebsfälle, 328 mißgebildete Kinder und 198 schwere Nebenwirkungen mit Lebensgefahr registriert hatte,[41] ein anderer deutscher Professor für Gynäkologie und Geburtshilfe, Prof. Dr. Walter Geiger, noch 1985 die Auffassung vertrat, daß es sich um eine harmlose, stets rückbildungsfähige Therapieform handele und sein »Hauspathologe« Prof. Dr. Hartmut Mitschke die mehrfach riesig vergrößerten Eierstöcke einer Patientin, die mit diesen Mitteln behandelt worden war, als »gesund und normal« bezeichnete. Er kannte die Krankheit überhaupt nicht.[42] Die charakteristischen Nebenwirkungen und toxikologischen Daten sind der Fachwelt mindestens seit 1967 weltweit bekannt.

Da auf diesem Indikationsgebiet der behandelnde Arzt die von ihm hervorgerufenen Komplikationen der Arzneimittelkommission der Bundesärztekammer selbst melden müßte, kann man davon ausgehen, daß die Dunkelziffer der Behandlungsfehler und Nebenwirkungen sowie der Todesfälle unbekannt hoch ist. Im Fall des erwähnten Professors kommt erschwerend hinzu, daß an seiner eigenen Klinik zwei Todesfälle infolge einer solchen Behandlung aufgetreten sind,[43] allerdings noch in der Zeit vor seinem Amtsantritt als Chefarzt und Lehrstuhlinhaber an der Universitätsklinik. Eine wissenschaftliche, gutachterliche Stellungnahme dürfte diese Fakten nicht unberücksichtigt lassen. Nach deutschem Gesetz ist der behandelnde Arzt weder zur Meldung noch zur Anzeige einer solchen Komplikation oder eines Behandlungsfehlers verpflichtet. Dies gilt vor allem dann, wenn sich daraus für ihn strafrechtliche oder zivilrechtliche Nachteile ergeben könnten.[44] Auf dieser kleinen Nebensächlichkeit bestehen übrigens die Haftpflichtversicherer, die, sollte der Arzt die »Unverschämtheit« besitzen und einen Fehler gegenüber dem Patienten zugeben, diesem Arzt die Versicherung kündigen oder ihn zum Regreß bitten können.

Da bei den erwähnten hormonähnlichen chemischen Verbindungen zum Beispiel auch an den Augen (Sehkraft) schwere Nebenwirkungen auftreten und diese Pharmaka im Embryo abgelagert werden können, bleibt die Frage, ob nicht ein Teil der im vergangenen Jahrzehnt stark angestiegenen Blindheit im Neugeborenenalter auch hierdurch mit verursacht wird. Hinweise und Anfragen bei der Arzneimittelkommission der Bundesärztekammer wurden nicht sachgerecht beantwortet.[45] Das Thema ist unvermindert aktuell, weil alle neueren Methoden zur Schwangerschaftsförderung (auch moderne künstliche Befruchtungen) mit Hilfe solcher Hormone ermöglicht werden. Allein zwischen 1988 und 1992 wurden 14 schwerste Überstimulationen mit drei Todesfolgen beziehungsweise erforderlich gewordenen Operationen in Deutschland bekannt.[46] Es gibt bis heute keine neueren Studien über frühkindliche Schäden nach Behandlung mit diesen Hormonen, das heißt keine modernen Ergebnisse, die die möglichen Folgen, wie Augenschäden, belegen oder ausschließen könnten. Zwar bräuchten solche Studien nur von den entsprechenden Gremien gefordert werden. Doch die experimentellen Untersuchungen zu diesen Problemen müßten auf dem Gebiet der Immuntoxikologie erfolgen, und das scheint die tendenziell überalterten Arbeitskreise der Arzneimittelkommission der Bundesärztekammer zu überfordern. Die toxikologischen Untersuchungen dieser Stoffe stammen noch aus der Zulassungsphase von 1970 und früher. Dies alles kann einem Kalb in Nordrhein-Westfalen nicht passieren, weil der Umweltminister als Nichtarzt über die Tiere wacht![47]

Seit 1989 wurde verschiedentlich versucht, mündlich wie schriftlich Mitarbeiter des früheren Bundesgesundheitsamtes, die Arzneimittelkommission der Ärzte und Mitarbeiter des Wissenschaftlichen Instituts der Allgemeinen Ortskrankenkassen in Mettmann für dieses Thema, insbesondere für die Risiken und Gefahren dieser Substanzklasse, zu interessieren. Im November 1994 kommt die Quittung für Ignoranz und den Dünkel der Beteiligten in Form eines Warnhinweises zum Ovulationsauslöser Clomifen/Dyneric^R^: »Eine Metaanalyse von zwölf Studien läßt ein erhöhtes Risiko von Eierstockkrebs für Frauen erkennen, deren Unfruchtbarkeit medikamentös behandelt wurde. Elf von knapp 4.000 Frauen, die innerhalb von zehn Jahren in Seattle (USA) wegen Infertilität untersucht und in einer Studie erfaßt wurden, erkrankten an Ovarialkarzinomen und anderen Tumoren. Neun von ihnen hatten Clomifen eingenommen.«[48]

## Die Pharmaindustrie

»*Ein Atom ist leichter zu spalten als ein Vorurteil.*« Albert Einstein

»*Wenn wir die Großindustrie, wie wir sie haben, fallenlassen, wenn wir es dahin kommen ließen, daß sie mit dem Auslande nicht mehr konkurrenzfähig bleibt, wenn wir ihr Lasten auferlegen wollen, von denen nicht bewiesen ist, ob sie dieselben tragen können (oder wollen!), so würden wir damit vielleicht Beifall bei allen finden, die mit Ärger jeden sehen, der vielleicht reicher ist als andere, namentlich als sie selbst. Aber bringen Sie die Großindustriellen zu Falle, was machen Sie dann mit den Arbeitern?*« Bismarck[49]

### *Fakten und Daten*[50]

Die Pharmaindustrie beschäftigt in Deutschland noch 120.000 Menschen. Der Anteil der Akademiker betrug 1993 fast 16 Prozent. Die Zahl der Beschäftigten in diesem Industriezweig dürfte infolge der wirtschaftlichen Rezession, der Einschränkungen und Einbußen infolge der Seehoferschen Gesetzgebung rückläufig sein. Mit 31 Mrd. Mark am deutschen Bruttosozialprodukt beteiligt, gehört die Pharmaindustrie nicht zu den stärksten, wohl aber noch immer zu den gesünderen Industriesparten Deutschlands. Noch 1985 war Deutschland in der Welt die Nummer eins unter den Exportländern für Arzneimittel; inzwi-

schen rangiert es an zweiter oder dritter Stelle. Mehr als 10 Prozent des gesamten Exportüberschusses der Bundesrepublik werden von der Pharmazeutischen Industrie erwirtschaftet.
Der Umsatz aller Teilmärkte für Arzneimittel betrug 1994 insgesamt 32,6 Mrd. Mark vor Steuern. Der Arzneimittelverbrauch stieg 1993 auf 25 Mrd. Mark, wovon 80 Prozent auf die öffentlichen Apotheken entfielen. Die Abgabepreise für die Medikamente stiegen zwischen 1988 und 1992 pro Jahr nur um 1,3 Prozent an, während bei den Lebenshaltungskosten die Steigerungsraten 3,5 Prozent betrugen. Bekanntlich fiel die Preisentwicklung bei den Arzneien seit 1992 ständig ab. 1993 waren die Preise aufgrund staatlicher Eingriffe sogar rückläufig. Was zuwenig bekannt ist: Von den Umsätzen in Apotheken – und dies läßt sich anhand der Ausgaben der gesetzlichen und der privaten Krankenkassen gegenrechnen – erhält die Pharmaindustrie nur die Hälfte der Gesamtsumme. Die andere Hälfte teilen sich Apotheken, Großhändler und der Staat, dem auf diese Weise mehr als 5 Mrd. Mark Mehrwertsteuer zufließen.

90 Prozent des Umsatzes der öffentlichen Apotheken entfielen 1993 auf 2.000 Arzneimittel. Die 500 umsatzstärksten Mittel hatten einen Marktanteil von mehr als 61 Prozent, die nächsten 500 Präparate nur noch von 16 Prozent und die letzte Gruppe von 1000 Pharmaka von 13 Prozent. Dennoch ist der Umfang des deutschen Medikamentenmarktes mit mehr als 70.000 Produkten überfrachtet. Die 400 Mitgliedsfirmen des Bundesverbandes der Pharmaindustrie e.V. listen jährlich ihre Produkte auf *(Rote Liste)*. Nach dieser Liste gab es 1994 insgesamt 8.082 Präparate in 10.656 Darreichungsformen (Zäpfchen, Dragees, Tabletten, Spritzen, Tropfen, Salben). Davon entfielen auf:

| | |
|---|---|
| • chemisch definierte Präparate | 6.106 |
| • Präparate pflanzlicher Herkunft | 490 |
| • Organpräparate | 268 |
| • Homöopathica | 489 |

Diese hohe Zahl an Medikamenten ergibt sich daraus, daß wir ein Arzneimittelgesetz haben, wonach sich der Begriff »Arzneimittel« vom Hautspray gegen Mücken bis hin zum lebensrettenden, gentechnologisch hergestellten Blutgerinnungsfaktor erstreckt. Die verwirrend hohe Anzahl an Medikamenten, undurchschaubar für jeden Außenstehenden, ergibt sich ferner aus einer Unmenge von Zubereitungen in der naturheilkundlichen, also alternativen Medizin. Dazu kommt noch, daß jede noch so harmlose Änderung eines Produktes in seiner Zusammensetzung gleich einem neuen Medikament entspricht.

Politisch betrachtet ist die Pharmaindustrie seit einigen Jahren »innerlich« gespalten. Der Grund dafür liegt in dem rigiden und allumfassenden Vertretungsanspruch des Bundesverbandes der Pharmazeutischen Industrie (BPI) in Frankfurt am Main. Zwar sollten in diesem Verband alle Interessengruppen vertreten werden, doch entstanden infolge ständiger Interessenkonflikte zwischen forschenden Firmen einerseits und den Produzenten von Nachahmerprodukten (Generika) andererseits für die Mitarbeiter des Verbandes und später für die Firmen selbst unüberwindliche Hürden. Daraus zogen einige Firmen die Konsequenzen. Jene Firmen, die sich vorwiegend mit Produkten im freiverkäuflichen Bereich bewegten, schlossen sich in zunehmendem Maße dem in Bonn residierenden Bundesverband der Arzneimittel-Hersteller e.V. (BAH) an. Auf diese Weise leisteten sich viele Firmen seit 1988 eine kostspielige Doppelmitgliedschaft in diesen konträre Ziele verfolgen-

den Verbänden. Infolge einer geänderten Zulassungsordnung durch die Bundesbehörde konnten Generikahersteller ihre Produkte leichter auf den Markt bringen. Sie erhielten 1988 durch eine Novellierung des Arzneimittelgesetzes (AMG) die Berechtigung, Daten und Belege für Wirksamkeit und Sicherheit ihrer Nachahmerprodukte von den Originalen der Patentinhaber zu kopieren.
Ende 1993 gründeten die großen mit Forschung befaßten Unternehmen den Verband der Forschenden Arzneimittelhersteller (VFA) und die Generikahersteller den Verband der Aktiven Firmen (VAF), und beide kündigten gleichzeitig ihre Mitgliedschaft im alten BPI. Dieses Modell hatte sich bereits seit vielen Jahren in den USA bewährt, denn nun können die verschiedenen Gruppierungen viel freier argumentieren, wenn es um ihre Belange geht. Es entsprach gewissermaßen der Quadratur des Kreises, wenn die Mitarbeiter eines Verbandes vor der endgültigen Teilung der Interessengruppierungen am Morgen im BPI in der Sitzung für »Forschung und Entwicklung« saßen und am Nachmittag im »Ausschuß für Generikamedizin« präsent waren. Das einzige, was beide Gruppen gemeinsam hatten, waren die zu Mittag gereichten Brötchen und Getränke. Im übrigen war die Krise des BPI keineswegs nur eine Folge der beiden Gesundheitsreformen, sondern eine handfeste Strukturkrise des Verbandes, gekoppelt an Eitelkeiten, Fehler und mangelhafte Führungsstrukturen im Bundesverband selbst. Eine Änderung ist nicht in Sicht, auch trotz oder gerade wegen des Führungswechsels in der Bonner Vertretung durch die ehemalige Bundestagsabgeordnete der FDP, Uta Würfel. Ein weiterer FDP-Abgeordneter, Dieter Thomae, ist Mitglied des Gesundheitsausschusses des Bundestags. Und Jürgen Möllemann ist das dritte FDP-Bindemitglied. Solche engen Bande zwischen Ärzteverbänden und FDP

hängen buchstäblich am seidenen Faden der Regierungskoalition.

## *Staatliche Einflußnahme oder Staatsdirigismus?*

Man könnte es sich einfach machen und der »öffentlichen Meinung« folgen, die – seit Jahren journalistisch negativ beeinflußt – im März 1992 zum Ausdruck brachte, daß 65 Prozent aller Deutschen glauben, die Pharmaindustrie sei Kostentreiber Nummer eins im Gesundheitswesen.[51] Mehr aus politischen denn aus marktwirtschaftlichen Gründen wird die Pharmaindustrie durch Gesetze gezwungen, ihre Preise und indirekt auch die Umsätze zu senken. Der erzwungene Preisstopp führte seit dem Blümschen Gesundheitsreformgesetz (GRG) zu Verlu-

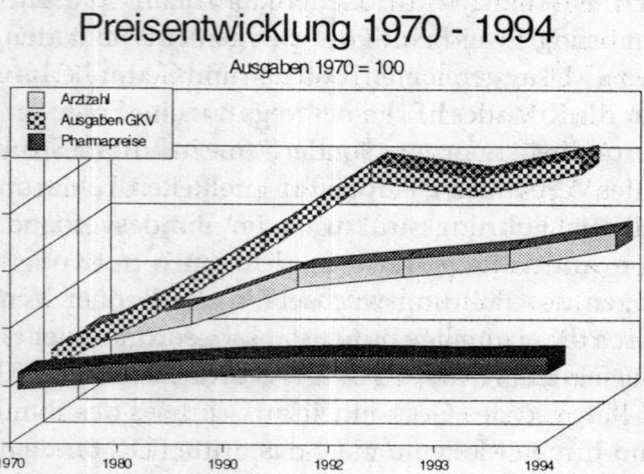

sten für diesen Industriebereich von fünf bis sieben Mrd. Mark.
Diese »Einsparung« macht pro Jahr weniger als ein Prozent des Budgets der gesetzlichen Krankenkassen aus, beeinträchtigt aber gesunde Pharmafirmen im gleichen Umfang wie die »Absahner« auf diesem Sektor, die weder eine Forschung noch eine Entwicklung von neuen Produkten betreiben. Allein 1993 sank der Umsatz der Pharmafirmen in einer Größenordnung von zwei Mrd. Mark. Während der Umsatz für innovative und einen Patentschutz genießende Pharmaka um durchschnittlich 20 Prozent sank, stieg der Umsatz für »Nachahmerarzneien« um 10 Prozent und gewann große Marktanteile auf dem Medikamentenmarkt.
Die Kostenentwicklung seit 1970 zeigt eine strenge Parallelität zwischen gestiegener Arztzahl und Verschreibungen (GKV-Budget). Die Preise für Arzneimittel stiegen seit 1970 nur um durchschnittlich 1,58 Prozent an. 1993 fiel dieser Trend negativ aus, die Preise sanken. Darin zeigt sich ein entscheidender politisch-marktwirtschaftlicher Umbruch. Die Praxisärzte, die mit 280 Mill. Mark jährlich beim Überschreiten einer bestimmten Kostengrenze (24 Mrd. Mark) haften sollten, verschrieben von 1993 an den Kranken weniger und mitunter auch schlechtere Arzneien. Diese neue Verordungspraktik der Ärzte bestätigt, daß nicht die Pharmaindustrie der Preistreiber war, sondern daß das ungezügelte Verschreibungsverhalten der Ärzte kostenrelevant zu Buche schlägt. Nun kommen die Apotheker in große Schwierigkeiten. Harald Wenninger, Vorsitzender des Verbandes Forschender Arzneimittelhersteller, meinte: »Noch nie sind so wichtige Wettbewerbsparameter, wie etwa die freie Preisbindung, ausgeschaltet worden wie durch das GSG.«[52] Der Dumme bei diesem

Wettbewerb ist allemal der zahlende Patient. Als durch die Reformen von Minister Blüm die Pharmapreise gesenkt wurden, stieg der Verbrauch von Medikamenten an. Die Abgabe von Großpackungen nahm zu, denn die Patienten, die pro Packung in der Apotheke zuzahlen mußten, deckten sich jetzt lieber mit Großpackungen ein. Was der einzelne dabei an Zuzahlung sparte, kam die Gemeinschaft durch erhöhte Kosten teuer zu stehen.
Die wirklichen Ursachen für das öffentliche Mißtrauen gegenüber der Pharmaindustrie sind vielschichtiger und bedürfen einer näheren Erläuterung. Vom fiskalischen Standpunkt aus ist festzustellen, daß die Pharmaindustrie der einzige Bereich im Gesamtkomplex Gesundheitsmarkt ist, der dank der deutschen Steuergesetzgebung für die Öffentlichkeit klar durchschaubar und daher auch kontrollierbar ist. Dies kann man weder von den »öffentlichen Händen« noch von der Parteienfinanzierung oder den Geschäften unserer Gewerkschaften und schon gar nicht über die Quellen der Einkünfte bestimmter Ärztegruppen sagen.
Hinter dem Schlagwort »Pharmaindustrie« verbirgt sich ein Sammelsurium von Kleinstunternehmen im Einmannbetrieb bis hin zu den großen Firmen mit internationalen Aktivitäten. Prinzipiell spielen zwei extreme Gruppen eine Rolle: Es sind dies auf der einen Seite solche Firmen, die ihre Produkte billig auf den Markt bringen, weil sie Präparate nach Ablauf des Patentschutzes eines innovativen Medikaments neu verpacken, mit einem phantasievollen Namen versehen und mittels eines relativ kurzen Zulassungsverfahrens beim Bundesgesundheitsamt das Generikum (Nachahmerprodukt) in den Verkehr bringen dürfen. Sie investieren also praktisch nichts in die Forschung und Entwicklung von neuen Produkten. Zu diesem Firmenkonglomerat zählen auch die Hersteller von »Natur-

heilstoffen« aus obskurem pflanzlichem und undefinierbarem Zellmaterial sowie eine Unmasse der alternativen, homöopathischen Medizin mit ihren »70.000 überflüssigen Medikamenten«[53] und einem Marktanteil von 12 Prozent, das heißt drei bis vier Mrd. Mark im Jahr.
Das andere Extrem dieser Pharmafirmen umfaßt die innovativ forschende Industrie, deren Aktivitäten in der Regel weltweit ausgerichtet sind. Der in den letzten zehn Jahren zu verzeichnende und von Politikern unterstützte Trend, diesen Firmen moralische und gesetzliche Hürden in den Weg zu stellen, verstärkt deren Befürchtungen, vor den zusätzlichen Schwierigkeiten in ihrem Heimatstandort Deutschland kapitulieren zu müssen. Immerhin gehören die sieben größten Unternehmen der Branche zu jenem Komplex von Pharmafirmen, die international eine beachtliche Rolle spielen. Ihre Forschungsetats, die 10 bis 20 Prozent des Umsatzes ausmachen, liegen bei Größenordnungen von mehreren Milliarden Mark im Jahr. Diese Pharmaunternehmen von internationaler Reputation müssen jetzt mit großen Einbußen rechnen. Da ist es kein Wunder, wenn der Pharmastandort Deutschland gefährdet ist.
Vertreter der Max-Planck-Gesellschaft haben 1993 eindringlich vor weiteren Eingriffen in die Forschung gewarnt.[54] Der Agrarausschuß des Bundesrates, sonst nicht zimperlich bei der Tierhaltung und Tierschlachtung, machte sich zum Befürworter eines überzogenen Tierschutzes. Man muß wissen, daß nur fünf von 1.000 Tieren, die für menschliche Bedürfnisse sterben, für wissenschaftliche Experimente ihr Leben lassen.
Ein Rechtsstaat muß dafür sorgen, daß die Symmetrie der Belastungen eingehalten wird und klare Vorgaben gemacht werden.[55] Um die ungleiche Behandlung durch bürokratische Verordnungen aufgrund der Blümschen und

Seehoferschen Gesundheitsreformen zu vermeiden, könnte man zum Beispiel den Begriff »Arzneimittel« durch eine neue, einengende Definition ändern. Diese Maßnahme würde schlagartig den Arzneimittelmarkt für verschreibungs- und apothekenpflichtige sowie erstattungsfähige Medikamente reduzieren und Möglichkeiten einer erweiterten Selbstmedikation eröffnen. Derzeit beschreitet das Seehofersche Gesundheitsstrukturgesetz (GSG) Neuland, weil es eine Einengung der Preise auch für patentgeschützte und innovative Arzneimittel durchsetzt. Dieser Dirigismus ist ein staatlicher Eingriff in marktwirtschaftliche Gesetze.[56]
Die Sicherung des Pharmastandortes Deutschland hängt daher von Rahmenbedingungen ab, die unverzüglich geschaffen werden sollten:

- So sollten die Forschungsaufwendungen und Gesundheitskosten gleichermaßen berücksichtigt und nicht durch das Diktat von fiskalisch motivierten Kostendämpfungsprogrammen bestimmt und beeinträchtigt werden.
- Man sollte patentgeschützte Arzneimittel (wie in den USA und in Japan) aus den Festbetragsregelungen herausnehmen.
- Vor allem aber sollte man für einen ausreichenden rechtlichen Schutz des geistigen Eigentums im Bereich der Biotechnologie und für die Anpassung der patentrechtlichen Vorschriften an die sich ständig verlängernden Entwicklungszeiten für Arzneimittel sorgen.

Die derzeitige Regierung steht in diesen Fragen vor einer wichtigen Entscheidung. »Der Staat kann«, sagte einst Bismarck.

## *Gedankenexperiment: Brauchen wir die Apotheken noch?*

Die Seehoferschen Gesetze von 1992 hatten das Ziel, am Arzneimittelmarkt 2,6 Mrd. Mark einzusparen. Das sind mehr als 16 Prozent des Gesamtaufkommens für Arzneimittel. Das Ziel wurde zwar 1994 erreicht, aber schon hörte man die ersten Mißtöne, daß diese Einsparungen nicht ausreichen würden, um die geplanten Beitragssenkungen für die Versicherten durchzusetzen. Es gäbe allerdings, ohne dem Gesundheitsminister vorgreifen zu wollen, ein noch viel besseres Einsparungspotential: die deutsche Apotheke (Sparpotential 1994: rund 16 Mrd. Mark durch verschreibungspflichtige Medikamente). Wir haben etwa 18.000 offizielle Apotheken und mehr als doppelt so viele Apotheker. Es gibt kaum einen Beruf mit so vielen Einsatzmöglichkeiten wie den des Pharmazeuten. Falls ihm keine Apotheke als Erbe zufällt, kann er in den Ministerien für Gesundheit, Wirtschaft, Jugend und Soziales bei Bund und Ländern oder bei den medizinalen Aufsichtsämtern arbeiten. Woher der Apotheker Kenntnisse über Risiken und Nebenwirkungen der von ihm verkauften Produkte besitzen soll und weshalb er Kranke therapeutisch beraten darf, wo er doch nie eine Ausbildung als Arzt erhalten hat, bleibt das Geheimnis des deutschen Gesetzgebers. Für seine aufreibende Verkaufsstrategie hat er nun jahrelang studiert.

Gegenwärtig müssen die Apotheken damit rechnen, daß durch die offenen EU-Grenzen die Preise für Medikamente ab 1995 weiter fallen und dadurch ihre Umsätze geringer werden. Zusätzlich wird mit bestimmten alten Zöpfen Schluß gemacht werden, so zum Beispiel bei den Beschränkungen des Verkaufssortiments, durch die Aufhebung des

Werbeverbots, die Aufhebung der festen Preisspannenverordnung und die Aufhebung des Verbots, mehr als eine Apotheke führen zu dürfen.[57] Es werden – ähnlich wie bei anderen Märkten – Handelsketten mit Billigimporten von Arzneien den bisherigen bequemen Markt zerstören. Dies wird auch die beste Apothekerlobby, die im Umfeld ministerialer Sessel aktiv ist, nicht verhindern können.

Es gibt keinen Berufsstand in Deutschland, der kollegial so innig mit der Politik verbunden ist wie die Apothekerschaft. Dazu ein Beispiel: 1985 unterstützte Rita Süssmuth anläßlich des Deutschen Apothekertages in Berlin dessen Forderung, endlich mit den »Musterpackungen« von Medikamenten, die die Industrievertreter kostenlos an die Ärzteschaft abgeben konnten, Schluß zu machen. Es läge nicht im gesundheitspolitischen Interesse, so die damalige Gesundheitsministerin, daß sich neben den Apotheken sogenannte Musterapotheken entwickelten, die sich jedweder Kontrolle entzögen. Die Ministerin hielt die ausufernde Selbstbedienung für bedenklich. Mit großem Nachdruck sprach sie sich dafür aus, an den einheitlichen Apotheken-Abgabenpreisen festzuhalten.[58] Kostenpunkt für die Versicherten: schätzungsweise 100 Mill. Mark, die nun für zuvor kostenlos abgegebene Medikamente zusätzlich aufgebracht werden müssen. Zum Fürsprecher machte sich im Sommer 1994 auch Edmund Stoiber, Ministerpräsident im »Königreich« Bayern, wobei er wohl an die bevorstehenden Wahlen im Herbst dachte. Er verschaffte seinen Apothekern eine neue Einkommensquelle. Die frei praktizierenden Apotheker sollen jetzt (auch frische) Seren an die Krankenhausapotheken liefern. Bisher bezogen die Krankenhäuser die eisgekühlten oder besonders zu schützenden Impfstoffe direkt vom Hersteller. Abgesehen von einem gesundheitlichen Risiko für den Kranken durch un-

sachgemäß behandelte und womöglich verdorbene Seren kostet dieser Umweg Millionen Mark, die von den Kassen zu berappen sind.
Die ersten Schockwellen des Seehoferschen Opus, des GSG 1993, erreichten auch die Apotheker.[59] Durch die neuen angedrohten Regresse bei der übermäßigen Verschreibung von Arzneimitteln durch die Ärzteschaft erlitten die Apotheker – und somit auch die Pharmaindustrie – Umsatzrückgänge bis zu 50 Prozent in den ersten zwei Monaten 1993. Der Durchschnittsumsatz einer Apotheke beträgt noch immer rund 1,9 Mill. Mark im Jahr. Im März 1993 schrieb etwa jede vierte Apotheke rote Zahlen. Ein Sprecher des Apothekerverbandes meinte, daß sehr bald 20 Prozent kleinerer Apothekenbetriebe schließen müßten. Die Ironie der Geschichte aber liegt darin, daß die Apothekerschaft, die sich so gut gegen alle Unbilden abgeschirmt glaubte, jetzt zum Ziel ihres eigenen Bumerangs zu werden droht. Der Apothekerverband rechnete Anfang 1994 Minister Seehofer vor, daß Umsatzeinbußen bis zu 30 Prozent zu erwarten und somit 20.000 Arbeitsplätze bedroht wären.[60] Besonders getroffen werden all jene Betriebe, die Umsatzeinbußen bei den Arzneimitteln nicht durch Erweiterungen ihres Nebensortiments wettmachen können – eine selbstauferlegte Beschränkung, mit der die Apotheker in früheren Zeiten ihr Monopol sichern wollten. Zusätzliche Kosten kommen auf die Apotheker zu, weil sie für ihre »Beratungstätigkeit«, die sie sich so dringend gewünscht haben, eine vom Publikumsverkehr abgeschirmte Beratungsecke einrichten müssen. Es kostet also viel Geld, dem Slogan »Bei Risiken und Nebenwirkungen fragen Sie Ihren Arzt oder Apotheker« gerecht zu werden.
Japan – das Land des Lächelns – hat mit Apothekern keine Sorgen. Hier – wie in vielen anderen Ländern unserer Erde

– gibt es keine Apotheke nach deutschem Muster. Die verschreibungspflichtigen Medikamente verteilt der praktische oder niedergelassene Facharzt selbst. Es gibt allerdings die Krankenhausapotheken, um Kosten durch gewinnbringenden Großeinkauf zu senken, und es gibt einen Großhandel, der jedoch keine fünfzigprozentige Handelsspanne braucht. Die japanischen Ärzte schreiben ihren Patienten auch keine Rechnungen über abgegebene Medikamente. Die an Patienten vergebenen Medikamente erhalten die Ärzte von den Krankenversicherungen rückvergütet. Die Rückvergütung orientiert sich an den staatlicherseits festgesetzten Preisen. Rabatte, die der Arzt vom Hersteller erhält, sind für den Fiskus und die Krankenkassen zwar nicht nachvollziehbar, aber dennoch funktioniert das System. Zwar wurden in Japan von 1981 bis 1986 die Listenpreise für Arzneimittel, die durch die Krankenversicherungen zur Rückvergütung an Ärzte bezahlt werden, um 45 Prozent gesenkt. Allerdings werden innovative Arzneimittel den Pharmafirmen voll bezahlt, so daß sie auf ihre Kosten für Forschung und Entwicklung kommen. Erst wenn sie diesen Vorsprung eine gewisse Zeitlang genossen haben, erfahren auch diese Produkte eine prozentuale Preissenkung. Alte und überholte Produkte haben dadurch selbstverständlich einen niedrigen Preis.
Dies sind die Gründe, weshalb japanische Pharmaunternehmen zunehmend mehr Arzneimittel für neue Indikationen schaffen und große Investitionen für innovative Forschungsvorhaben aufbringen können. Japan hat sich infolge dieser wohlüberlegten Politik zu dem Land entwickelt, das hinsichtlich neuer Patente auch auf dem Arzneimittelsektor in ein Kopf-an-Kopf-Rennen mit den USA eingetreten ist.
Trotz der erheblichen Preissenkung decken übrigens die

Ärzte 50 Prozent ihres Einkommens durch den Verkauf von Arzneimitteln. Die japanischen Ärzte gehören zu den Spitzenverdienern und somit zu den höchsten Steuerzahlern ihres Landes – und das obwohl 75 Prozent ihres Gesamtumsatzes steuerfrei sind!

Der Krieg zwischen Apotheker- und Ärzteschaft hat schon lange begonnen. Auch der Kampf ums Geld zwischen Apotheker- und Arztverbänden dauert schon ein Weilchen und flammt immer wieder auf. In der Zeitrechnung der Sozialgesetzgebung »vor Seehofer« sprach die offizielle Ärzteschaft noch von einem »unnötigen Streit«.[61] Jetzt aber, da es »ans Eingemachte« geht und die Frage öffentlich gestellt werden muß, wer die eigentlichen Preistreiber sind, werden die Messer gewetzt. Bereits 1986 entflammte ein Streit, als die Selbstmedikation begünstigt wurde (Patienten holen sich ihre Medikamente vom Apotheker und zahlen selbst dafür). Vor allem weigerte sich die offizielle Ärzteschaft, den Apothekern eine »Generalvollmacht als Gesundheitsberater auszustellen«. Die Ärzte fürchteten damals Gewinneinbußen, weil der »teure Rat« des Arztes, ob man bei einer Erkältung dieses oder jenes Hustenmittel einnehmen dürfe oder ob man ein Originalpräparat anstelle eines Nachahmerproduktes nehmen solle, dadurch gefährdet wurde. Bei einem Arztbesuch fallen ja meist noch andere Ziffern der Gebührenordnung an, so daß eine kleine Frage nach dem Medikament zu einer »großen Beratung« und »eingehenden Untersuchung mit Attest oder großem Befundbericht« wird.

Der Streit zwischen Arzt und Apotheker ist übrigens keine Erscheinung der Neuzeit. Bereits im 13. Jahrhundert hatte Friedrich der Staufer im Verdikt von Salerno eine Trennung der Berufsbilder Arzt und Apotheker befohlen. So alt sind die Gegensätze. Derzeit beschimpfen die Apotheker die Ärzte wegen ihrer Zurückhaltung bei der Verordnung von Arzneimitteln. Wenn die Berufsvertretung der Kassenärzte glaube, die persönlichen Einkommen ihrer Mitglieder durch die Unterlassung von Arzneiverordnungen erhöhen zu können, sei dies ein Frontalangriff auf die ordnungsgemäße Arzneimittelversorgung der Patienten: Dann würde ärztliche Ethik durch Monetik ersetzt, so der Apothekenverbandssprecher Stürzbecher nach den ersten Auswirkungen des GSG.[62] Fürwahr herrliche Zeiten kommen auf uns zu, denn seit Februar 1993 werden nicht nur weniger, sondern auch vorwiegend nur noch »Nachahmerprodukte« (Generika), auch solche von minderer Qualität verschrieben. Um trotzdem immer mehr Geld einzunehmen, wenden sich die Ärzte den ungeprüften Produkten der naturheilkundlichen und homöopathischen Arzneizubereitungen zu. Der ahnungslose Patient steht im Regen und wird dafür noch kräftig zur Kasse gebeten.

Am besten wäre es, wenn man in jedem Großmarkt eine Apothekenecke unter fachkundiger Leitung einrichten würde. Man darf dabei aber nicht vergessen, daß in unserem System der Zwischenhandel, der die Produkte zwischen Herstellern und Apotheken »just in time« verteilt, zu den größten Gewinnern am Arzneimittelmarkt gehört. 1993 setzten die fünf großen marktbeherrschenden Unternehmen 85 Prozent des 24,7 Mrd. Mark betragenden Umsatzes um. An der Spitze steht der Unternehmer Merckle, Ulm, der über 20 Prozent des Gesamtmarktes beliefert. Dieser Zwischenhandel ist in mehrerer Hinsicht ein Ärgernis, denn er verlagert die Warenbevorratung auf die ohnehin vollgestopften Straßen, verschlingt Milliardenbeträge der Krankenkassen und verteuert die Endpreise von Heilmitteln erheblich. In den USA ist man weiter. Dort gibt es inzwischen freie marktwirtschaftliche Unternehmen, die

*Pharmaceutical Benefit Management* (PBM), die die Medikamente in Produktpaketen beim Hersteller direkt einkaufen und an die großen Krankenversicherungen abgeben. Diese Einkäufe richten sich in erster Linie an den Wünschen und dem Bedarf der Patienten aus und erst in zweiter Linie an den Vorstellungen von Ärzten, die über Bestellisten die benötigten Arzneien anfordern können. Dieses System, das die Apotheken als Verteilungssystem fast vollständig vernachlässigt, senkte die Kosten für Arzneimittel um 25 Prozent. Gleiches gilt auch für Kliniken, die dieses System noch einfacher umsetzen können. In den letzten Jahren haben die großen US-Versicherungen Milliarden Dollar beim Einkauf von Medikamenten gespart. Für den Hersteller liegt der Reiz darin, daß er, eine erstklassige Produktpalette vorausgesetzt, ganz andere Mengen zu niedrigen Preisen und ohne Rücksicht auf Hunderte von verschiedenen Verpackungsformen nehmen zu müssen, produzieren und verkaufen kann. Diese Organisation hat es beispielsweise auch fertiggebracht, Ärzte zu rügen, wenn sie besonders teure Medikamente verschrieben hatten, obwohl auf dem Markt vergleichbare preisgünstigere Produkte vorhanden waren.

In den Ohren des Establishments mag das wie eine Kriegserklärung klingen. Die Zukunft hat aber schon begonnen, denn Apotheker, die in zehn Jahren noch präsent sein wollen, müssen ohnehin nach neuen Märkten und Absatzwegen suchen. Die neue Chance heißt: Selbstmedikation. Zu diesem Marktsegment gehören alle jene Arzneien, die ohne Rezept vom Verbraucher direkt gekauft werden können. In der Schweiz und den USA beträgt der Marktanteil von frei verkäuflichen Produkten 38 Prozent. In Deutschland dagegen sind es – dank ärztlichen Einspruchs – nur 16,2 Prozent. Dem Patienten auf dem Wege zur Selbstverantwortung kann diese Entwicklung nur recht sein, vor allem dann, wenn dadurch die Versicherungsbeiträge für die gesetzliche Versicherung gesenkt werden. Voraussetzung dafür ist allerdings eine Strukturänderung der gesetzlichen Krankenversicherungen. Der bisherige Zustand, daß ein Club von Profiteuren am Gesundheitsmarkt durch ständig steigende Preise immer reicher wird, während der größte Teil der Versicherten, ohne daß die Versicherungen dem gegensteuern würden, immer mehr zuzahlen muß, ist unerträglich.

# 2 Das deutsche Krankenhaus: Ein unlösbarer Problemfall?

*»Der Deutsche fügt sich unter allen zivilisierten Völkern am leichtesten und dauerhaftesten der Regierung, unter der er ist, und ist am meisten von Neuerungssucht und Widersetzlichkeit gegen die eingeführte Ordnung entfernt. Sein Charakter ist mit Verstand verbundenes Phlegma, ohne weder über die schon eingeführte zu vernünfteln noch sich selbst eine auszudenken.«*
Immanuel Kant

Das deutsche Krankenhaus spiegelt das Umverteilungschaos im Sozialstaat wider. Kein Engländer, Amerikaner oder Franzose hätte die Geduld zu schweigen und sich so in das Verwaltungschaos zu fügen, wie die Deutschen es angesichts einer verwirrenden Subventionspraktik, Reformwut von Politikern und gesetzlicher Verordnungsflut immer wieder tun.

## Die Mär vom allgemeinen Krankenhaus

Die Methoden der Räuber vom Wirtshaus im Spessart waren mitunter harmloser als die in deutschen »Schwarzwaldkliniken« üblichen Praktiken. Dabei hatte die ganze Geschichte mit dem Krankenhaus so gut begonnen. Die Deutschen – nach dem Krieg arm wie Kirchenmäuse – bauten in den sechziger Jahren fleißig Krankenhäuser. Waren Baugrund und etwas Geld vorhanden, dann

setzte sich die Kommune oder der Landkreis anstelle eines Kaiser-Wilhelm-Denkmals ein neues Krankenhaus.
Personal gab es im Überfluß. Mit den heimkehrenden Kriegsteilnehmern kamen aber auch solche, die aus dem preußischen Offizierskorps mit rheinländischen Gewohnheiten stammten und aus dem Debakel nicht allzuviel gelernt hatten. Damit hielt auch der alte militärische Geist wieder Einzug in Deutschlands Kliniken. Der Ton in den Krankenhäusern wurde rauher. Das Personal, vom Stationsarzt bis zur Oberschwester, wurde herumkommandiert, und einige Chefärzte verwandelten sich in die berühmt-berüchtigten »Halbgötter in Weiß«. Es gibt diese Herrenmenschen – wenn auch in geringerer Zahl – noch heute. Die Assistenzärzte waren und sind mehr denn je völlig unterprivilegierte Menschen, die »Maul und Haken« zu halten hatten und für wenig Geld viel arbeiten mußten, damit sie den zunehmenden Luxus ihrer Chefs, die die Gnade der frühen Geburt besaßen, bezahlen halfen.
Das moderne Krankenhaus sollte groß und weiträumig und weithin sichtbar sein. Es mußte viele Abteilungen und riesige »Bettenberge« haben. Dabei dachte keiner an die Hygiene, denn diese »Bettenberge« hatten und haben bis heute nur ein Klo für 20 bis 30 Kranke und ein Badezimmer, das sich hervorragend als Umkleideraum für das Personal und als Sterbekammer für Patienten eignet. Das Personal, bis auf den heutigen Tag unterbezahlt, schuftete und schwieg. Vor allem aber wurde von den Chefärzten großer Wert auf eine ins Auge stechende Eleganz im Privatpatientenbereich gelegt. Kassiert wurde dort auch dann, wenn man gerade mit der Gnädigsten oder der Freundin in Urlaub war. Großzügig sahen alle Beteiligten davon ab, die leitenden Damen und Herren an die grundsätzliche Verpflichtung zur »persönlichen Leistungserbringung« zu er-

innern. Gab es in der Nacht Komplikationen, mußten die Oberärzte – ohne zusätzliche Vergütung – einspringen. Starb der Patient, dann wurde der betreffende Oberarzt anderntags nicht selten von seinem Chef vor versammelter Mannschaft der Unfähigkeit oder gar des Mordes bezichtigt. Man schwieg und duckte sich, denn wer vorwärtskommen wollte, beugte sich untertänig.

Da Vollbeschäftigung herrschte und die Wirtschaft wuchs, konnte dies alles ohne großen Krawall ablaufen (in der Medizin fielen die kritischen 68er Jahre ins Wasser). Dann kamen die ersten Krisen in der Wirtschaft, vor allem als die Wüstenscheichs begannen, den Ölhahn langsam zuzudrehen. Gerade zu diesem Zeitpunkt hatte man in Deutschland die Intensivmedizin entdeckt. Im Hinblick auf eine recht hohe Anzahl schwerer Unfälle am Arbeitsplatz und rund 17.000 jährliche Todesopfer des Straßenverkehrs war die Schaffung solcher Einheiten zweifellos eine dringliche Angelegenheit.

Es gab zu dieser Zeit ein Fach für Außenseiter, über die der berühmte Professor Sauerbruch gesagt haben soll, daß diese Leute für die Chirurgie untauglich seien und daher ans Kopfende müßten. Gemeint war damit die Anästhesie. Diese Facharztgruppe hatte sehr bald die postoperative Nachsorge als Marktlücke erkannt, und so wurden die Narkoseärzte folgerichtig zu Intensivmedizinern.

Noch bis zum heutigen Tag glauben viele Chirurgen, daß viel operieren viel helfe; sie merken aber nicht, daß zu vieles Operieren nur »dumm und stark« macht. Und so kam es, daß die Chirurgen wie wild operierten – es war die große Zeit der Unfallchirurgie, als man überall im Körper, wo noch Platz war, Metall einbaute – und die Anästhesisten organisierten. Allerdings ist dies heute nicht mehr so, da auch Unfallchirurgen inzwischen die operative Hektik durch Nachdenken und strenge Indikationen ersetzt haben.[1]

Während also die Chirurgen im OP standen, bedienten die Anästhesisten das Telefon und gewannen dadurch mehr und mehr an Bedeutung, während die Schwester oder der Pfleger die Narkose durchführten. Dann übernahmen die cleveren Narkoseärzte die Betreuung der Operierten und bauten Intensivstationen. Meist reichte eine Intensivstation pro Krankenhaus nicht aus, denn der Internist wollte eine, und der Kinderarzt wollte auch eine. Über all diesen Aktivitäten vergaßen die Beteiligten die Nachsorge.

Nun haben moderne Großkliniken etwas Unpersönliches. Die großen Eingangshallen waren zumeist, weil stark frequentiert, sehr schmutzig, und es fehlte oft nicht viel daran, daß man den Wochenmarkt in diese Räume verlegte. Wer wirklich krank war, der merkte davon nicht viel und kritisierte daher auch weniger. Aber die Klientel, die umherlief und alles beobachtete, lastete diese Mißstände selten den Verwaltungen an, sondern hielt in der Regel die Chefärzte für die eigentlichen Versager.

Gestützt auf eine geschickte Öffentlichkeitsarbeit haben denn auch die kleinen und frommen Häuser den Ruf von Großkliniken untergraben. Sie glaubten, durch gutes Essen und nette Zimmer mit eigener Toilette und Fernsehapparat medizinisches Fachwissen ersetzen zu können. Der Kranke, der bis heute noch nicht die Entscheidung treffen kann, in welches Krankenhaus er gehen soll – er ist nach wie vor mangels offizieller Leistungsbilanzen von der Mundpropaganda und den Feierabendbegegnungen seines Hausarztes am Stammtisch abhängig –, urteilte sehr rasch »zu unpersönlich«, »zu anonym«. Parallel zu dieser Entwicklung entdeckte man die Begriffe: Menschlichkeit, Selbsthilfegruppen, Sterbehilfe. Nur eines hatten Patienten und

Angehörige nicht bedacht: Wenn ein Schwerkranker in den hübschen »Schwarzwaldkliniken« austherapiert war und nichts mehr ging, dann wurde er rasch ins nächste Großkrankenhaus verlegt. Denn alle diese netten kleinen Kliniken hatten damit zu kämpfen, daß in ihren Betten möglichst keiner sterben sollte. Es wurde also selektive Medizin betrieben: die Guten ins eigene Bett, die schwierigen Kranken ins andere (Intensivbett). Besonders schmerzlich empfanden es die Ärzte von Großkliniken, daß solche Verlegungen meist vor kirchlichen Feiertagen stattfanden, weil volle Intensivstationen die Andacht stören.

Großkliniken sind gut genug, die Rettungshubschrauber mit dafür nebenbei tätigen Ärzten zu besetzen, und sie sind ebenso dafür prädestiniert, Notarztwagen mit qualifiziertem Personal auszustatten; und als ob die Überdichte an bodengebundenen Rettungssystemen in Deutschland noch nicht groß genug wäre, hat nun auch noch jedes Kleinkrankenhaus, das etwas auf sich hält, seinen eigenen Notarztwagen. Teurer Luxus.

An den Großkliniken der Länder und Kommunen – einschließlich der Universitäten – entstanden riesige Kinder- und Frauenheilkunde-Abteilungen, die bald, wegen fehlenden Bedarfs, leer standen. Sie wurden zu Dauerdefizit-Verursachern im Klinikbereich. Währenddessen kam eine andere Disziplin in Deutschland zu kurz. Es wurden zuwenig herzchirurgische Kliniken etabliert. Seit 1986 werden jährlich etwa 5.000 bis 6.000 Patienten zu Herzoperationen ins Ausland verschickt. 1993 waren es noch immer 5000 Patienten, obwohl es in Deutschland inzwischen 63 Herzzentren gibt. Der Grund, weshalb in Deutschland die Herzchirurgie nicht gefördert wurde, ist ausschließlich im Eigensinn der Chefärzte von großen Universitätskrankenhäusern zu sehen, die nicht bereit waren, Betten und

Einkommen zu teilen. Gleichzeitig ist den Landesregierungen ein gehöriges Maß an Versagen anzulasten, denn die Forderungen lagen auf dem Tisch.

Aber unsere Landesregierungen hatten zwischen 1970 und 1990 auch nicht begriffen, daß es an der Zeit war, für jedes moderne Bett ein altes wegzurationalisieren. Die Gewerkschaft ÖTV lag falsch mit ihrer Meinung, daß bei der Schließung von kleinen Krankenhäusern deren Arbeitskräfte ohne Arbeitsplatz bleiben würden. Der Trend lief anders. Die schweren Unfälle am Arbeitsplatz gingen zwar zurück. Die Zahl der Todesfälle im Straßenverkehr sank um fast die Hälfte. Man brauchte aber Rehabilitationskliniken für alles mögliche. Also baute man häufig neu und vergaß dabei auch hier, alte Einrichtungen zu schließen.

Mit dem Aufbau der Kliniken nahm das ungehemmte Wachstum der Verwaltungen seinen Lauf. Sie wuchsen und wuchsen. Inzwischen ist der personelle Anteil im nichtärztlichen und nichtpflegerischen Teil größer als der des Fachpersonals. Es ging und geht nach dem Motto: »Unsere Verwaltung hat auch ein nettes Krankenhaus in petto.« Plötzlich wurde sich die selbstherrliche Ärzteschaft bewußt, daß sie zu den Verlierern gehörte.

Damit ist die Geschichte aus, denn nun beginnt die Lehre von der Krankheit des deutschen Krankenhauses.

## Daten und Fakten zur realen Situation im Krankenhaus

*Ein Staat, der als Hauptanliegen die Selbsterhaltung von Privilegien zum obersten Prinzip erhebt, kann nicht am wirtschaftlichen Erfolg, dem Konsum der Bevölkerung und einer Amortisation von Investitionen interessiert sein.*

Wir verfügen in Gesamtdeutschland über knapp 800.000 Krankenhausbetten in 3.000 Krankenhäusern, mit 7.400 Fachabteilungen. Davon werden etwa 38 Prozent staatlich-öffentlich, 33 Prozent konfessionell-freigemeinnützig und 29 Prozent von privater Hand betrieben. Auf 10.000 Einwohner kommen im Schnitt 110 Krankenhausbetten. Die durchschnittliche Verweildauer beträgt 15,6 Tage, die Bettenausnutzung liegt bei 85 Prozent. Die Patienten wurden 1992 von 1,1 Mill. Fachkräften betreut. Mehr als die Hälfte von ihnen ist im Pflegebereich tätig (Schwestern, Pfleger, Auszubildende, Ärzte), bis zu 20 Prozent sind in der Verwaltung und 30 Prozent im wirtschaftlichen Sektor beschäftigt. Rund 70 Prozent des Gesamtbudgets eines Krankenhauses entfallen auf die Personal- und 30 Prozent auf Sachkosten.[2]

Die Gesamtaufwendungen der gesetzlichen Krankenkassen für den stationären Bereich beliefen sich 1993 auf rund 69 Mrd. Mark. Private Krankenkassen zahlten zusätzlich, das heißt inklusive ärztlicher Honorare, 1993 sieben Mrd. Mark mit einer Steigungsrate für 1994 von 6,6 Prozent. Sonstige Gelder stammen von den Kultusministerien für die Universitätskliniken, den Sozialministerien, Rentenversicherungen, der öffentlichen Hand, den Berufsgenossenschaften. Insgesamt beläuft sich die Jahressumme auf mehr als 90 Mrd. Mark. Jedes bisherige Gesetz zur Finanzierung der Krankenhausszene scheiterte an der Undurchschaubarkeit der Aufwendungen sowie an den vielfältigen Möglichkeiten, Gewinne zu machen oder Verluste zu kaschieren.[3]

Deutschland steht zwar mit seinem »Bettenberg« nicht an der Spitze, aber bezogen auf vergleichbare Länder und gesellschaftlich-wirtschaftliche Strukturen hat sich die Medizin in Deutschland so entwickelt, daß 20 bis 30 Prozent des jetzigen Bettenbetandes (1989 noch großzügig »Vorhaltepolitik« genannt, also eine Art Vorratswirtschaft) überflüssig sind. Man könnte demnach annehmen, daß ein Schritt in die richtige Richtung gemacht wurde,[4] als man daranging, Betten zu reduzieren, ohne Stationen oder Kliniken zu schließen. Weit gefehlt, denn der deutsche Fleiß produziert noch immer mehr Kosten in diesem Bereich als vergleichbare EU-Länder. So sagt die Zahl reduzierter Betten wenig aus. Ein Krankenhaus arbeitet nur unwesentlich billiger, wenn es eine kleine Abteilung oder gar ganze Stationen schließt, weil der Erhalt aller anderen Grundstrukturen unvermindert Kosten verursacht. Bisher zahlten die Kassen ja unverdrossen die angeforderten Summen, denn noch immer haben die politischen Argumente mehr Gewicht als die wirtschaftlichen.

*Das alte Finanzierungskonzept*

Nun heißt es Abschied nehmen von einem System, welches über 20 Jahre eine nie gekannte wirtschaftliche Absicherung der deutschen Krankenhausfinanzierung verfolgte.[5] Dieses System der »modifizierten Selbstkostendeckung«

basierte auf einem sogenannten Reformkonzept von 1972 und bezahlte und belohnte Unfähigkeit und Schwerfälligkeiten von öffentlich-rechtlichen ebenso wie den ausgeprägten Geschäftssinn kleiner und mittlerer konfessioneller oder privater Krankenhausträger. Von 1970 bis 1993 stiegen die Gesamtausgaben der GKV für das Krankenhaus von rund 24 Prozent auf 35 Prozent. In den nächsten Jahren ist mit weiteren Zuschlägen zu rechnen. Die neuen Bundesländer erhalten in den nächsten zehn Jahren 21 Mrd. Mark Investitionshilfen, wovon bis zu sieben Mrd. Mark vom Bund getragen werden sollen.

Bisher bekommen die Krankenhäuser ihre Pflegesätze nicht nach ihren wirklichen Kosten erstattet, sondern nach vorauskalkulierten Pauschalsätzen. Weshalb aber kostet eine Übernachtung in der Universitätsklinik zu Frankfurt am Main im Privatstationsbereich rund 1000 Mark? Medizinisch ist das nicht zu begründen. Dagegen beträgt die Miete für das Bett an der Universitätsklinik in Essen pro Tag nur 500 Mark.[6] In Thüringen belaufen sich die Kosten für ein Bett der allgemeinen Pflegeklasse auf 415 Mark und in Nordrhein-Westfalen auf 383 Mark pro Tag – beide Angaben per 31. 12. 1993. Es gibt aber auch groteske Fälle. So protestierte eine der gewerblichen Berufsgenossenschaften gegen Wucherpreise des Krankenhauses Hannover-Oststadt. Für einen Brandverletzten wurde der Berufsgenossenschaft ein täglicher Pflegesatz von zunächst 2.868 Mark in Rechnung gestellt. Dieser ohnehin satte Preis schnellte plötzlich im Oktober 1993 auf 21.685 Mark hoch. Diese horrende Summe hatten Krankenhausträger und Krankenkassen ausgekungelt, um ein Millionendefizit der Klinik schnell abzubauen. Seit Januar 1994 betrug der Pflegesatz dann wieder nur 3.511 Mark. Das niedersächsische Sozialministerium als Aufsichtsorgan räumte ein, daß solche

schwankenden Pflegesätze eine unbefriedigende Lösung seien.[7]
Eine neue Variante der Abkassierung von Kassen und Versicherten bietet der Reimport von deutschen Herzpatienten. Jeder zehnte von 56.000 im Jahr 1993 herzchirurgisch zu behandelnden Patienten wurde im benachbarten Ausland operiert. Die Kosten pro Herzoperation im Inland liegen zwischen 25.000 und 50.000 Mark. Die Mehrkosten für die exportierten Herzkranken betrugen allein 1993 runde 50 Millionen. Angeblich fehlt es in Deutschland an Operationskapazität – was aber so nicht stimmen kann. Die Universitätsklinik Hamburg-Eppendorf zum Beispiel operiert jährlich 750 Patienten und ist damit in ihrer Kapazität nicht voll ausgelastet. Viele der Herzchirurgen begreifen nicht, weshalb die Kassen diesen Operationstourismus mitmachen. Bis auf ganz wenige Eingriffe könnten 98 Prozent der Eingriffe am Herzen in Deutschland gemacht werden. Fachlich sind die meisten deutschen Herzchirurgen überwiegend in den USA oder in Großbritannien ausgebildet worden, und der Standard dieser Fachdisziplin ist ohnehin bezüglich Leistungsgrad und technischer Qualität beispielhaft. Die wenigen Ausnahmen, die einer seltenen fachärztlichen Kunst bedürften, sind komplizierte Eingriffe beim angeborenen Herzfehler und dessen Korrekturen. So zitierte der Journalist Peter Hauptvogel zwei bekannte deutsche Herzspezialisten, die zugaben, daß viele ausländische Kliniken den deutschen internistischen Kardiologen 10 bis 15 Prozent Provisionen pro überwiesenem Patienten rücküberweisen würden.[8] Und zwar natürlich auf Kosten der gesetzlichen und privaten Krankenkassen. Zur Rechtfertigung diente das fadenscheinige Argument, in Deutschland gäbe es keinen Platz für Notfälle.
Bei der Krankenhauskalkulation im Ausland werden oft

die Nebenkosten für die Operationen vergessen, die bei Transporten mit dem Jet selbstverständlich nochmals bei 12.000 Mark liegen können. Es besteht nämlich zum Schaden unserer Krankenkassen schon lange ein Operationstourismus, der von einer falschen Informationspolitik der Internisten und anderer Fachärzte begünstigt wird. Viele Chefärzte der konservativen Medizin empfehlen ihren Patienten, den risikoärmeren Ersteingriff bei einer Tumoroperation zum Beispiel als Privatpatient in London oder in einer weit entfernten Universitätsklinik durchführen zu lassen. Der risikoreichere Zweit- oder Wiederholungseingriff erfolgt dann in Deutschland, meist als Noteingriff im heimatlichen Kreiskrankenhaus, wo der Patient dann womöglich stirbt. Jedermann ist anschließend davon überzeugt, daß der Kranke nur gestorben ist, weil er nicht im Ausland oder im Hunderte Kilometer entfernten Klinikum operiert wurde.

Jedermann kann sich behandeln lassen, wo er will, nur bitte nicht auf Kosten unserer gesetzlichen oder privaten Krankenkassen.

Ein Großteil der deutschen Krankenhäuser ist nur unzureichend oder überhaupt nicht auf die 1996 in Kraft tretende neue Pflegesatzverordnung vorbereitet. Aus einer Analyse der Berliner Marktforschungsgesellschaft Köhler-Frost und Partner geht hervor, daß Mitte 1994 weniger als 50 Prozent der Kliniken mit differenzierten Kostenabrechnungssystemen arbeiten, die optimale betriebswirtschaftliche Kalkulationen ermöglichen.[9]

*Das neue Konzept zur Finanzierung*

Das Krankenhaussystem kann nur saniert werden, wenn die Krankenkassen gezwungen werden, marktwirtschaftlich zu handeln, und konsequent die Einzelfallabrechnung durchsetzen. Das Gesundheitsstrukturreformgesetz von 1993 soll nun den Krankenhäusern die Möglichkeit verschaffen, zeitlich begrenzt die zur Krankenhausbehandlung eingewiesenen Patienten auch ambulant zu behandeln, was bisher fast nie oder nur bei Privatversicherten möglich war. Mit anderen Worten: Der Krankenhausarzt darf in bestimmten Fällen seine Patienten vor und nach der eigentlichen stationären Behandlung fachspezifisch betreuen. Damit greift das Gesetz in das Kassenarztgesetz ein, und neuer zwischenärztlicher Krach steht ins Haus. Der Gesetzgeber scheint bewußt auf eine Aufhebung des kassenärztlichen Sicherstellungsauftrages hinzuarbeiten. Der Kleinkrieg ist vorprogrammiert, die Folgen wird der Patient ausbaden. Die direkten Krankenhausinvestitionen, wie teure Apparate und Umbauten, wurden bisher vielfach über den Pflegesatz abgerechnet. Nun sollen sie von den Länderregierungen getragen werden. Es ist abzusehen, daß beide, Kliniken wie Praxisärzte, mit ihrer ganz besonderen und natürlich steigenden Bedeutung argumentieren werden. Die Kliniken dokumentieren seit Mitte 1993 in Kenntnis des neuen Gesetzes höhere Fallzahlen und schwerere Krankheiten. Der Patient wird zum statistischen Medium umfunktioniert. Die Praxisärzte wollen zu gern wie bisher die vor- und nachstationäre Diagnostik und Therapie behalten oder gar noch ausweiten. Auf der Strecke bleiben die Patienten.

Aber die verantwortlichen Politiker wissen es besser. Denn es soll nun alles anders werden. Das neue Zauberwort heißt Fallpauschale. Mit dieser Fallpauschale, die sich auf einen errechneten Erfahrungswert für die Behandlungskosten einer bestimmten Krankheit stützt, wird ein neuer Stil bei der Krankenhausbelegung einkehren. Besonders teure Behandlungs- und Pflegefälle, wie zum Beispiel nicht speziell versicherte, immense Kosten verursachende Verbrennungskrankheiten, langfristig zu behandelnde, also chronisch verlaufende Infektionskrankheiten, alte sowie mehrfach kranke Patienten mit Gefäß- und Tumorleiden, werden nur noch solchen Krankenhäusern zugewiesen werden, die eine Chance auf Bezuschussung durch Fremdbudgets, wie zum Beispiel aus den öffentlichen Mitteln einer Gemeinde oder eines Landkreises, haben. Und wo die schnelle Mark zu verdienen ist, werden vermutlich nur noch nette und freundliche Menschen tätig sein, die ihr Geld in möglichst kurzer Zeit einnehmen möchten. Man wird sich um diejenigen Patienten bemühen, die man nach vier- bis sechstägigem Aufenthalt in die ambulante Behandlung entlassen kann. Die greisen und sozial schwachen Patienten werden zur festen Klientel von Städten, Kreisen und vom Land getragener Kliniken gehören, und sie werden jenes Kollektiv stellen, das, um ein Bett im Krankenhaus zu erhalten, lange Irrfahrten im Krankenwagen machen muß. Was uns erwartet, ist die Wiedergeburt des Armenspitals, ein Zustand wie vor dem Zweiten Weltkrieg.

Das neue Wundergesetz von Horst Seehofer bringt aber noch mehr schwer lösbare Aufgaben. So fallen zum Beispiel Instandhaltungskosten besonders in älteren oder schlecht erhaltenen, weil billig nach dem Krieg errichteten Kliniken an. Andere Krankenhäuser stammen noch aus den Zeiten klassizistischer Architekten wie Karl-Friedrich Schinkel oder aus den Gründerjahren nach 1871 und sind daher besonders teuer bei den baulichen Anpassungen an unsere modernen Vorstellungen. Die Krankenkassen wollen und sollen diese Kosten nicht mehr übernehmen. Die Länder und Kommunen können dafür nicht mehr zahlen, weil ihre Kassen leer sind, und die Krankenhäuser selbst haben nur eine äußerst dünne Finanzdecke. Was müßte

geschehen? Die Krankenhausverwaltungen müssen lernen, genaue Wirtschaftsrechnungen zu erstellen, was zweifelsohne beim Anblick der riesigen Bettenburgen von universitären und städtischen Großkliniken keine einfache Aufgabe ist. In vielen Bereichen ist die Dokumentation von Krankendaten technisch wie personell noch nicht gelöst. So erscheint es schier unmöglich, daß eine Verwaltung kurzfristig Tausende von Hilfs- und Pflegeleistungen pro Tag erfassen, bewerten und umrechnen kann. Besitzen die allgemeinen Krankenhäuser überhaupt geeignetes Personal und die Hard- wie Software für eine moderne Datenverarbeitung? Erste Analysen zeigten, daß Ende 1994 nur wenige Kliniken auf diese neuen Aufgaben vorbereitet sind. Die Kliniken müssen Einnahmen und Ausgaben jährlich wohlbegründet offenlegen und das Ganze durch einen medizinischen Leistungsbericht ergänzen. Neben Wirtschaftsprüfungen gehören auch medizinische Plausibilitätskontrollen dazu. Dank der »tüchtigen« Krankenhausmanager ist ein Großteil der deutschen Kliniken nur unzureichend oder überhaupt nicht auf die ab 1996 geltende Bundespflegesatzverordnung vorbereitet. Früher wurde mit kostendeckenden Preisen »Pi mal Daumen« abgerechnet. Heute erhalten sie Pauschalen für jeden Kranken und Sonderentgelte. Am ehesten werden es die »politischen Krankenhausträger« an einer sachgerechten elektronischen Datenverarbeitung fehlen lassen, während die konfessionellen (katholischen) Häuser schon immer am besten abrechnen und an ihren Kranken Kosten einsparen konnten.
Allerdings gab es so etwas wie Krankenhausstatistik schon vor den Anforderungen zum Gesundheitsstrukturreformgesetz. Die Krankenhäuser waren nämlich verpflichtet, einen Kosten- und Leistungsnachweis zu erbringen. Auf 20 Seiten werden dabei etwa 4000 Einzelinformationen ge-

sammelt und zentral von den Kassen ausgewertet – 15 Millionen Krankenhausdaten.[10] 1989 wurde dieses Gesetz von Bonn im Rahmen einer Ermächtigung des § 28 Abs. 2 des Krankenhausfinanzierungsgesetzes (KHG) vorbereitet. In diesem Gesetz steht alles drin: Auflistung nach Verweildauer, Bettenzahl, Diagnosen, Leistungen, Angestellte (Voll- oder Teilzeitkräfte). Nur, was hat es gebracht? Nichts, denn es wurde bislang nicht als Kontrollinstrument genutzt, und Papier ist geduldig. Die deutsche Krankenhausgesellschaft hatte vor wenigen Jahren ein umfassendes und 120 Millionen Mark teures Programm zur Erfassung des Pflegekräftebedarfs gestartet, auf dessen Auswertung man derzeit noch gespannt wartet. Mit an Sicherheit grenzender Wahrscheinlichkeit wird das Ergebnis keine nennenswerten Reduktionen von Planstellen erbringen.
Das Aberwitzige ist, daß alle bisherigen Systeme zur sinnlosen Geldausgabe animieren, denn wenn ein Krankenhaus Geld einspart, muß es die Erträge und Gewinne an die Krankenkassen zurückerstatten. Hier holt uns der Satz des preußischen Ministerialbeamten wieder ein, der da sagte: »Man muß so wirtschaften, daß am Jahresende ein Defizit entsteht, denn sonst bekommen wir im nächsten Jahr weniger Geld zum Ausgeben.«

*Die Übergangsregelung vom alten zum neuen System*

Nun kommt ja des Seehoferschen Epos erster Teil, seit Jahresbeginn 1994 in Kraft, zum Tragen: allgemeine »Einfrierung der Kosten auf bestimmte Zeit«. Die Krankenkassen durften den Kliniken keinen Pfennig mehr als im Jahr zuvor zahlen. Trotzdem stiegen die Kosten. Krankenhäuser, die sich bisher durch straffes Management bei der Kostensenkung auszeichneten, werden also noch dafür bestraft. Kliniken der öffentlichen Hand, wie zum Beispiel

in München, Nürnberg[11] und Bonn, die mit vielen Millionen Mark im Jahr unterstützt wurden,[12] geraten jetzt, infolge leerer Stadtkassen, in die Klemme. Erste Hospitäler haben daher bereits ihre Pforten schließen müssen. Allein die konfessionellen Krankenhäuser wiesen – nach inoffiziellen Angaben – durch diese Globalreduktion 1993 zusätzliche Defizite in Höhe von 800.000 bis 1,5 Mill. Mark aus.
Natürlich wird gespart werden müssen, wenn man bedenkt, daß zwischen 1972 und 1993 die Zahl der Hospitalbetten von 701.000 auf 660.000 reduziert wurde, die Kosten im Gesundheitswesen im gleichen Zeitraum jedoch von 25 auf über 200 Mrd. Mark angestiegen sind. Ohne ein Heer von Wehrdienstverweigerern und Sozialhelfern liefe schon heute in unseren modernen Gesundheitsfabriken nichts mehr. Bei schrumpfendem Bedarf an Wehrpflichtigen versucht der Staat nun mit Hilfe neuer Wehrtauglichkeitsstufen, sich diese billigen Arbeitskräfte zu erhalten.
Auf der Suche nach Sparmöglichkeiten stieß man auf die Nebeneinnahmen von leitenden Ärzten. Sowohl Christdemokraten als auch Sozialdemokraten begrüßten die neu eingeführte Chefarztabgabe, die die Krankenhäuser direkt an die Kassen abführen müssen oder die von den Kassen gleich einbehalten wird. Es handelte sich dabei 1993 um Beträge von 1,126 Mrd. Mark, die Chefärzte über die vertraglichen und gesetzlich verordneten Abgaben hinaus an den Krankenhausträger oder an die Krankenkassen abgeben müssen. Damit sollen die liquidierenden Ärzte ein Nutzungsentgelt dafür leisten, daß ihnen die Einrichtungen der Klinik für ihre privat abgerechneten Patienten zur Verfügung stehen. Diese Gelder, die den Grundstock für die laufenden Instandhaltungskosten bilden könnten, gehen den Trägern von Kliniken nun auch noch verloren.[13]
Bisher waren die Krankenhausträger nicht gezwungen, die

Beträge aus den Chefarztabgaben bekanntzugeben oder gar über deren Verbleib Auskunft zu erteilen. Nicht zu Unrecht wird vermutet, daß dieses Geld in nicht für jedermann erkennbare Kanäle verschwinden könnte. Wenn allerdings diese Beträge, die im Jahr mehrere Millionen Mark pro Krankenhaus ausmachen, für alle Beteiligten sichtbar zur Instandhaltung genutzt würden, könnten auch die liquidationsberechtigten Ärzte vom Nutzen solcher Abgaben überzeugt werden.

## Amüsantes und weniger Amüsantes aus den »Schwarzgeldkliniken«

### *Die Bettenbelegung oder »Krankenhausverweildauer«*

*»In deutschen Krankenhäusern ist Freiheitsberaubung ein zentrales Finanzierungselement.«*[14]

Der Kampf um die Bettenbelegung gehörte von jeher zu den alltäglichen Aufgaben der leitenden Ärzteschaft, denn der Normalvertrag, den die Krankenhausträger mit den Chefärzten abschließen, enthält den Passus: »Der Chefarzt hat für eine wirtschaftliche Belegung (85-99 Prozent) seiner Abteilung zu sorgen.« Im Fall der Nichteinhaltung dieses Vertrages behält sich die Verwaltung (Vertragspartner/Träger) vor, den Vertrag zu ändern oder dem leitenden Arzt zu kündigen. Im übrigen lag es schon immer im Ermessen der Krankenhausverwaltung, festzulegen, was 100 Prozent sind; und für manche Ärzte mit dem richtigen Parteibuch und für solche, die mit dem Heiligenschein der Kirche herumliefen, konnten demzufolge schon 60 Prozent gleich 100 Prozent sein.
»Die Hansestadt Hamburg« – so die Gesundheitssenatorin am 2. Dezember 1994 – »hat Ende 1994 insgesamt 3000 chirurgische Betten in ihren Krankenanstalten. Infolge rückläufiger Verweildauer im Jahr 1994 fiel die Bettenausnutzung von 84 auf 77 Prozent.« Man nähert sich damit der magischen Zahl von 30 Prozent, die Deutschland zuviel an Krankenhausbetten vorhält.

Die Belegung oder Füllung der immer wieder frei werdenden Betten einer Krankenhausabteilung ist ein Reizthema für alle verantwortlichen Ärzte. Seit etwa 20 Jahren hört man denn auch ständig in Ärztekreisen von ominösen »Wartelisten« von Patienten, die Schlange vor dem eigenen Krankenhaus, besonders vor den Privatstationen stehen, um ein Bett zu bekommen. Verwunderlich, denn in unseren Landen gibt es eher zu viele als zu wenige Krankenhausbetten. Vermutlich handelt es sich um ein Verteilungsproblem. Jedes zweite Klinikbett gehört einem Kreis oder einer Gemeinde, die diese »Füllung« mit rund zehn Mark pro Tag subventionieren.[15] Das summiert sich im Jahr zu stolzen drei Mrd. Mark an Steuergeldern.

Der Laie macht sich keine Vorstellung davon, mit wem es ein leitender Arzt zu tun bekommt, wenn er Betten »schließen« oder für eine sinnvolle Nutzung umfunktionieren will. Zunächst kämpft er mit der eigenen Verwaltung und dann mit der Gewerkschaft ÖTV. Letztere ist viel aktiver im Krankenhaus tätig, als die Öffentlichkeit wahrnimmt. Sie tut dies nicht nur im Rahmen ihres Personalvertretungsauftrages, sondern mischt auch noch kräftig bei Strukturfragen mit. Eine Domäne von ÖTV-Anhängern ist die Besetzung von Planstellen nicht nur im Pflege-, sondern auch im ärztlichen Bereich. Dabei spielen fachliche Argumente nicht unbedingt die entscheidende Rolle. Wenn ein leitender Arzt nun aus Vernunftgründen Betten »schließen« oder sinnvoll »umstrukturieren« möchte, kommt dies einem Eingeständnis der eigenen Unzulänglichkeit gleich. Für den Krankenhausträger ist die Bettenschließung eine »böse Angelegenheit«, selbst dann, wenn die regionale Allgemeine Ortskrankenkasse öffentlich einen Überhang von Betten in ihrem Sprengel beklagt. Betten haben gefälligst belegt zu sein, sagt der Träger des Hospi-

tals – wie, ist egal. Am liebsten hätten unsere Verwaltungsbosse in den Kliniken bei einem hohen Tagessatz nur ältere Patienten mit bekannten Diagnosen, die aber keine teure Behandlung brauchen und nur wenig pflegebedürftig sein dürften. Die Leidtragenden dieser Entwicklung sind die Patienten, mitunter auch leitende Ärzte und natürlich die Krankenkassen. Teilnehmer (Täter) in diesem Milliardenspiel sind die Verwaltungen, die Träger der Spitäler und der Wust von Krankenhausfinanzierungsvorschriften.
Ist die Belegung nicht optimal, taugt der Arzt wenig, meinen aber Verwaltungen und Träger. Ärger bekommen die Ärzte, wenn sie Kranke zum Wochenende entlassen. Der Arzt »kämpft« dann meist mit dem Patienten bei den Wochenendvisiten. Viele Patienten vertreten die Ansicht, daß am Wochenende im Krankenhaus ohnehin nichts geschieht und es daher billiger sei, sie gingen nach Hause. Zum Schluß, oft erst nach ermüdender Diskussion, darf der Patient dann am Wochenende zwar in den häuslichen Urlaub, muß aber »zur Sicherheit« am Montagmorgen zum Empfang der Papiere wiederkommen. Wurde sein Bett inzwischen belegt, zahlen die Krankenkassen doppelt. Was zählt, ist die »Mitternachtsstatistik«, die es den Klinikverwaltungen ermöglicht, den Krankenkassen zwei Patienten pro Tag und Bett zu berechnen. Obwohl alle Beteiligten schon seit mindestens 15 Jahren dieses Problem kennen, ändert sich nichts an den Mißständen. Aber alle reden von Marktwirtschaft.
Die Argumente verantwortungsvoller Ärzte, die sich weigern, das Spielchen mitzumachen, und darauf hinweisen, daß es in einer Region mit einer hohen Überkapazität eine unlautere Sache sei, Betten auf die Weise zu belegen, werden als Verhöhnung der Verwaltung aufgefaßt. Der Krankenhausträger nutzt dabei die Anstellungsverträge der

Ärzte aus, um Druck zu machen. Der Öffentlichkeit wird vorgegaukelt, daß der Arzt ein Interesse habe, die Betten »vollzulegen«. Das ist nicht wahr. Normalerweise werden zum Beispiel bei einem Privatpatienten die meisten Gewinne durch eine teure Diagnostik (Labor, Röntgen, Endoskopie) vor und bei Operationen gemacht. Die tägliche Krankenvisite bringt verhältnismäßig wenig ein. So ist denn auch das »ambulante Operieren« der neueste Schrei. Diese Art von Patientenversorgung wird viele Probleme mit sich bringen. Die hohen Kosten für Diagnostik und Operationen werden bleiben, und die Komplikationen müssen dann auf Kosten der Versicherten »bereinigt« werden. Es gibt weder leichte noch schwere Operationen, es gibt nur gute und schlechte Operateure. Der Begriff »leichte Operation« ist eine Erfindung für Juristen, die Deutsche Krankenhausgesellschaft und ärztliche Laien, die nicht wissen, daß auch nach kleinen Operationen, wie sie demnächst vorwiegend ambulant durchgeführt werden sollen, tödlich verlaufende Komplikationen oder irreparable Schäden auftreten können. Schäden, die vielleicht dadurch zu reduzieren wären, daß die Patienten für die erforderliche Zeit in stationärer Behandlung und unter Beobachtung bleiben.
Die hohen Belegungsfrequenzen unserer Krankenhäuser werden künstlich produziert und sind nichts weiter als Zahlenakrobatik für die Öffentlichkeit. Dieser Druck zur permanenten Belegung einer Abteilung ist Anlaß zu vielen Streitigkeiten unter der Ärzteschaft eines Krankenhauses, weil eine Fachrichtung der anderen Kranke an der Pforte »klaut« oder Patienten zwischen den verschiedenen Rettungssystemen hin und her gezerrt werden. So tauchen nicht selten operative Fälle in Stationen der Inneren Medizin – aus »Sicherheitsgründen« betreut – auf, und umge-

kehrt wird in operativen Kliniken eingehende Diagnostik, weit über den fachspezifischen Rahmen hinaus, betrieben. Jede Fachrichtung in einem Krankenhaus kann dann offiziell neun oder zehn Tage Liegedauer melden. Es gibt keine glaubwürdige Statistik – sieht man von dem Bereich Kinderkrankheiten ab –, die zeigen würde, daß eine um wenige Tage verkürzte Liegezeit eine bessere Heilung erbringt. Klammert man die Infektionen aus, die sich meist innerhalb von 24 Stunden nach der Operation schicksalhaft einschleichen (nosokomial), gibt es keinen Beleg für eine Beeinflussung der Heilung oder der Krankheitsdauer durch verkürzte Liegezeit. Natürlich gibt es Menschen, die trotz kurzer Liegezeit anschließend gleich voll belastbar sind. Es sind dies die Selbständigen: Handwerker und Unternehmer. Die längste Verweildauer haben öffentlich Bedienstete und Beamte.

Während chirurgische Abteilungen ihre leeren Betten mit »alkoholisierten Unfällen« belegen können, leben die Fachrichtungen der konservativen Medizin gern von der sich auflösenden Familienstruktur und behandeln den Zustand im Greisenalter wie ein chronisches Leiden. Man muß dringend umdenken, denn Krankenhäuser mit Hilfe einer »Kranken-Reservearmee« zu füllen, ist zu teuer. Es geht nicht an, soziale Probleme mit Hilfe von Krankenhausbetten lösen zu wollen. Einzig derartigen »sozialen Belegungen« von Klinikbetten ist nämlich der jüngste Ruf nach neuen Kapazitäten und die Klage über Irrfahrten von akut kranken Menschen zu verdanken, die angeblich kein Bett in einer Klinik finden können.

Insgesamt hat der Anteil »kurz liegender Patienten« in den letzten Jahren aus verschiedenen Gründen zugenommen. Meist sind überproportional Alkoholunfälle, Vergiftungen und diagnostische Maßnahmen dafür verantwortlich. Im-

merhin gehören zu den Kurzliegern (weniger als drei Tage) mehr als 25 Prozent aller Krankenhauspatienten.[16]
Andererseits wird oft vergessen, daß es noch Menschen in unserer Gesellschaft gibt, die in Wohnungen ohne eigenes Klosett und Badezimmer leben müssen. Da wird selbst eine kleinere hygienische Anordnung zum echten Problem, wie das folgende Beispiel zeigt: Ein Patient wird einer sogenannten leichten Operation am After wegen eines Abszesses mit Fistelbildung unterzogen. Besonders Ärzte der jüngeren Generation aus gutsituierten sozialen Verhältnissen neigen dazu, solchen »nur am After« operierten Patienten den Rat zu geben, mindestens zweimal täglich und zusätzlich nach jedem Stuhlgang zu baden. Diese Ratschläge sind gut gemeint und verkürzen auch die Krankenhausverweildauer. Sie stellen aber den Kranken in unserem Beispiel vor riesige Probleme, denn er lebt mit zwei Kindern und einer Frau in einer kleinen Sozialwohnung, die Toilette befindet sich auf halber Treppe, und das »Bad« ist ein hohes Waschbecken in einem Allzweckraum. Daß es heute noch solche Wohnverhältnisse gibt, können sich viele Ärzte einfach nicht vorstellen, die davon ausgehen, daß das private Reihenhaus allgemeiner Standard ist. Wenn dann noch die Krankenkassen bei solchen langdauernden Heilungsprozessen wöchentlich eine schriftliche Begründung für die stationäre Heilbehandlung verlangen, kommt wahre Freude auf. Der arme Patient traut sich nämlich nicht, im Beisein seiner Zimmerkollegen zuzugeben, daß ihn das täglich zweimalige Baden vor eine unüberwindliche Hürde stellt.
Es ist noch gar nicht so lange her, daß viele Ärzte aus solchen Gründen nachdrücklich gegen eine Liegezeitverkürzung auf »Biegen und Brechen« eingetreten sind. Leider haben sich die »Falken«, die ständig in der Öffentlich-

keit ihre hohe Leistungsbereitschaft durch eine verkürzte Liegezeit beweisen wollen, durchgesetzt. Man muß die Liegedauer – besonders als verantwortlicher Arzt – mit etwas mehr Sachkenntnis und Differenzierung betrachten. Vor diesen Hintergründen sollte Horst Seehofer den Krankenhausträgern per Gesetz vorschreiben, daß den Chefärzten verboten sei, Patienten länger als notwendig im eigenen Bereich stationär zu verwahren. Dieser Passus sollte ab sofort in alle Dienst- und Anstellungsverträge aufgenommen werden, denn nur so läßt sich die individuell richtige Lösung durchsetzen.

### *Gründe für den Preisauftrieb durch die Kliniken – zur Jahresbilanz der Krankenhäuser*

Zu den Glanzstücken der Tätigkeit von Verwaltungsdirektoren deutscher Krankenhäuser gehört die Geheimhaltung hauseigener Bilanzen. Da es keine öffentliche Publikationspflicht gibt, bleiben diese unveröffentlicht. Bis heute erhält man an vielen Stellen als leitender Arzt kein Bilanzpapier, um sich überhaupt mal einen Einblick zu verschaffen oder einen wirtschaftlichen Überblick über die eigene Abteilung zu gewinnen. Auch wer dies ausdrücklich verlangt, erhält lediglich den Hinweis der Verwaltung, es genüge, wenn der ärztliche Direktor Einblick habe. So entsteht der Eindruck, daß entweder nachprüfbare Bilanzen in vorzeigbarer Form nicht vorliegen oder aber die Inhalte negativ sind, so daß man sie nicht veröffentlichen möchte. Es könnte aber auch sein, daß manche Kliniken diese Statistiken deshalb nicht publizieren möchten, weil erhebliche Gewinne gemacht wurden, die man lieber heimlich, still und leise an diverse »Mitesser« weiterreicht. Als

Ausrede dient, daß im deutschen Krankenhaus das alte preußische Haushaltssystem gelte. Mit anderen Worten, man erfährt nur die Höhe der Kosten und Investitionsmittel im laufenden Jahr, nicht aber die Einnahmen und Gewinne. Meistens wird zu Weihnachten verkündet, daß die verantwortlichen Chefärzte nur eine »chronische Unterdeckung erwirtschaftet« hätten, und man treibt sie zu noch höheren »Leistungen« an.

Am Jahresende werden häufig sinnlose Investitionen durchgeführt, weil man ein Jahr lang die Mittel festgehalten hatte. Statt sie zu sparen oder damit patientennahe Einrichtungen damit zu fördern, werden solche Gelder in teure Apparate gesteckt. Schon 1987 hatte Alfred Boss vom Institut für Weltwirtschaft in Kiel darauf hingewiesen, daß in den öffentlichen Verwaltungen am Jahresende fieberhaft Geld verschleudert wird, weil die Mittel nicht auf das kommende Jahr übertragbar sind.[17] Boss wies nach, daß bis zu sieben Prozent des Jahresbudgets auf diese Weise im letzten Quartal eines Jahres verschleudert werden. Hier fehlt ein erfahrenes Finanzmanagement, das im laufenden Jahr erkennt, wie hoch die Ausgaben im Vergleich zu den Erwartungen sein werden.

Noch teurer sind die Finanzierungsformen, die unwirtschaftliches Verhalten geradezu provozieren. Mit Investitionsmitteln vom jeweiligen Bundesland erhält man nicht nur billig Geld, sondern man finanziert damit teure Geräte für sein Krankenhaus. Betrieb und Wartung, also das, was die Unterhaltung eines Großgerätes so teuer macht, müssen dann von den Krankenkassen als Betriebskosten bezahlt werden. Miet- oder Leasingverträge für teure Großgeräte sind schon in Wartungskosten oder in »Reagenzkosten« – das sind Laborchemikalien u. a. – versteckt worden.[18] Diese Reagenzkosten werden auch als »Verbrauchsmaterial« deklariert und ebenfalls von den Kassen erstattet.

Daß mit einer Krankenhausapotheke glänzend Geld verdient werden kann, ist hinlänglich bekannt. Einerseits erhalten die Apotheken als Großabnehmer saftige Rabatte von den Lieferanten, andererseits rechnen die Klinikverwaltungen den regulären Preis mit den Kassen pro Tag als Tagespauschale für Medikamente ab. Die beträgt derzeit fast 20 Mark pro Patientenpflegetag. Zusätzlich sparen Krankenhausapotheken dadurch, daß sie viele einfache Produkte wie Infusionslösungen oder Kopfschmerztabletten und Zäpfchen selber herstellen. Wenn solche Kosten den Krankenkassen gutgeschrieben werden würden, wäre an dieser Praxis nichts auszusetzen. Es steht aber zu befürchten, daß hier zweimal »verdient« wird.

## *Die Verwaltungen als Kostentreiber*

*»Nur das Volk, welches seine Verwaltung nicht spürt, kann glücklich leben.«* Laotse

In den kommunalen Krankenhäusern sind die Verwaltungen meist unnötig aufgebläht. Wer im Rathaus überflüssig wird und das richtige Parteibuch hat, kann immer noch ins Krankenhaus versetzt werden. Da gibt es Leute in Küche, Garten, Keller und Verwaltungsbüros in Hülle und Fülle, von denen keiner weiß, was sie so alles treiben. So gibt es plötzlich für den Verwaltungsleiter Koordinationsassistenten und persönliche Referenten, und neben einer Vorzimmerdame hat er noch zusätzlich eine Schreibkraft.

Vor allem aber taucht juristisches Personal auf. Diese Leute sehen natürlich (ganz geheim) den ärztlichen und pflegerischen Fachkräften auf die Finger. Denn eines ist sicher, geht im kommunalen Krankenhaus etwas entzwei, dann kommen zwei Sachverständige. Diese zwei Verständigen schauen sich den Schaden an, und wenn mehr als eine Glühbirne auszuwechseln ist, wird das Gerät zu zweit oder unter Hinzuziehung eines eigens dafür angeheuerten Transportdienstes weggebracht und einer Fremdfirma in Auftrag gegeben. Es gibt Krankenhäuser, in denen eigene Ingenieure beschäftigt werden. Diese werden immer dann bemüht, wenn anstelle einer sachverständigen Krankenschwester nunmehr der Herr Ingenieur die Dringlichkeit der Reparatur diagnostizieren muß.

Der Verwaltungschef ist denn auch in den kommunalen Häusern der Herrscher aller Seelen. Er empfängt seinen Angestellten, den Chefarzt, er erkundigt sich nach den Belegungszahlen und beurteilt die Ärzte nach ihrer Eignung, an »seinem Hause« tätig zu sein. Diese Art von »kollegialer Leitung« ist häufiger anzutreffen, als man vermutet. In den christlichen Häusern dagegen sind die Verwaltungen in wenigen Hinterzimmerchen untergebracht. Man spürt sie dort kaum, obwohl sie allgegenwärtig sind und wie der sanfte Luftzug einer Klimaanlage alles durchdringen. Die Schwester Oberin ist die Vermittlerin, und da sie ohne Parteibuch leben kann, ist sie frei für wirtschaftliches Denken. Rechnen lernt man in jeder Ordensschule seit vielen Jahren hervorragend.

## *Über die Macht der Krankenhausverwaltungen*

*Die natürliche Inkompetenz wird durch eine behauptete Kompetenz doppelt schlimm.*

Die Position eines Verwaltungsdirektors im Krankenhaus ist viel zu wichtig, als daß man sie mit ungelernten Kräften besetzen könnte. Es hat sich ja schon lange herumgesprochen, daß man Direktor eines Krankenhauses werden kann, wenn man folgende Eigenschaften besitzt:

- Man muß eine gestandene katholische Persönlichkeit sein, die mit der Auffassung und dem Glauben der katholischen Kirche kritiklos übereinstimmt.
- Man kann, aber muß nicht unbedingt vorher im Krankenhausbereich tätig gewesen sein; wobei ehemalige Angestellte von Krankenkassen noch die besten Voraussetzungen haben.
- Man muß das richtige Parteibuch besitzen oder einer bestimmten Partei nahestehen.
- Man kann Jurist, darf aber kein Arzt sein.
- Man kann von der Gewerkschaft sein.
- Man kann vom Öffentlichen Dienst, zum Beispiel vom Liegenschaftsamt, kommen, kann Rechtsdezernent oder Dorfbürgermeister sein.

In Deutschland gibt es keine Schule für leitende Verwaltungsposten im Krankenhaus. Es gibt keine Universität, keine Fachhochschule, keine Akademie oder Betriebswirtschaftsschule, die dieses Fach lehrt, obwohl es sich um ein kostenintensives, hochspezialisiertes Gebiet handelt.

Oskar Lafontaine hatte in seiner Lehrzeit als Oberbürgermeister der Landeshauptstadt Saarbrücken 1976 keine Hemmungen, einen biederen Handwerksmeister und ehemaligen Vorortbürgermeister zum Verwaltungsdirektor einer 1100 Betten umfassenden Städtischen Klinik mit 14 Fachabteilungen zu machen. Der Mann war einfach bei der Gebietsreform übriggeblieben, also ab in den Krankenhausbereich. Der Betreffende war jedoch ehrlich genug, diese Position nach kurzer Zeit wieder aufzugeben. Sein bemerkenswertestes »Verdienst« war, daß er im Einfahrtsbereich des Klinikums verkehrsbehindernde Betonblumenkübel aufstellen ließ. Auf diese Weise fanden die Besucher und das Krankenhauspersonal eine Gelegenheit, sich beim Ein- und Ausparken wegen gegenseitiger Behinderung zu beschimpfen und so ihren Streß abzubauen, was bekanntlich gesund ist. Sicherlich qualifizierte er sich dadurch für seine neue Aufgabe, denn er übernahm das Amt für die Zulassung von Kraftfahrzeugen der Landeshauptstadt. Anschließend ernannte Oberbürgermeister Lafontaine 1977 eine junge und beruflich unerfahrene Absolventin der Universität, Fachgebiet Wirtschaft, zur Managerin des Unternehmens Klinik mit 100 Mill. Mark Jahresumsatz. Besondere Qualifikation: Parteibuch des Koalitionspartners FDP und Vorsitzende der Jungen Demokraten. Die Aufhebung solcher Fehlbesetzungen hieße, der Krankenhausreform ein großes Stück näherzukommen.
Nur zu gut erinnert sich die Fachwelt noch an den SPD-Verwaltungsdirektor Galla aus Bremen. Von seinem Vorgesetzten anläßlich seiner Inthronisierung zum Direktor der Städtischen Kliniken von Bremen als »unerträglich unfähig« charakterisiert, brachte er denn auch mit wenig und gar nicht erlaubten Mitteln das Krankenhaus in ein Defizit und sich in die Zeitungsspalten.[19] So umschrieb die

*WirtschaftsWoche* 1989 den Fall des Herrn Galla kurz und prägnant: »Mit Hilfe von Bestechlichkeit und Untreue wirtschaftete Galla Bremens größte Klinik ins wirtschaftliche und organisatorische Chaos.«[20]

Bestimmt sind dies keine Einzelfälle, bestenfalls nur die sichtbar gewordenen Spitzen eines Eisberges. Ein äußerst kostenintensiver Bereich mit mehr als 90 Mrd. Mark Umsatz pro Jahr wird also von Menschen verwaltet, die fachlich und oft auch charakterlich für ihr Amt weder ausgebildet noch geprüft worden sind. Da mehr als 50 Prozent von ihnen als Angestellte einer Kommune oder des Landes tätig sind, genießen sie als Beihilfeempfänger alle Rechte eines Beamten und sind unkündbar.

Neuerdings verwandeln sich immer mehr derartige kommunale Krankenhäuser in Gesellschaften mit beschränkter Haftung, obwohl sie dabei teilweise erheblichem gewerkschaftlichem Gegenwind ausgesetzt sind. Hauptlastträger bleiben jedoch die Kommunen als freie Gesellschafter. Der wirtschaftliche Grund ist offensichtlich: Die leitenden Verwaltungsangestellten fühlen sich plötzlich als Geschäftsführer mit entsprechenden Bezügen. Ob diese Damen und Herren aufgrund neuer Organisationsstrukturen besser wirtschaften können, erscheint mehr als fraglich.

Es gibt übrigens Länder, wie zum Beispiel die USA, wo der Job eines Verwaltungsdirektors im Klinikum Traumberuf von examinierten und langjährig spezifisch trainierten Profis ist. Aber weshalb sollte das unsere Krankenhausverwaltungen interessieren, solange die öffentliche Hand zuzahlt?

*Über den »Weitblick« der Klinikdirektoren*

Krankenzimmer in Deutschlands Kliniken sind bekanntlich entweder riesengroß und beherbergen bis zu acht Betten, oder sie sind schnucklig klein, und dann verfügt ein Bett mit Nachtschrank über eine Stellfläche von drei bis vier Quadratmetern. Eines aber ist gewiß, das gemeinsame Klosett und Bad für alle Patienten einer ganzen Krankenstation befinden sich auf dem Flur. Gibt es auf einem langen Korridor gar zwei Toiletten, ist eine für das Personal und eine für die vielen Besucher und die Patienten. Außerdem haben unsere Krankenzimmer meist viel zu kleine Waschbecken und einen in hygienischer Hinsicht äußerst bedenklichen Vorhang, der das Recht des Kranken auf Individualität wahren und Verletzungen des Schamgefühls beim An- und Auskleiden verhindern helfen soll. Im ZDF erregte sich einmal ein Moderator, als er über den Mangel an Toiletten für Gefängnisinsassen berichtete: »Für sieben Insassen gibt es in der Haftanstalt X nur ein Klosett!« Der gute Mann kennt offenbar das deutsche Klinikum nicht. Dort kann es nämlich vorkommen, daß für 25 oder 30 Patienten nur ein einziges Klosett zur Verfügung steht. Patienten, die täglich gebadet werden müssen, werden über lange Distanzen in stationsferne Badeabteilungen transportiert. Das ist nicht nur eine personalintensive und teure Angelegenheit, sondern so mancher Kranke holt sich dabei eine zusätzliche Infektion. Es kann auch vorkommen, daß auf einer »Isolierstation« zehn Leberkranke, also hochinfektiöse Virusausscheider, gemeinsam eine Dusche und ein Klo haben. Diese werden, da Personal knapp ist, nur einmal am Tag gesäubert.

Solche und andere Mißstände sind Ursachen für die schweren Krankenhausinfektionen, die unsere Krankenkassen in jedem Jahr ein bis zwei Mrd. Mark kosten. Es sind immerhin bis zu 10 Prozent aller Infektionen, die zu einem langen Krankenhausaufenthalt und auch zum Tode führen. In Zahlen ausgedrückt, sieht das so aus: 1993 zum Beispiel wurden 15,8 Mill. Patienten stationär behandelt. Das Bundesgesundheitsamt Berlin errechnete für das Jahr 1989 rund 700.000 Hospitalinfektionen und einen dadurch entstandenen volkswirtschaftlichen Schaden von 1,5 Mrd. Mark.[21] Diese Zahlen beruhen zwar auf Hochrechnungen, aber der Vergleich mit internationalen Daten zeigt, daß man sich damit in realistischen Grenzen bewegt. Besonders betroffen sind Intensivstationen, wo die Sterblichkeit durch Infektionen im Krankenhaus pro Jahr bei 40.000 Patienten liegt.[22] Alle eigentlich notwendigen hygienischen Regelungen sind penibel in der Unfallverhütungsvorschrift vom 1. April 1983 aufgelistet. 1985 hat der »Saubermann der deutschen Krankenhäuser«, Professor Dr. Franz Daschner aus Freiburg, zwar vor zu teuren und zu vielen unnötigen Vorschriften gewarnt.[23] Doch die Praxis sieht anders aus – anders, als das Gesetz es vorschreibt, und anders, als es wichtig und notwendig für die Sicherheit der Patienten wäre. Bis heute verfügen nur die wenigsten Krankenhäuser über effektive und umfassende Datenerfassungs- und Meldesysteme, um anhand der Dokumentationen Gegenmaßnahmen gegen diese Art tödlicher Klinikkrankheiten zu ergreifen. In England zum Beispiel ist man weiter.[24] In den USA gibt es ein eigens für Infektionskrankheiten eingerichtetes Zentrum, eine Behörde, deren Fachleute allen unbekannten, neuen und plötzlich häufiger auftretenden Infektionen nachgehen. Vermutlich wird dadurch viel Geld eingespart. In Deutschland scheitern solche Einrichtungen an dem föderalistischen Prinzip. Jedes Bundesland kocht sein eigenes Süppchen und hat seine

landeskindlichen Spezialisten. Erste positive Anfänge scheinen am zähen Widerstand der Verwaltungen und am ärztlichen Desinteresse zu scheitern.
Im teuren deutschen Krankenzimmer mangelt es aber noch anderweitig an Platz. Die Patienten, meist drei oder vier, müssen alle Mahlzeiten an einem kleinen Tisch einnehmen oder auf der Bettkante sitzend vom Nachttisch das Krankenhausessen (das in der Regel auf einem abgenutzten unappetitlichen Kunststofftablett serviert wird) »genießen«. Selbst angesichts zu hoher Bettenzahlen kann man vielleicht noch verstehen, daß Verwaltungs- und ärztliche Direktoren es aus »wirtschaftlichen Gründen« ablehnen, einen ganzen Bettenraum pro Pflegeeinheit als Sozialraum zu opfern. Dies wäre wohl zuviel der Menschlichkeit und setzte zudem auch ein Quentchen Organisationstalent voraus. Wenn aber das Krankenhaus eine riesige Kantine besitzt, die höchstens von 20 Prozent des Personals genutzt wird, sollte der Vorschlag, die 80 Prozent nichtbettlägerigen Patienten eines Krankenhauses in dieser Kantine essen zu lassen, doch wohl einleuchten. Eine solche Reorganisation hätte den Vorteil, daß die Verquickung von Bett und Nahrung wenigstens zu den Hauptmahlzeiten vermieden würde. Man könnte in der großen Kantine mit Theke und Tresen ohne weiteres mehrere Menüs anbieten, ohne dabei mit Essenswagen zu rangieren. Man könnte Personal sparen. Vor allem könnte man den Schwerkranken den Anblick von Essen und Essenden ersparen. Oft liegt ein frisch operierter Patient, eben erst aus der Narkose erwacht, mit Schmerzen, kurzatmig oder durch den Infusionsständer ans Bett fixiert, im Zimmer – und sein Bettnachbar futtert Bratwurst mit Sauerkohl. Vielleicht verbindet auch noch ein Arzt während der Essenspause den eitrigen Bauch eines Mitpatienten.

Im konkreten Fall aber lehnte eine ungelernte und unerfahrene Krankenhausverwaltungsdirektorin den Vorschlag, die Kantine für die Patienten zu öffnen, mit der Begründung ab, der Betriebsrat habe dagegen protestiert und erklärt, daß das Personal – etwa 40 bis 50 Schwestern, Pfleger und andere Mitarbeiter – sich gestört fühle, wenn in einem Raum, der für 300 Menschen geplant war, die Mahlzeiten auch von Patienten (Kunden) eingenommen würden. So blieb die Kantine weiterhin gähnend leer, und die Patienten essen wohl noch heute beengt und unhygienisch, was ihnen aufgewärmt und arm an Vitaminen verabreicht wird.

Es ist an der Zeit, daß man für den Wirtschaftszweig Gesundheitswesen, Sparte Krankenhaus, eine Fachhochschule für Spitzenpositionen in der Verwaltung gründet. Vielleicht genügt ein einschlägiger Zweig an den Wirtschaftsfakultäten, den man im Rahmen eines spezifischen Studiums der Ökonomie belegen muß, um in den Genuß der Position eines Krankenhausspitzenmanagers zu kommen. Wir bilden derzeit Tausende von Studenten ohne besondere Zukunftsaussichten in den wirtschaftswissenschaftlichen Fächern aus. Diese Marktlücke scheint noch keine Fakultät – sieht man von zarten Ansätzen der Kölner Wirtschaftsfakultät ab – entdeckt zu haben. Natürlich müßte einem solchen Studium dann noch eine fünf- bis zehnjährige (gehobene) Anstellung in den Kliniken folgen, ehe man zum Direktor berufen werden kann. Schluß mit der Anstellung von Leuten, die nur ein Jurastudium, ein Parteibuch oder sonstige ungeeignete Qualifikationen aufweisen; auch ein Buchhalterexamen zusammen mit der besten christlichen Überzeugung reicht hier nicht aus.

*Zum Gewinn der kleinen Kliniken*

Die kardinale Frage lautet: Wie machen die kleinen und mittleren Häuser Profit? Ganz einfach. Man deckt den wenig intensiven und daher nicht so teuren »Mittelbau« im medizinischen Bereich ab.

Man baut schöne, bequeme und publikumswirksame Hospitäler im Stile von Hotels. Es gibt gutes Essen, einen Fernsehapparat im Zimmer, und vielleicht hat man auch ein paar Toiletten mehr als unsere kommunalen und universitären Kliniken. Hinzu kommt, daß kostspielige Investitionen, wie Computertomographie der neuen Generation oder Magnet-Resonanz-Technik und aufwendige operative Verfahren mit sehr teuren Intensivbereichen, nicht zur Regelaufgabe dieser Kliniken gehören. Da man im christlichen Bereich frei im Anheuern von Hilfspersonal ist, herrscht dort auch kein lauter und fachfremder Ton. Man ist bewußt freundlich und daher bei der Bevölkerung sehr beliebt.

Im ÖTV-dominierten Krankenhausbereich dagegen herrschen überdurchschnittlicher Streß und Hektik, weil dort meist am falschen Ende gespart wird. Der Patient spürt die Gereiztheit und eine knisternde Spannung, die zwischen den Mitarbeitern herrscht.

Da unsere Krankenhauspflegesätze trotz aller Unkenrufe luxuriös sind und es auch keine Kontrollen gibt, wer was, wie, wo und wie lange behandelt, werden durch die von den Kassen »akzeptierte Liegedauer« gerade in den kleinen Krankenhäusern nette Gewinne eingefahren. Man ist geschickt, man fällt nicht auf. In manchen heiligen Häusern arbeiten noch Schwestern jenseits der Pensionsgrenze und nehmen eine volle Planstelle ein, obwohl sie gerade noch das Küchenmesser halten können, dafür aber für den Pflegebereich ausfallen. Sie führen die Aufsicht über viele »liebe Kinderchen«, die mehr oder weniger für Gottes Lohn emsig tätig sind. Besonders gern gesehen sind die Hilfskräfte aus den katholischen Regionen Asiens und aus den Balkanländern.

In den konfessionellen Bereichen sind die personellen Ressourcen von Verwaltungen eher knapp bemessen. Weshalb ist dies nicht auch für den Verwaltungsbereich in den öffentlichen Kreis- und Städtischen Kliniken machbar?

Nun wird es aber auch für die kleinen und netten Krankenhäuser eng, denn der Gewinn sinkt. Was tun? Man entdeckt den Pflegebereich, denn was wäre natürlicher für unsere Kirchen als die Pflege von Alten, Kranken und Bedürftigen? Immerhin wartet auf diese neue Sparte eine Pflegeversicherung mit einer Geldmenge von 30 bis 40 Mrd. Mark innerhalb der nächsten zwei Jahre. Die Zukunft dieses Marktsektors hat längst begonnen, denn die Pflegesätze stiegen in den letzten fünf Jahren im Durchschnitt von 1900 auf 6500 Mark im Monat. Man braucht nur geringe Investitionen, Pflegeheime sind billig. Pflegekräfte gibt es genug, weil der moderne Pflegebereich im Krankenhaus sehr hohe Anforderungen an die Aus- und Weiterbildung stellt, so daß sich die weniger ehrgeizigen und tüchtigen Kräfte in den Pflegebereichen der Altenheime wiederfinden werden. Die Sach- und Nebenkosten sind ebenfalls gering, so daß man mit satten Gewinnen rechnen kann. Mehr als eintausend verschiedene Institutionen gab es schon 1993,[25] und weitere kommen hinzu. Frühestens 1998 oder im Jahr 2000 wird es die Reform für die Pflegeversicherung geben. Bis dahin kann abgesahnt werden. Auf geht's. Das Spiel kann erneut beginnen, und das Pflegekartell ist schon da.[26]

## *Das Chefarztsystem*

*Die Krankheit der Starken ist die Dünkelhaftigkeit, ihre Selbstsicherheit ist verblüffend.*

In Deutschland ist die Position des Chefarztes wie die eines freien Unternehmers im Öffentlichen Dienst zu verstehen. Das kommt einer Quadratur des Kreises gleich, denn was ein Chefarzt auch Neues einbringen möchte, er eckt an. Gäbe es endlich einen freien Wettbewerb unter den Krankenhäusern, könnte man Schluß mit der Institution des »Chefarztes auf Lebenszeit« machen. Fünf-Jahres-Verträge wären eine Wohltat für das gesamte medizinische System, denn sie würden Bewegung in die erstarrten Strukturen bringen. Die Chefärzte würden frei von Zwängen, Anpassungen und Erpressungen. Sie hätten den Kopf frei für ihre Kranken. Deutsche Chefärzte sind jetzt gezwungenermaßen inflexibel, weil sie bei dem Versuch, die Stelle zu wechseln, zu 95 Prozent arbeitslos würden. So wird die einmal erreichte Position hartnäckig mit allen Mitteln verteidigt. Viele Ärzte müssen klaglos eine völlig kaputte Verwaltung ertragen. Das ist nicht viel besser, als lebenslänglich im Gefängnis zu sitzen oder bösartig verheiratet zu sein. Gleichzeitig wird bei den Besetzungen gemauschelt, werden private Interessen über die Bedürfnisse von Kranken und lokalen Gegebenheiten gestellt. Es herrscht bei der Besetzung eines Chefarztpostens eine Art »Ausländerfeindlichkeit«, weshalb einheimische Ärzte oft den Vorzug erhalten. Daß darunter die Qualität leiden kann, ist leicht einzusehen. Bei der Einstellung werden Ärzte zum Beispiel aus den Nachbaruniversitäten im eigenen Bundesland bevorzugt. Das zeigt, daß es bei der Ver-

teilung von Pöstchen durchaus um politische Manöver geht.
Die kirchlichen Träger sind bei diesen Entscheidungen noch »politischer« als die staatlichen. Die Qualifikation des Bewerbers spielt keine Rolle, denn man bevorzugt lieber junge, unerfahrene leitende Ärzte als solche, die bereits über viele Erfahrungen verfügen und auch verwaltungstechnische Angelegenheiten beherrschen. Und ist ein Chefarzt einmal in die Schußlinie geraten, steht die Krankenhausträgerschaft eisern gegen ihn zusammen – bis hin zu Nötigung und Erpressung mit Hilfe juristischer und ärztlicher Berater. Einen solchen Umgang mit leitenden Mitarbeitern kennt man in unserem Land weder in der Wirtschaft noch im Handel oder gar im Mittelstand.
Im allgemeinen werden Chefärzte beneidet, selten aber bewundert. Dabei ist die Liste ihrer Verantwortlichkeiten lang. Sie bestätigt die bereits erwähnte Erpreßbarkeit leitender Krankenhausärzte in Deutschland.

## Systematischer Irrsinn oder Irrsinn mit System
## »Juristisch-relevante Verantwortung«

*Funktionen und Pflichten leitender Mitarbeiter im Krankenhausbereich*

- Notfalldienste (RTW/RTH/Hausdienste)
- Untersuchungen (Ablauf/Ergebnisse)
- Indikationen (Schicksal des Kranken)
- Operationen (auch simultan multilokal)
- Mitarbeiteraufsicht (Pfleger/Ärzte)
- Studentenausbildung (AKL)
- Aus- und Fortbildung
- Angehörigenbetreuung
- Dokumentationen (Krankenblatt)

- Gutachtenwesen
- Kommissionstätigkeit (Hygiene/Arzneimittel)
- Bettenbelegung (big problem)
- Abrechnungswesen
- Wissenschaftliche Tätigkeit
- andere Tätigkeiten (öffentliche Gremien)

*(Diese Aufzählung ist zwangsläufig unvollständig)*

Ein leitender oder die Verantwortung tragender Arzt kann, wie die Auflistung zeigt, täglich in mehr als zehn juristisch relevanten Bereichen gleichzeitig straffällig werden. Er kann für solche Fehler zivilrechtlich haftbar gemacht, aber auch im Sinne von Straftaten zur Rechenschaft gezogen werden, wenn sein Umfeld dies so will. Diese Situation ist den Juristen ebenso bekannt wie den Krankenhausträgern. Am wenigsten scheint sie den Chefärzten selbst bekannt zu sein, denn sonst würden sie es ablehnen, in der heutigen Zeit diese Verantwortung zu übernehmen und solche Verträge zu unterschreiben.

Anders ist es zum Beispiel an den Universitäten. Beamtete Universitätsprofessoren kennen keine Kündigung nach ihrer Berufung, obwohl sie die gleichen Fehler machen können wie alle anderen Ärzte. Sie sichern sich mit einem feingeknüpften Netz von Gutachten ab, begünstigt durch eine mangelhafte Aufsicht von Ärztekammern und zuständigen Ministerien. Der größte, nichtorganisierte Teil der Chefärzte jedoch ist Freiwild für Juristen und Politiker sowie Kirchenfürsten. Die Ärztekammern, obwohl zur Aufsicht ermächtigt, schauen weg.

## *Die Hausberufung*

*»Wer immer sein eigener Lehrer ist, bleibt zeitlebens ein Narr.«* Voltaire

Ob in Verwaltungen, in der Industrie oder im Krankenhaus, man muß Hausberufungen mit Skepsis begegnen, wo immer Innovatives, Kreatives und Autorität erwartet werden. Der Hausberufung liegt meist das sogenannte Flaschenprinzip zugrunde. Die Großindustrie schickt daher ihre Mitarbeiter, um dem Unglück vorzubeugen, zur Bewährung ins Ausland. Erst dann erhalten die Damen und Herren eine leitende Stellung in den Zentralen. Eine Flasche, gleichgültig wie sie betrachtet wird, ist immer beliebt. Flaschen sind bequeme Objekte. Man kann sie legen oder stellen, Flaschen explodieren selten. Das Schlimme ist nur, daß sich Flaschen immer nur in der Nähe von Flaschen wohl fühlen. Wenn man Flaschen nicht ständig putzt, werden sie staubig und blind. Nur dem oberflächlichen Betrachter erscheinen dann alte Flaschen so, als wäre in ihnen guter und wertvoller Wein gelagert. Flaschen bringen nur Ärger, wenn man sie belastet, sie zerbrechen bei geringstem Druck. Daher umgeben sich Hauptflaschen am liebsten wieder nur mit anderen Flaschen, um den Druck zu verteilen.

Viele Krankenhausträger – darunter auffallend viele christliche – wählen sehr gern den Nachfolger ausscheidender Führungskräfte aus den eigenen Reihen. Man kennt ihn, man weiß, daß er nicht widerspricht, und er nimmt jeden Vertrag an, denn er hat selten eine andere Wahl. Unsere Demokraten in den kommunalen Häusern besetzen ihre Spitzenpositionen nach Empfehlungen aus den Reihen der

»Proporzparteien« oder Verbände. Daß Professoren sich automatisch für solche Posten eignen, wird seit längerer Zeit schon in Zweifel gezogen, weil es inzwischen zu viele davon gibt. Also wählt man im Krankenhaus nach »demokratischer Ausschreibung« den eigenen Mann.

Der Sinn eines Wechsels wird am Beispiel der Insekten deutlich. Diese Tierchen wechseln die Blüte, und der Blütenstaub befruchtet die fremde Pflanze. Ein solcher Effekt bleibt bei Hausberufungen aus. Beruft man einen Oberarzt des eigenen Hauses zum Chefarzt, gibt es oft Probleme. Zunächst sind Oberärzte meist besser als ihre Chefs, erzählt man sich. Das ändert sich erst, wenn sie selbst Chefs geworden sind.

Auf diese Weise sind unsere Kliniken voller Autodidakten. Die Krankenhausträger sind glücklich, weil sie lieber weiches Wachs einkaufen, als auf ungekannten Widerstand zu treffen. Der medizinische Fortschritt, die Kreativität und jeder neue Gedanke bleiben allerdings auf der Strecke. Was bleibt, sind Chefärzte, die mit dem Träger unter einer Decke stecken und auch nicht davor zurückschrecken, Kollegen anzuzeigen, sie in fachfremden Kreisen zu diffamieren und im Fall eines geschädigten Patienten fest zusammenzustehen, damit niemand etwas erfährt und das Spital seinen »guten Ruf« behält.

## *Die Rolle des Pflegepersonals*

*»Der Himmel habe uns zum Gegengewicht gegen die vielen Mühseligkeiten des Lebens zwei Dinge gegeben: die Hoffnung und den Schlaf.«*
Voltaire

*(Mit Blick auf die Situation der Pflegekräfte könnte man meinen, daß die Obrigkeiten noch den Lohn Gottes dazu geschenkt haben.)*

Um die wichtigsten Ursachen der Misere im Bereich des Pflegepersonals zu nennen, reicht ein Buchkapitel nicht aus. Weder das leitende ärztliche Personal noch die Krankenhausträger und ebensowenig die Gewerkschaft ÖTV und die Kirchen haben sich jemals oder gar wesentlich – und schon gar nicht grundsätzlich – in beruflichen und einkommensbezogenen Angelegenheiten für die Interessen ihrer Mitarbeiter im Pflegebereich eingesetzt. Abgesehen von Einzelaktionen, um zwischen Ärzteschaft und Pflegepersonal ein sozial gerechteres Verhältnis zu schaffen, bestehen bis heute vorkapitalistische Strukturen. Die leitende Ärzteschaft schob schon immer die Verantwortung für ihr nichtärztliches Personal auf die Gewerkschaften und die Krankenhausträger ab, was bedeutete, daß nichts geschah. In den letzten Jahren hat sich jedoch eine selbstbewußte Haltung der Pflegenden entwickelt. Man ist nicht länger bereit, die gewaltige Arbeit zu leisten und dafür gesellschaftlich wie wirtschaftlich im Dunkeln zu stehen.
In Wirtschaft und Industrie – so scheint es – sind im Hinblick auf das Verhältnis von oberem Management zu den

nachgeordneten Mitarbeitern die Umgangsformen viel fortschrittlicher und Leistungsanerkennungen vertraglich geregelt.
Viele gute Ansätze in den Kliniken, dies zu ändern, mußten an den bestehenden Vorurteilen und Strukturen scheitern. Andere Bemühungen – wie Förderung von Fortbildung und Spezialisierung der eigenen Pflegenden innerhalb einer Abteilung – stießen auf Hindernisse, weil sie von den Verwaltungen und der Ärzteschaft selbst torpediert wurden. Inzwischen ist die innerbetriebliche Fortbildung zwar gesetzlich verankert, was aber noch nichts über die Qualität der Weiterbildung besagt. Auf diesem Gebiet gibt es riesige Unterschiede, weil eine Qualitätskontrolle nicht vorgesehen ist.
Die Trägerschaften der Krankenhäuser sind vermutlich aus Kostengründen nie ernsthaft für eine Verbesserung der Einkommen der Pflegenden eingetreten. Das hätte die Pflegesätze nach oben und die Gewinne nach unten getrieben. Diese einfache marktwirtschaftliche Rechnung gilt jedoch nicht für die kommunalen Häuser, die an Gewinnen kaum interessiert gewesen sein dürften, da Verluste ja jederzeit ausgeglichen wurden. Dennoch kein Anlaß, ein so intensiv belastetes Personal anders als nach allgemeinen Angestelltentarifen zu entlohnen. Dafür aber sind die Gewerkschaften – meistens die ÖTV – an den Mitgliedern aus den Krankenhäusern interessiert, denn diese steigern ihr Machtpotential beträchtlich. Ohne die »Krankenschwester und den Postboten« würden unsere Gewerkschaften als »Zeugen der öffentlichen Anklage« bei den Gehaltsanhebungen ganz schön arm aussehen.
Vor kurzem verkündete ein Repräsentant der Deutschen Krankenhausgesellschaft, daß das Pflegepersonal inzwischen genug Geld bekäme und an einer Aufstockung gar

nicht interessiert sei. Man kann davon ausgehen, daß das derzeitige monatliche Eingangsgehalt einer Pflegekraft unter 2.000 Mark liegt. Eine leitende Stationsschwester kommt auf 3.000 Mark und die hochspezialisierte, leitende Schwester einer ebenso anspruchsvollen Intensivstation auf 4.500 Mark brutto. Solche leitenden Schwestern erfüllen gleichermaßen Management- wie Fachfunktionen auf höchstem Niveau. Dieses – nicht nur im Vergleich zur Wirtschaft – lächerliche Gehalt erreicht eine Oberschwester nach 20 Berufsjahren und vielen Fortbildungen. Es ist schon grotesk, daß die Pflegekräfte in Deutschland vor wenigen Jahren beschlossen, sich selbst ein anspruchsvolles Aus- und Fortbildungsprogramm zu schaffen, ohne daß sie dafür bisher auch nur mit einem Pfennig mehr im Rahmen ihrer Bezüge belohnt wurden. Die meisten Pflegekräfte bilden sich in ihrer Freizeit fort. Selten genug werden sie offiziell an Lehrakademien oder Kurse entsandt. Meist geschieht dies auch nur bei solchen Schwestern und Pflegern, die zu Führungsaufgaben auserkoren wurden.

Es gibt inzwischen zwar detaillierte Bildungskonzepte[27] und neue Ausbildungsnormen nach EU-Richtlinien. Doch die Praxis sieht leider anders aus.

Ein Beispiel: Was muß heute eine leitende Pflegekraft alles beherrschen, um die Voraussetzungen für die Position einer ersten Schwester im Intensiv- oder Operationsbereich zu erfüllen?

- Voraussetzungen zur Führung und langjährige Berufspraxis
- Personalverantwortung
- Dienstpläne für einen Mehrschichtendienst – auch im Hilfsbereich vom Pflegepersonal (Sitzwachen)
- Organisation der Raum- und Gerätepflege (radiologi-

sche und meßtechnische Geräte – EKG, EEG, Druckmeßgeräte, Drainagegeräte)
- Pflegekunde: Patientenvorbereitung für den OP etc., Verbandskunde, Gipskunde
- Diätetik: Nahrung, Infusionen
- Blutentnahmetechniken, Injektionstechniken
- Sozialkunde: Kontakt zur Seelsorge, Sozialhelfern
- Fachkunde: Instrumentierungs-Assistenz
- Technische Bereiche: elektrische Apparate gemäß Geräteordnung, Instrumentenbestückung, Mikroskope, Lupenbrillen, Notstromaggregate
- Sterilisation und Hygiene (Instrumenten-, Raum-, Bettenhygiene)
- Materialkunde: Nahtmaterial, Instrumentenmaterial (Preis/Leistung)
- Pharmakologisches Basiswissen: Medikamentenplanung und Arzneimittelkunde, Beschaffung und Bevorratung, Verantwortlichkeit für besondere Medikamente unter Verschluß: Opiate, Analgetika, Diazepame, Narkotika
- Fort- und Ausbildung der nachgeordneten Pflegekräfte
- Umsetzung und Verantwortlichkeit für ärztliche Verordnungen
- Bindeglied und Koordinierung von Fachärzten

*(Diese Aufzählung kann nur unvollständig sein)*

Es handelt sich hier um eine Verantwortung mit Haftung. Es gibt bei insgesamt etwa 3.000 Krankenhäusern in Deutschland etwa 6.000 leitende Pflegekräfte, die außertariflich mindestens nach BAT/IB-Endstufe – etwa 10.000 Mark im Monat – bezahlt werden müßten. Unser Krankenhaustarif (KR) sieht jedoch Bezahlungen vor, die überhaupt nicht den Anforderungen und Leistungen ge-

recht werden. So erhalten leitende Pflegekräfte der KR-Stufe VIII mit 40 Jahren oder 20 Jahren Berufserfahrung 3.800 Mark Grundgehalt und durch Zulagen aller Art »satte« 4.500 Mark monatlich. Dafür pflegen sie in der Nacht, an Wochenenden und Feiertagen, und außerdem kennen die wenigsten der Führungskräfte den Achtstundentag.
Leitende Ärzte, die ihr Personal an den Nebeneinnahmen beteiligen wollen und damit von der »guten Sitte und der Moral der Kollegen« abweichen, müssen mit Repressalien und Rufmordkampagnen seitens jener »guten alten Chefärzte« rechnen, die jede Änderung des Status quo ablehnen. Jedenfalls machten zwei Chefärzte der Chirurgischen Klinik in Saarbrücken 1984 diese Erfahrung, als sie Geld aus dem von ihnen geschaffenen »Geld-Pool« (rund 70.000 Mark) als einmalige Zahlung an das Pflegepersonal abgeben wollten. Wegen der aus diesem Anlaß aufgebrochenen Gegensätze innerhalb der Ärzteschaft befürchteten die Träger zu Recht eine Störung des Arbeitsfriedens. Um des sozialen Friedens willen – und das heißt in diesem Fall: damit einige Ärzte sich ungestört weiterhin hemmungslos selbst bedienen konnten – billigte der Krankenhausträger lieber eine katastrophal miese Personalpolitik gegenüber Pflegern und Schwestern. Gleiche Erfahrungen machte man andernorts auch, zum Beispiel in Hildesheim.[28]
Die Pflegenden (1993 waren das rund 700.000 Schwestern und Pfleger) sind uneinheitlich oder gar nicht organisiert, so daß soziale Ethik mit mangelhafter Interessenvertretung und schlechtem Einkommen eine dauerhafte Verbindung eingehen kann. In den konfessionell betriebenen Häusern müssen noch immer Ordensschwestern Dienst tun, die zwar auf dem Papier hohe Gehälter beziehen, aber im Endeffekt nur über ein Taschengeld verfügen. Das Nebeneinander von solchen ehrwürdigen Schwestern und jun-

gen, aktiven Pflegekräften wirft zwangsläufig viele Probleme auf. Latente Konflikte entstehen durch eine unterschiedliche Einstellung zur Arbeit und klaglos hingenommene unbezahlte Überstunden. Kritik an den sozialen Mißständen in diesen Krankenhäusern zu üben kann existentielle Folgen für den nichtkompatiblen Mitarbeiter im »nichtheiligen Bereich« nach sich ziehen.
Die Krankenhäuser und Pflegeheime haben sich übrigens sehr rasch der veränderten Marktlage angepaßt. Man stellt heute am liebsten ausländische Pflegekräfte ein, denn diese sind in ihren Forderungen sehr zurückhaltend. So finden auch zunehmend mehr ausländische Mitbürger einen Arbeitsplatz in diesen »sozialen Bereichen«. Es versteht sich von selbst, daß man »mit denen« so richtig nett umspringen kann, denn ein Wort zuviel, und die Arbeitsstelle könnte in Gefahr sein – und ohne Arbeit keine Arbeitserlaubnis, und ohne Arbeitserlaubnis keine Aufenthaltsgenehmigung.
Es steht außer Frage, daß die sogenannten Personalanhaltszahlen in den Krankenhäusern dazu beigetragen haben, die Verwaltungen auf Kosten der notwendigen Pflegestellen aufzublähen. Die zur Prüfung im Klinikum bestallten Wirtschaftsprüfungsunternehmen waren bis vor kurzem eher laienhafte Unternehmen, die sich zwar bei Kohle und Stahl, nicht aber in den Klinikbetrieben auskannten. Man ging einfach so vor, daß beim Personalschlüssel alles, was unter der Bruchstelle von 0,5 war, wegrationalisiert und alles, was über 0,51 lag, aufgebessert wurde. Sah der Stellenschlüssel zum Beispiel einen Arzt für 15 Patienten vor, ergaben sich daraus im konkreten Fall bei 23 Patienten zwei Arztstellen; für 22 Patienten aber war danach nur ein Arzt nötig.
Die Zeit ist nicht fern,in der sich das so »großherzig« abge-

speiste Pflegepersonal und der ebenso schlecht dotierte technische Hilfsbereich (medizinisch-technische Assistenten, physikalische Therapeuten, Krankengymnasten, Erzieherinnen) mit den nichtleitenden Ärzten gemeinsam organisieren und rebellieren. Es dürfte sich alles in allem dabei um fast zwei Millionen Menschen handeln. Das eigentliche Dilemma des Pflegepersonals liegt darin, daß hier ein hochmotivierter Berufsstand dem öffentlich-rechtlichen Gehaltsbrei unterworfen wird. Hinsichtlich der noch zu erörternden unbegründeten Gewinnspannen im Sektor Gesundheit und Soziales stellt sich zwangsläufig die Frage, was man zur Beseitigung der schäbigen Bezahlung des Pflegepersonals tun will. Da bleibt doch nur der Schritt in die freie Wirtschaft. Man sollte im Zuge der Privatisierung der Krankenhäuser großen Wert auf eine leistungsgerechte Bezahlung des Pflegepersonals legen. Wenn man sich weiter an den Gehältern von Amtsstuben orientiert, werden über kurz oder lang viele Geräte ohne Bedienung sein und alle möglichen Formen von Pflegeeinrichtungen leer stehen.

Abgesehen vom Geld, ist es an der Zeit, nicht nur neue Berufsbilder bei den Pflegeberufen zu schaffen, sondern sie auch anschließend umzusetzen. Angesichts des schnellen medizinischen Fortschritts sollten die Aufgaben und Zielsetzungen von Pflegeberufen neu definiert und spezifische Ausbildungsgänge dafür etabliert werden. Solche Ausbildungen müßten zumindest teilweise vom Träger des Krankenhauses oder im Rahmen des Bundesausbildungsförderungsgesetzes (BAFöG) gefördert werden. Die Schwesternschaft sollte über ihre Weiterbildung auch Hochschulreife erhalten.

Wir sollten uns nicht darüber hinwegtäuschen, daß wir einem Notstand im Pflegebereich entgegengehen, der sehr ernste Probleme mit sich bringen wird. Derzeit beläuft sich die Zahl nicht zu besetzender Pflegestellen auf eine Größenordnung von 10.000 Stellen. In zehn Jahren sollen etwa 20.000 besonders qualifizierte Pflegende fehlen. Dabei gibt diese Zahl nur die Dimension der jährlich notwendigen Ersatzbeschaffung wieder.[29] Kommt jetzt noch die Verkürzung des Wehrdienstes und damit der Wegfall von Ersatzdienstleistenden hinzu, schnellen die Bedarfszahlen weiter in die Höhe.

Obwohl es seit den siebziger Jahren weniger Krankenhausbetten gibt und die Zahl der Pflegekräfte gestiegen ist, ertönt in schöner Regelmäßigkeit der Ruf nach mehr Personal. Dabei scheint es sich vor allem um ein qualitatives und nicht so sehr um ein quantitatives Problem zu handeln.[30] Man weiß in Fachkreisen sehr wohl, daß erstklassiges Pflegepersonal in geringer Anzahl effektiver sein kann als eine Vielzahl von sogenannten Pflegern und Schwestern, die beispielsweise nicht in der Lage sind, eine einfache Station pflegerisch zu führen. Die Regularien in den öffentlichen und christlichen Krankenhäusern standen oft einer persönlichen Entwicklung des Personals entgegen. Hochleistung setzt Entfaltung der Individualität voraus. Statt dessen holt man in einigen Kliniken lieber geschultes Personal aus Großbritannien herbei, weil es keinen deutschen Nachwuchs für besonders hochqualifizierte Tätigkeiten zu geben scheint.

Der absehbare Mangel an Personal im Altenpflegebereich wird wohl zu einer Abwanderung aus den Akutkrankenhäusern führen, denn nach der neuen Heimpflegeverordnung muß jede Einrichtung in diesem Bereich mindestens 50 Prozent Fachkräfte beschäftigen. Ob solche ehrgeizigen Ziele bei der geringeren Bezahlung im Pflegesektor durchsetzbar sind, erscheint fraglich. Um aber in den leistungs-

starken Kliniken genügend hochqualifiziertes und ebenso engagiertes Personal zu halten, mangelt es an leistungsbezogener Bezahlung und Honorierung von Verantwortung. Die Beschäftigung neuer, hochbezahlter Fachkräfte im Pflegebereich könnte durch eine Reduktion der Verweildauer in Akutkliniken von immerhin noch elf auf sieben Tage finanziell ermöglicht werden. In den USA hatten eben deswegen viele wirtschaftlich orientierte Krankenhausträger eine durchschnittliche Verweilzeit von sechs bis sieben Tagen befürwortet. Dort wird auch Fall für Fall einzeln abgerechnet, weil Pauschalen schon immer zur Faulheit animiert haben. Allenfalls erste Ansätze dafür sind bei uns vorhanden, denn die Gewerkschaft ÖTV ist bislang zu sehr auf Besitzstandswahrung bedacht, als daß sie solchen Neuerungen zustimmen würde.
Weshalb eine Krankenschwester aber durch ihre Arbeit hohe Gewinne für die wenigen leitenden Ärzte ermöglichen soll, an denen sie bisher weder über einen Pool noch über das Gehalt noch über eine Zahlung aus Drittmitteln beteiligt wird, ist nicht einzusehen. Hier sind alle verantwortlich – von Rot bis Gelb, von Schwarz bis ÖTV.

## *Der Arztbrief – Mangelnde interdisziplinäre Information*

Im Zentrum weiterer Organisationsmängel in den Kliniken steht die »Kommunikation«. Die veraltete Handhabung der interdisziplinären medizinischen Information – der Arztbrief – ist ein permanentes Übel mit Nachteilen für die Gesundung von Patienten. Man muß einräumen, daß dieses Problem in vielen Arztpraxen inzwischen besser gelöst wurde als in Krankenhäusern. So übt man sich seit

Jahren in allen medizinischen Bereichen in Kurzberichten, formlos handschriftlich oder anhand von Vordrucken. Krankheitsverlaufsbeschreibungen sind aus Zeitmangel – wenigstens in den großen Fächern – völlig aus der Mode gekommen. Hauptgründe dafür sind die kürzere Verweildauer der Patienten und fehlendes Schreibpersonal in den Sekretariaten.

Die praktische Lösung in Gestalt der Kurzinformation kann jedoch leider einen ausführlichen Arztbrief schon aus juristischen Gründen nicht ersetzen. Dennoch kann es bis zur Erstellung eines solchen Dokumentes oft Monate dauern. Der betreffende Patient ist unterdessen längst schon wieder entlassen und zur weiteren Behandlung seinem Hausarzt überstellt – ohne daß dieser genau darüber informiert wäre, welche Therapie der Patient in der Klinik bekommen hat, denn ihm fehlt ja noch der Arztbrief. Ursache dafür ist oft weniger ein Personalmangel als schlechte Organisation. Es gibt groteske Beispiele. In einer hochspezialisierten Klinik werden Geräte mit mehrfachem Millionenwert zu szintigraphischen Messungen von Organfunktionen verwendet. Einen Personalcomputer für 3.000 Mark zur Speicherung von Patientennamen, Adressen, Ergebnissen von Voruntersuchungen und Untersuchungsdatum gibt es aber nicht. Das Bedienungspersonal, alles fachlich spezialisierte technische Assistentinnen, muß, viel Zeit vergeudend, per Hand in Aktenordnern herumwühlen, um einen Voruntersuchungsbefund zu finden. Der nicht anwesende Chefarzt, der mit Sicherheit mehrere Millionen im Jahr verdient, hält es vermutlich für eine Verschwendung, seinem eigenen Arbeitsplatz, der eine sprudelnde Geldquelle für ihn ist, einen simplen PC zu stiften.

Die sogenannten Anhaltszahlen für Schreibpersonal in den Kliniken sind im übrigen indiskutabel und besitzen höchstens historischen Wert. Die Bezahlung dieser Schreibkräfte sieht so aus, daß gute Fachkräfte für diese Stellen nicht zu haben sind – mit der Konsequenz, daß viele der mit zahlreichen Fremdwörtern gespickten Berichte aufgrund ihres schwerverständlichen Inhalts mehrfach neu geschrieben werden müssen. Das kostet Zeit und Geld. Die einzigen, die das in vielen Krankenhäusern kaltzulassen scheint, sind die Verwaltungsleitungen. Sie verfügen natürlich über eine eigene Vorzimmerkraft. Und eine EDV scheint oft genug auch nur für Spezialabteilungen, nicht aber für die ärztlichen Schreibdienste zu existieren.

Die Flut von verschiedenartigen Bescheinigungen macht das Leben der angestellten Ärzte auch nicht gerade leichter. Denn wer braucht heute nicht alles Bescheinigungen? Krankenkassen, Arbeitgeber, Unfallversicherungen, Tagegeldversicherungen, Rechtsanwalt, gesetzlicher Unfallträger und wer weiß wer noch alles. Jeder Verein (Versicherungen wie Krankenkassen) hat seine eigenen Papiere, obwohl sie fast alle das gleiche abfragen oder wissen wollen. Allein schon einen einheitlichen und sachbezogenen Abfrageschein für Krankmeldung, Arbeitsunfähigkeit, Unfallmeldung zu »erfinden« wäre eine enorme Vereinfachung und eine effektive Sparmaßnahme. So wird der Arzt sehr oft zum »Schriftsteller und Dichter« – am Nachmittag, am Abend, an freien Sonntagen, während der Visite, in Operationspausen, zwischen zwei Darmspiegelungen. Frustriert hört man als Arzt die Patienten sagen: Die Ärzte sind zu faul, um so einen kleinen Bericht anzufertigen.

Bei einem Volumen von mehr als 90 Mrd. Mark im Jahr 1991, die die Krankenhäuser den deutschen Steuerzahler kosteten, sollte eine Investition für ein EDV-gestütztes Schreibsystem doch wohl überall möglich sein. Wie die Erfahrung lehrt, nimmt man aber seitens der Verwaltung lieber einen Berg ungeschriebener Berichte in Kauf, als eine freie, das heißt privat bezahlte Schreibkraft einzustellen.

Zu den wenig bekannten, jedoch schwerwiegenden Folgen der kommunikativen Störungen und ihren weitreichenden Konsequenzen, die sich zu mehrstelligen Millionenbeträgen für Versicherungen und andere Träger auf dem Gesundheitsmarkt summieren, gehören unter anderem:

- vermeidbare diagnostische und therapeutische Zwischenfälle bei Kranken, bei denen jeder Informationsfluß stagniert;
- Wechsel von Medikamenten zum Schaden oder Nachteil des Kranken und der Krankenkassen;
- unnötige Doppel- und Dreifachuntersuchungen von Patienten;
- unnötig lange Krankenhausverweildauer, Scheinbelegung wegen des »Arztbriefmangelsyndroms« über das Wochenende hinaus;
- Zerstörung des Arbeitsklimas zwischen Ärzteschaft und Schreibkräften, Krieg zwischen Verwaltungen und leitenden Ärzten;
- durch Schreibkraftmangel entstandene Schäden bei der Erarbeitung von Gutachten für Gerichte, Versicherungen und gesetzliche Unfallversicherer (Berufsgenossenschaften und viele andere mehr);
- falsche Inhalte von Operations-, Endoskopie- und Untersuchungsberichten sowie deren verspätete Abfassung;
- verzögerte Resozialisierungs- und andere Berentungsverfahren zum Nachteil der Patienten.

Diese Aufzählung kann zwangsläufig nur unvollständig sein. Es ist ein Rätsel, weshalb sich die verantwortlichen

Krankenkassen, die diese Mißstände sehr wohl aus den Verhandlungen zum Tagessatz kennen, nicht längst dagegen gewehrt haben. Wollen sie nicht? Oder können sie nicht, weil ihre Bindungen und Verbindungen sie daran hindern? Womöglich sind diese Damen und Herren gerade deshalb für ihre »Führungspositionen« ungeeignet, weil sie häufig über Parteien und Gewerkschaften, Verbände und Kirchen in ihre wirtschaftlich relevanten Positionen gehievt worden sind.

## *Der Rechtsstaat und die katholische Kirche*

Die »Freiheiten« in einem diktatorischen System hat der Präsident der ehemaligen ÈSFR, Vaclav Havel, wie folgt umschrieben, ohne damit die Kirche gemeint zu haben (seine Worte treffen aber trotzdem auch auf die Mitarbeiter von christlichen Einrichtungen zu): »Der Mensch wird keinesfalls dazu gezwungen, diesen Mystifikationen Glauben zu schenken, er muß sich aber so verhalten, als glaubte er daran, und er soll sie stillschweigend dulden und bereit sein, mit denen zusammenzuleben, die die Macht haben. Von diesem Moment an wird er in der Lüge leben müssen. Niemand zwingt ihn dazu, sie für wahr zu halten, es genügt schon, wenn er fortan mit der Lüge lebt. Damit bestätigt er das System, gibt ihm einen Inhalt, baut es mit auf und wird zu einem seiner Bestandteile.«[31]
Es ist unbegreiflich, daß Ärzte, Schwestern, Pfleger und Kindergärtnerinnen in Deutschland ihren Arbeitsplatz und somit ihre Existenz wegen einer Ehescheidung oder anderer »Unbotmäßigkeiten« einbüßen können, wenn sie in einer katholischen Einrichtung tätig sind und dadurch in Widerspruch zu den Vorstellungen der gnadenreichen

Institution geraten.[32] Solange die katholische Klinik oder der katholische Kindergarten auch nur einen Pfennig öffentliches Geld erhalten, unterliegt der katholische Träger doch dem Grundgesetz und sollte sich nicht in die Privatsphäre der Mitarbeiter einmischen. Immerhin dürften die Zuweisungen der gesetzlichen Kassen für katholische Krankenhäuser 1992 fast 30 Mrd. Mark betragen haben, die vielen Zuschüsse für Dienstleistungen, Pensionen und ähnliche Hilfen nicht mitgerechnet.

Man ist fassungslos, wenn man hört, daß einem Chefarzt noch vor wenigen Jahren von einem rheinländischen Orden mit der Begründung gekündigt wurde, er habe eine geschiedene Frau geheiratet. Ein anderer prominenter Chefarzt durfte fast zwanzig Jahre an einem renommierten Krankenhaus nur deshalb in seiner Position weiterarbeiten, weil er auf eine offizielle Ehescheidung verzichtete. »Die römisch-katholische Kirche ist keine Religion, sondern eine politische Macht«, stellte der englische Staatsmann Oliver Cromwell bereits 1649 fest.

Es ist schlimm genug, wie intolerant die Kirche mit ihren »eigenen Angehörigen« umgeht, aber diesen Aktivismus auf öffentliche Institutionen auszudehnen geht zu weit. Während man sich ohne weiteres mit mehreren Ehescheidungen für ein hohes politisches Amt bewerben darf, verlieren Ärzte ihre Lebensstellung im konfessionellen Krankenhaus, müssen Kindergärtnerinnen auf ihren Arbeitsplatz verzichten und Pflegekräfte das Krankenhaus wechseln.

## *Wie könnte die Zukunft der Krankenhäuser aussehen?*

Der richtige Schritt zur Normalisierung unserer »Bettenberge« in den Krankenanstalten ist die konsequente Wegrationalisierung überflüssiger Kliniken und eine weitreichende Privatisierung. Die Loslösung der Krankenhäuser aus dem generellen und unmittelbaren Zugriff von Kirche und öffentlicher Hand tut not. An ihre Stelle muß der Einsatz wirtschaftlich denkender Aufsichtspersonen treten. Der ständigen Aufsicht durch den Staat bedarf es nur im Bereich der Altenpflege und der Psychiatrie – es gibt immerhin 219 psychiatrische und neurologisch-psychiatrische Kliniken in der Bundesrepublik mit Tausenden von Betten und Kranken. Alte Menschen wie psychiatrisch Kranke können weitgehend hilflos sein und bedürfen daher eines besonderen Schutzes in unserer Gesellschaft.

Die Ärzteschaft kann nicht daran interessiert sein, an dem alten, staatlich dirigistischen Verwaltungssystem festzuhalten, weil dieses inzwischen dazu übergeht, sich zur zentralen Abteilung eines Krankenhauses zu entwickeln, die die medizinische Arbeit nur noch als nebensächliche Beigabe betrachtet. Gleichzeitig ist die Verwaltung in der Regel von modernen Unternehmensstrukturen meilenweit entfernt. Die meisten deutschen Kliniken sind mies geführte Unternehmen mit kundenfeindlicher Einstellung. Der Patient wird in die Rolle des Bittstellers gedrängt und mitunter auch von Ärzten, Pflege- und Hilfspersonal wie ein lästiges Übel behandelt. Die Infrastruktur vieler Krankenhäuser ist entweder zerbrochen oder hat niemals existiert. Chefärzte, die aus ihrer Klinik ein gut funktionierendes Dienstleistungsunternehmen machen möchten, werden meist von den Verwaltungen und den ÖTV-gesteuerten Pflegedienstleitungen daran gehindert. Eigenmächtig durchgeführte Verbesserungen werden unterlaufen und mit Dezernatsanordnungen torpediert. Privat geführte Krankenhäuser könnten viel eher diesem Teufelskreis entzogen werden. Nur der freie Leistungswettbewerb kann darüber entscheiden, welches Krankenhaus gefördert und erhalten wird.

Ein privat geführtes Krankenhaus würde die Einstellung von Personal im ärztlichen, pflegerischen und technischen Bereich nach Bedarf vollziehen und nicht nach völlig überholten und praxisfern errechneten bürokratischen »Anhaltszahlen«. Bei der Errechnung des Bettenbedarfs sollte man sich am besten an der Belegung der »Akutbetten« in der Zeit zwischen Weihnachten und Heilige Drei Könige orientieren. In diesen Tagen liegen nur noch die wirklichen Kranken in den Betten der Kliniken, denn die übrigen Patienten, denen vorher die Krankenhausbehandlung bescheinigt wurde, befinden sich auf »Heimaturlaub«. Wenn man zu dieser Belegungsfrequenz 20 bis 30 Prozent hinzuaddiert, hat man den wirklichen Bedarf an »Akutbetten«.

Mit anderen Worten: In Deutschland sind rund 30 Prozent der Krankenhausbetten überflüssig. Dies entspricht einem Überschuß von beinahe 1000 mittleren oder kleineren Hospitälern. Eine solche Bettenreduktion setzt allerdings auch voraus, daß man zunächst die Diagnosen und Indikationen der diagnose- wie therapiefreudigen Ärzteschaft einmal kritisch untersucht. Das Krankenhaussystem sollte nach drei Kategorien neu geordnet werden:

*Typ 1:* Großkliniken der Maximalversorgung mit staatlicher Unterstützung und wirtschaftlich ausgerichteter Verwaltung, berechnet nach den Bedarfszahlen an »Akutbetten« und der Einwohnerzahl;

*Typ 2:* a) private Spezialkliniken;
b) private Universitätskliniken;

*Typ 3:* private Belegkliniken für die niedergelassene Ärzteschaft (Praxisärzte mit der Möglichkeit zur stationären Behandlung ihrer eigenen Klientel).

Die heute existierende Einteilung in Grundversorgung, Regelversorgung, Schwerpunktversorgung, Maximalversorgung und Fachkrankenhäuser bereitet viel zu viele Probleme und führt dazu, daß viele kleine Kliniken den Anspruch erheben werden, sich zu »Spezialkliniken« ernennen zu dürfen, hängen doch von diesem Status Kostenerstattungen der Kassen, Trägerschaften und Länderregierungen u. a. ab. Jedes Kreiskrankenhaus würde zu gerne ein Krankenhaus der Maximalversorgung werden. Dieses Spiel läßt sich beliebig lange fortführen. Viel einfacher wäre es, die einzelnen Kliniken einen Leistungskatalog mit den Früh- und Spätergebnissen der von ihnen behandelten Patienten veröffentlichen zu lassen. Ein solcher Katalog müßte die Diagnosen nach dem ICD-Code (einem international üblichen System zur Kennzeichnung von Krankheiten und Leiden) enthalten, ferner Dauer und Kosten für eine Diagnosestellung, die Therapieart und den Therapieerfolg, Komplikationsrate und Verweildauer usw. Mit Hilfe dieser statistischen Erhebungen können Fachleute das Krankenhaus und seine Leistungen gerechter beurteilen und ökonomisch einordnen. Bisher werden solche Klassifizierungen allein aufgrund traditioneller Bezeichnungen und aus politischen Erwägungen heraus vorgenommen. Nicht jede Universitätsklinik ist ein Krankenhaus der Maximalversorgung, und nicht jedes kleine Krankenhaus ein

solches für die Regelversorgung. Noch immer sind für die Leistungen von Ärzten Einzelpersonen und ihre Umfelder maßgebend und nicht Bettenzahl und die Anbindung an Rettungssysteme.
Die aktuellen Forderungen nach mehr ambulanten Eingriffen sind mit Sorge zu betrachten. Wer kommt für nicht rechtzeitig erkannte Komplikationen auf? Der Arzt persönlich oder – wie bisher – die Krankenkassen? Wer zahlt für den Transport eines ambulant operierten Patienten, wenn der Operateur überraschend feststellt, daß seine Arbeitsdiagnose falsch war, er die Operation (hoffentlich) abbricht und den Kranken in die nächste Fachklinik verlegt? Wer vertritt die Patienten bei eingetretenen Schäden, wenn zum Beispiel in den Ambulanzen »kleine Gefäßchirurgie« betrieben wird, die womöglich mit einer Amputation von Gliedmaßen (35 bis 40 Prozent aller Fälle) oder einer unter anderen Bedingungen vermeidbaren Hirnembolie endet? Es besteht die Gefahr, daß der durch ambulantes Operieren eingetretene Schaden eine oder mehrere Nachoperationen erforderlich macht und schließlich zu einem juristischen Expertenstreit auf Kosten der Betroffenen ausartet. Es ist auch denkbar, daß der Streit zwischen Erst- und Zweitoperateur durch viele gerichtliche Instanzen läuft und der Geschädigte jahrelang dem Streit der Diadochen zusehen muß, ohne Schadensersatz zu erhalten, solange der Rechtsstreit andauert.
Schon jetzt warnen erfahrene Chirurgen vor den Gefahren allzu sorglosen Vorgehens bei ambulanten Eingriffen.[33] Der Mülheimer Professor Carstensen, offizieller Vertreter der Deutschen Gesellschaft für Chirurgie, nennt als oberste Maxime, daß der Operateur »wissen muß, was er nicht weiß». Es muß unbedingt die Frage der Haftung durch unsere Krankenkassen geklärt werden. Werden sie auch

künftig stillhalten, wenn solche ambulanten Eingriffe womöglich mehr schaden als nutzen sollten? Es zeichnet sich ab, daß sich etwa die Hälfte aller Kliniken an den ambulanten Operationen beteiligen wollen. Anlaß zur Sorge gibt aber vor allem der Umstand, daß für die andere Hälfte dieser ambulanten Operation zum Teil die Voraussetzungen überhaupt erst noch geschaffen werden müssen – zum Beispiel in Arztpraxen, die sich dafür interessieren. Verwaltungs- und technische Vorschriften dafür gibt es schon. Doch wer überprüft diese Einrichtungen regelmäßig, fachkundig und verantwortlich? Auf der einen Seite müssen demnächst gut eingerichtete Krankenhäuser ihre Pforten schließen, und auf der anderen Seite werden sich Hunderte Ärzte bemühen, ihre Praxis zu kleinen Operationssälen umzufunktionieren und mit allen kostspieligen Notwendigkeiten ausstatten. Wird hier nicht schon des Guten zuviel getan?

Grundsätzlich bietet die Privatisierung der Krankenhäuser viele Vorteile:

1. Privatkliniken weisen nicht den personellen Ballast der staatlichen Krankenanstalten auf und betreiben ihr Geschäft nach dem Lean-(Schlankheits-)Prinzip. Das heißt, daß man auf eigene Gärtnereien, große Fahrbereitschaften, technisches Personal für die Geräte- und Bauabteilung verzichtet, Wäschereien einspart und vielleicht auch Einsparungen im Küchenbetrieb sowie bei der Gebäudereinigung vornimmt.
2. Im Fall eines Neubauvorhabens bauen sie billiger, weil
   - die langwierigen Mechanismen der öffentlichen Hand wegfallen,
   - bei den Ausschreibungen kein Parteienproporz berücksichtigt werden muß,

- die Bauzeiten kürzer sind,
- »Köpfe rollen« könnten, wenn etwas schiefgeht am Bau.

Für ein neugeschaffenes Bett im privaten Hospital werden mindestens 500.000 Mark investiert. Unter staatlicher Regie belaufen sich die Kosten für ein Bett, das den gleichen Zwecken dienen soll, auf 1,7 Millionen Mark.[34]

3. Die Geschäftsführer der privaten Kliniken sind geschulte Manager und keine öffentlich-rechtlichen Würdenträger der Politszene oder Verwaltungsangestellte, deren vorherige Tätigkeiten über die Finanzbuchhaltung nicht hinausgingen.
4. Diese Träger beschäftigen zahlenmäßig weniger, dafür aber hervorragend ausgebildete Fachkräfte. Es ist bekannt, daß gutgeschulte Pflegekräfte infolge ihrer hohen Motivation Arbeiten verantwortlich übernehmen können, die in anderen Krankenhäusern von technischem oder ärztlichem Personal ausgeführt werden müssen. Dies gilt besonders für den operativen, intensivmedizinischen und medizinisch-technischen sowie Laborbereich. Gerade der Schichtdienst im Krankenhaus setzt besondere Anpassungsfähigkeit voraus.
5. Die Bezahlung kann leistungs- und nicht ÖTV-orientiert vorgenommen werden. Die ungerechte und leistungsfeindliche Bezahlung nach den tariflichen Regeln im Öffentlichen Dienst war schon immer das maximale Hindernis für das Ziel, hervorragende Leistungen auf Dauer zu erreichen.
6. Private Krankenhäuser behandeln Patienten nur unter rein wirtschaftlichen Aspekten. Dies ist deshalb möglich, weil sie Leistungen nach bestimmten Fachgebieten anbieten. Der Mischbetrieb – mit dem Zwang, die Betten

zu füllen – bietet für diese Unternehmensform keinen Anreiz. Als Beispiel mag das Kieler Modell (Augenklinik Kiel, Bellevue) gelten: Nur ausgewählte Kassenpatienten der GKV werden kurzfristig aufgenommen, operiert und nach wenigen Tagen entlassen. Man arbeitet hier mit Festpreisen für Staroperationen, Schielkorrekturen oder Eingriffe an der Netzhaut. Daß solche Systeme funktionieren und mit Gewinn arbeiten können, zeigen Unternehmen wie die Rhön-Kliniken GmbH, die Paracelsus-Kliniken, die Münchener Sana-Kliniken GmbH, die Eifelhöhen-Klinik (einzige börsennotierte Rehabilitationsklinik) und viele andere.

Krankenhäuser erfüllen eminent wichtige soziale Funktionen, und nicht alle dieser Aufgaben lassen sich in ein gewinnorientiertes System von Privatkliniken pressen. Grundsätzlich bringen sowohl staatliche wie auf privater Ebene getragene Krankenhäuser erhebliche Probleme mit sich. Die Zukunft kann nur in einem dualen System liegen. Ein den Bedürfnissen der Kranken angepaßtes System von flächendeckenden (staatlich) subventionierten Krankenhäusern sollte in enger Kooperation mit den unter privatwirtschaftlichen Aspekten geführten Belegkliniken von niedergelassenen Ärzten stehen. Den Mittelbau bilden Spezialkliniken, die, auf privatwirtschaftlicher Basis aufgebaut, besonders spezialisierten Aufgaben nachgehen können. Eine gesunde wirtschaftliche Führung solcher Spezialkliniken bedarf, um diese für jedermann zugänglich zu halten, auch bestimmter Investitionshilfen, beispielsweise durch Krankenkassen oder Stiftungen.

# 3 Wehe, wenn sie losgelassen: Vom Studium der Medizin

*»Feierlich wird, bei wem's zur Genauigkeit nicht langt.«* Heimito v. Doderer

## Die Auswahl fürs Studium

»Denn die Medizin ist keine exakte Naturwissenschaft. Sie bedient sich naturwissenschaftlicher Methoden, gründet aber auf einem philosophischen Menschenbild, einer Vorstellung von Wert und Sinn des menschlichen Lebens. Nachdenklichkeit schützt vor Selbstüberschätzung und mahnt zur Bescheidenheit.« Dieser Satz aus einer Rede vor der Deutschen Gesellschaft für Chirurgie zielte darauf, alle bisherigen Systeme zur Auswahl junger Menschen, die das Fach Medizin studieren möchten, um Arzt zu werden, in Frage zu stellen.

Viele Ausbilder, die im Fach Humanmedizin tätig sind, wissen, daß die Zensuren der Reifeprüfungen an den Oberschulen lediglich Fleiß, Strebsamkeit, Glück und Anpassungsfähigkeit widerspiegeln. Sie sind weder eine Garantie für gute naturwissenschaftliche Fähigkeiten und humanistische Bildung noch eine Basis für ärztliches Handeln. Daß ein angehender Medizinstudent mit der Abiturnote 1 besser für den Arztberuf geeignet sein soll als jener mit einer 2 oder 3, ist eine Fiktion verknöcherter Seelen.

Nur ein guter Mensch könne auch ein guter Arzt sein, äußerte Sigmund Freud und verurteilte damit die aufkeimende Technokratie in der Medizin am Anfang unseres Jahrhunderts. Ein guter Arzt muß vor allem zwei Dinge beherrschen: Intuition und Assoziation. Dies bei jungen Menschen in wenigen Stunden im Rahmen von »Eignungstests« herauszufinden ist eine nicht zu bewältigende psychologische Aufgabe.[1] Also ist unser Auswahlprinzip falsch. Ein besseres ist allerdings nicht bekannt, geht man von den derzeit bestehenden Studienbedingungen aus. Dieses Auswahlprinzip ist auch deshalb ungerecht, weil es keinen Aspiranten an die Möglichkeiten heranführt, seine Chance zum Erfolg zu nutzen – auch einen potentiellen Nobelpreisträger nicht.

Es kommt noch schlimmer: Auch das Studium der Humanmedizin ist nicht geeignet, Intuition und Assoziation zu lehren und zu prüfen. Intuition hat man, oder man hat sie nicht; sie ist leider nur erfühl-, aber nicht erlernbar. Assoziation kann man pauken und üben. An der Freien Universität Berlin lehrte in den Nachkriegsjahren ein bemerkenswerter Arzt das Fach Anatomie. Dieser Professor Schwarz, Spätheimkehrer aus der Kriegsgefangenschaft, gab regelmäßig anläßlich seiner ersten Einführungsstunde folgenden Rat: »Junger Mensch, wenn du Arzt werden willst, dann gehe auf die Straße, schaue jedem Menschen ins Gesicht und merke dir die wichtigsten Einzelheiten. Nach hundert Metern beschreibe dir selbst noch mal, was du gesehen hast. Wenn du dies mehr als tausendmal gemacht hast, weißt du, was Assoziation ist, denn du fängst bald an, Vergleiche zwischen den bereits vorher gesehenen und den jetzt gewonnenen Eindrücken zu ziehen. Die zweite Basis der Assoziation ist das Einprägen von mehreren Symptomen, die sich zu Kombinationen, Syndrom genannt, addieren. Beides, erster Eindruck von einem Kranken und die Kombination zahlreicher Symptome, ist die Ausgangsbasis für die Intuition. Um ein guter Arzt zu werden, muß man unaufhörlich pauken. Die Wiederholung der Fakten sollte man in einfaches Deutsch umsetzen und am besten seiner Portiersfrau erzählen, und wenn die es begreift, dann könnte man vielleicht ein guter Arzt werden.«

Leider dient auch die Ausübung des Berufes nicht dazu, gute von schlechten oder weniger brauchbaren Ärzten zu trennen. Die knappe Zeit, die Ärzte für den einzelnen Patienten opfern, und das Abkassierungssystem, das fleißige und faule, dumme und begabte Ärzte unter die Honorardeckelungen zwängt und gleichermaßen gerecht oder ungerecht belohnt, sind auch kein gutes Auswahlprinzip. Hans Biermann, Kritiker der Ärzte, berechnete übrigens die durchschnittliche Verweildauer eines Patienten beim praktischen Arzt – von Angesicht zu Angesicht – mit 90 Sekunden.[2] Eine volle Praxis kann daher »gute Medizin«, könnte aber auch freundliche Belanglosigkeit signalisieren.

Da es offenbar keine Gerechtigkeit bei der Auswahl von Studenten und deren Zulassung zum Medizinstudium gibt, sollten wenigstens wirtschaftliche Kriterien die Aufwendungen des Staates bestimmen, einen Studienplatz zu schaffen und zu unterhalten.

Das Nachwuchsproblem der Ärzte zu lösen gehörte zu den dringlichsten Aktionen im Rahmen einer »Gesundheitsreform«. Das französische Modell[3] der Zulassung zum Medizinstudium bietet ein gutes Beispiel im Umgang mit den Anwärtern und ist auch hinsichtlich der Autonomie der Universitäten vorbildlich. Danach würde das Studium mit einer einjährigen fachbezogenen Orientierungsstufe beginnen. Es würden alle Studenten, die Medizin studieren wollen, zugelassen, wobei der Studienort von der Aufnahmekapazität der für die jeweiligen Bewerber zuständigen Landesuniversitäten abhinge. Die Dortmunder ZVS – die zentrale Zulassungsbehörde zum Studium – würde nur noch für diese Aufteilung sorgen. Das erste Jahr enthielte keine Praktika, es wäre ein reines Vorlesungsjahr. Nach diesem Jahr würde schriftlich und – falls notwendig – auch mündlich geprüft. Die Zahl der Studenten, die diese Prüfung bestehen, hinge vom errechneten Bedarf an Ärzten ab. Damit verbunden wäre die »Ungerechtigkeit«, daß in einem Jahr zum Beispiel 5.000 Medizinstudenten und im nächsten Jahr vielleicht 6.000 zugelassen würden, weil diese Zulassungsart nur relative und nicht absolute Kriterien berücksichtigt. Das bisher in Deutschland geübte System geht von den »Bedarfszahlen« der Studienbewerber aus. Nach langen Kämpfen haben die Länderregierungen, gedrängt von den zur Expansion neigenden Fachvertretern an den medizinischen Lehrstühlen seit 1970 ständig die Kapazitäten bei Lehrassistenten und Räumen ausgeweitet, um dem Andrang der Studenten nachzukommen. Inzwischen werden Mediziner auf Kosten des Staates überproduziert. Jeder »fertig approbierte« Arzt hatte bisher einen Anspruch auf einen Ausbildungsplatz bis zur Anerkennung als Arzt: Staatliche Approbation. Ein sehr kostspieliges Unterfangen für die Länder- und Bundesfinanzen, letztendlich für den Steuerzahler, für uns alle.

*Mögliche Reform des Medizinstudiums*

**Eingangsstudium & Vorklinik**

Eingangsstudium: Dauer ein Jahr

Fächer:
Vergleichende Anatomie
Biologie/Zellbiologie

Umwelt & Ernährung
Betriebswirtschaftslehre für Mediziner
Jura für Mediziner

Abschluß: Eingangsprüfung zum Studium

Vorklinik: Dauer zwei Jahre

Fächer:
EDV für Mediziner
Anatomie/Histologie
Chemie/Biochemie/Labormedizin
Physiologie
Moderne Sprachen

1. Medizinisches Examen – »Physikum«

Ob sich ein solches Vorgehen zur »Teilbeschränkung« bei der Zulassung zum Medizinstudium allerdings mit den Vorstellungen deutscher Juristerei verträgt, ist offen. In Frankreich hat die Aushöhlung dieses guten Systems zu einer Überproduktion von Ärzten geführt. Dort haben wie in Deutschland Juristen und Universitätsinteressen zu einer Verwaschung der Zulassungsgrenzen und des Bedarfs an Ärzten geführt. Weshalb die Verwaltungsgerichte seit 15 Jahren bemüht werden, aus vollen übervolle Universitäten zu machen, ist logisch nicht mehr nachzuvollziehen.[4] Das hat erhebliche volkswirtschaftliche Konsequenzen. Nicht die Reform an sich wird also einen positiven Einfluß auf die sinnlose Vermehrung von Medizinern haben, sondern allein die Erkenntnis, daß ausschließlich die Anhebung der Leistungen zu einer Beschränkung der Zahl von Universitätsabsolventen beitragen kann. Die Gesellschaft muß sich bewußt werden, daß in Deutschland jeder appro-

bierte Arzt jederzeit auch Zugriff zum Geld der Sozialversicherungen hat. Die Zeit ist nicht fern, da arbeitsuchende Ärzte auf gerichtlichem Wege ihre Teilnahme am Praxiswesen erzwingen werden. Wenn sie die Prozesse gewinnen, werden die Rufe nach einer Abschaffung des Sozialsystems sich verstärken.
An Deutschlands Hochschulen haben sich trotz der steigenden Studentenzahlen die Noten bei den Abschlußprüfungen seit 1953 zum Teil »erheblich verbessert«. Zugleich ging die Mißerfolgsquote beträchtlich zurück, obwohl sich die Absolventenzahl in diesem Zeitraum von 18.600 auf fast 138.000 – im Jahre 1983 – erhöhte, wie Untersuchungen des Bonner Professors Josef Hitpaß zeigen. Er stützte sich auf die Daten von 22.000 Absolventen der ersten Staatsprüfung für das Lehramt an Gymnasien und von Diplomprüfungen in elf Studiengängen an 27 Universitäten. Die Noten verbesserten sich im Schnitt von 2,72 auf 1,90. Die Durchfallquote ging von mehr als 20 Prozent auf 9 Prozent[5] zurück – nach Meinung der Hochschullehrer allein dank »irrationaler Milde«. Daß 1994 von 1,8 Millionen Studenten an deutschen Universitäten rund 600.000 kein Abschlußexamen mehr machten, ist auf die Medizin und Zahnmedizin nicht zu übertragen. In beiden Fächern liegen die Zahlen der Studienabbrüche und der endgültig ohne Abschluß ausscheidenden Studenten weit unter zehn Prozent.
Da rühmte ein Ministerialbeamter, daß innerhalb von fünf Jahren von 894 Kandidaten der Medizin nur vier die ärztliche Vorprüfung bei mehrmaliger Wiederholung nicht bestanden haben. Da bezweifelte ein »sachkundiger« SPD-Landtagsabgeordneter »die katastrophalen Ergebnisse« im Physikum und führte sie auf massive Ungereimtheiten zurück, die seiner Ansicht nach darin zum Ausdruck kamen, daß von 57 Kandidaten 40 (das entspricht einer Quote

von 70 Prozent) durchgefallen waren. Die damalige Gesundheitsministerin im Saarland, Dr. Rosemarie Scheuerlein (FDP), sagte: »Wir müssen Abhilfe schaffen, daß so etwas nicht wieder passiert.«[6] Schuld daran waren angeblich andere, schwerere Prüfungsfragen als früher. Erfahrungsgemäß scheitern Mediziner im Examen am häufigsten an den Fragen aus der Anatomie, Physiologie und Pathologie. Alle drei Fächer sowie die Pharmakologie gehören zu den unerläßlichen Fundamenten des Arztberufes. Reformen an den medizinischen Fakultäten anzustreben hieße, auf eine strikte Trennung von »Vorklinik« (das ist der erste, theoretisch orientierte Abschnitt des Studiums) und Klinik (der zweite, praxisorientierte Studienabschnitt) hinzuarbeiten. Der Verbleib der »vorklinischen Lehrfächer« bei der Universität hätte den Vorteil, daß der Staat die Verantwortung und die Kontrolle über die Zulassung zum Studium der Medizin und damit ein Steuerungsinstrument beim Ärztenachwuchs behielte. Die klinisch-praktische Ausbildung sollte künftig an privaten Krankenanstalten – mit zwischengeschalteten Vorlesungssemestern – erfolgen. Es gibt auf der Welt viele nachahmenswerte Beispiele dafür. Das jetzige System ist ein Torso verschiedener Reformbemühungen und ein Unding hinsichtlich Organisation und Leistung.

Die Forderungen nach einer stärker praktisch orientierten Ausbildung von Studenten führten zur Schaffung der Akademischen Lehrkrankenhäuser. Damit wollte man Anfang der siebziger Jahre den steigenden Studentenzahlen gerecht werden und gleichzeitig die Universitäten entlasten. Hätte man damals nur so viele Studenten betreut, wie Kapazität dafür vorhanden war, hätten wir die heutigen Probleme nicht. Lehrkrankenhäuser sind nichtuniversitäre und je nachdem größere oder kleinere Kliniken mit ein bis fünf habilitierten Chefärzten. Die Dozentur dient ihnen ebenso wie der Stempel »Lehrkrankenhaus der Universität XYZ« oft nur zur Aufbesserung des eigenen Marktwertes. In diesen Lehrkrankenhäusern müssen häufig Assistenzärzte, die überhaupt kein Verhältnis zur Ausbildung haben, die »Lehre« übernehmen, obwohl sie eigentlich selbst eine gründliche Fortbildung nötig hätten. Da sie mit solchen unbezahlten Zusatztätigkeiten überlastet werden, darf man sich nicht wundern, daß sie es höchst ungern tun und daß dabei nicht viel herauskommen kann. Während die Universitäten sonst so viel Geschrei um die Freiheit von Forschung und Lehre machen, sehen sie bei den Lehrkrankenhäusern, die am Ende einer höchst fragwürdigen studentischen Universitätsausbildung stehen, kein Hindernis, Lehre und Examina zu delegieren. So macht man die Medizin zur Billigware.

## Ärztebedarf

Während 1967 nur 35.000 Ärzte im niedergelassenen Bereich tätig waren, zählte man 1993 bereits rund 107.000 (Gesamtdeutschland). Die jährliche Steigerungsrate bei Niederlassungen im Praxisbereich lag bis 1990 zwischen zwei und vier Prozent.[7] In Nordrhein-Westfalen betrug zum Beispiel der 1991 gemessene Zuwachs an neuen Praxiszulassungen 2,6 Prozent. Eine böse Prognose aus dem Jahr 1989 über die künftige Arbeitslosigkeit von Ärzten sah für 1995 eine Arbeitslosigkeit von 20 bis 25 Prozent voraus. Für angestellte und beamtete Ärzte – so das Papier – würde die Quote »nichtgenutzter Ärzte« 1995 sogar bei durchschnittlich 39 Prozent liegen.[8]

Einer vorübergehenden Abschwächung der Arbeitslosenquote von Ärzten zwischen 1987 und 1990 ging die Einführung einer Verlängerung der praktischen Zeit in der Klinik durch das sogenannte AiP voraus.[9] Dieses AiP steht für eine Tätigkeit als »Arzt im Praktikum« und ist die Wiedereinführung des alten, schlechtbezahlten Status des Medizinalassistenten. Dieser praktische Lehrabschnitt für frisch examinierte Ärzte war von den »Reformern« 1975 zugunsten einer »praxisbezogenen Ausbildung« während des Studiums abgeschafft worden. Bis zum 31. Dezember 1992 mußten die Jungärzte 18 Monate und seit dem 1. Januar 1993 24 Monate vor der Approbation (Zulassung zum Arzt) als AiP tätig sein.[10]

Die Wirklichkeit dürfte die Prognose von 1989 eingeholt haben. Durch die Einigung Deutschlands, den nicht geringen Zuzug von ausländischen Ärzten und durch Deutsche, die im Ausland studiert haben und nach Hause zurückkehren, dürfte der Prozentsatz an arbeitslosen Ärzten 1995 für alle Bereiche bereits 20 Prozent betragen. Hinzu kommen noch die Folgen einer unverdrossenen Nachwuchsproduktion der eigenen Universitäten und einer statistisch nicht erfaßten »stillen Reserve« von weiblichen und männlichen Ärzten. Man kann davon ausgehen, daß 50 Prozent aller studierenden Ärzte Frauen sind. Von ihnen sind jedoch weniger als 50 Prozent beschäftigt.[11] Würden sich all diese Ärzte plötzlich offiziell um Arbeit bemühen, könnte die Zahl der arbeitsuchenden Ärzte auf nahezu 100.000 hochschnellen.

Diese Zahlen können nur durch eine sofortige Limitierung der Studentenzahlen und durch eine unverzüglich wirksame gesetzliche Pensionierungsgrenze für Ärzte in freier Praxis (65 Jahre) auf eine gesellschaftlich tolerable Größenordnung reduziert werden. Wer jetzt sein Studium der Medizin beginnt, tut dies bei über 15 Prozent (30.000) arbeitsuchenden Ärzten. In der offiziellen Statistik erscheinen davon nur 12.000 Stellensuchende – bei 1.200 offenen Stellen.

## Ärzte ohne Patienten

Seit 1982 übersteigt die Zahl der Bewerber das verfügbare Stellenangebot.[12] Bis dahin konnten fast alle Ärzte beschäftigt werden, und sei es in den Ausweichstellen (öffentlicher Gesundheitsdienst, Industrie, Versicherungen u. a.). Thomas Utecht, Fachbereichsleiter in der Arbeitsmarktinformationsstelle der Zentralstelle für Arbeitsvermittlung (ZAV), Frankfurt am Main, meinte denn auch noch 1989, »daß die Situation der 3,8 Prozent arbeitsuchenden Ärzte weitaus günstiger ist als bei vielen anderen akademischen Berufen«.
1987 waren mehr als 50 Prozent der 6.500 arbeitslosen Ärzte Jungärzte. Damals gab es offensichtlich ernstzunehmende Engpässe beim Übergang von der medizinischen Ausbildung zur Beschäftigung, und insbesondere der berufliche Ersteinstieg bereitete den Jungmedizinern zunehmende Schwierigkeiten. Es entstanden bereits damals längere Wartelisten an den Krankenhäusern. Stellen in Sanatorien oder bei Behörden – letztere verfügen über etwa 1.000 hauptamtliche Ärzte – waren bis 1988 beliebte Wartepositionen, bis sich etwas »Besseres« bot. Obwohl sich durch die deutsche Einheit die Zahl der Stellen im öffentlichen Gesundheitswesen erhöht hat, besteht bei den meisten Behörden, Gesundheits- und medizinalen Untersuchungsämtern derzeit ein Einstellungsstop. So hat das Paul-Ehrlich-Institut, das kompetente, international hochgeachtete deutsche Institut für Biologische Arzneimittel und Impfstoffe, seit einem Jahr Bedarf an mehreren Ärzten. Trotz eines erweiterten Aufgabenfeldes dürfen diese wichtigen Stellen, die sich mit den neuen Technologien beschäftigen sollen, nicht besetzt werden. Das zeigt, welcher Spalt

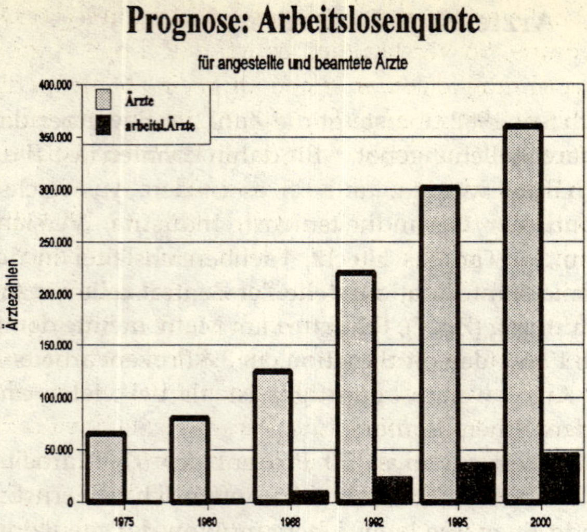


zwischen der Realität und den anspruchsvollen Reden der Wirtschafts- und Zukunftsminister klafft, wenn es um die Förderung standortbestimmender Faktoren geht. Die pharmazeutische Industrie beschäftigt bis zu 3.000 Ärzte. Auch hier sind die freien Stellen inzwischen rar geworden. Man bevorzugt, verwöhnt durch das Angebot, Akademiker mit Zweitstudium und mehreren Fremdsprachen, wobei gute Englischkenntnisse, wie sie nur durch einen längeren Aufenthalt im Ausland erworben werden können, eine Selbstverständlichkeit sind. Viele der Bewerber in der Industrie kommen nur noch nach erfolgreicher Promotion zum Zuge. Meistens müssen sie aber schon einige Jahre Erfahrungen als Facharzt nachweisen, denn klinische Prüfungen, Bewertungsarbeiten bei der Arzneimittelsicherheit oder direkte Forschungsaufgaben im Labor setzen in der

Regel unter anderem gute Kenntnisse der klinischen Medizin voraus. So verständlich es ist, daß junge Ärzte nach Ausweichmöglichkeiten suchen, um eine Stelle zu finden, so schlimm ist es zugleich, wenn sie eine halbärztliche Tätigkeit auszuüben gezwungen sind, die sie vom eigentlichen Berufsziel, Arzt zu sein, fernhält.
Die Berliner Ärztekammer entwickelte Ende 1994 ein Programm, das arbeitslose Ärztinnen vorübergehend damit beschäftigte, Obdachlose und aus der Leistungsgesellschaft ausgegrenzte Menschen kostenlos ärztlich zu betreuen. So lobenswert eine solche Aktion auch ist, so zeigt sie doch, daß wir der Zweiklassenmedizin sehr nahe gekommen sind. Weitblick und Verantwortlichkeit der ärztlichen Standesorganisationen lassen sehr zu wünschen übrig. Schon seit 1980 war abzusehen, daß die Zahl nicht benötigter Ärzte viel höher ausfallen würde als die offizielle Ärzteschaft wahrhaben wollte. Die Prognosen zur Entwicklung der Arbeitslosigkeit bei Ärzten trafen nur bis 1985 einigermaßen zu. Seitdem sind alle Zahlen regelmäßig falsch gewesen.

## Kosten des Medizinstudiums

Ein medizinisches Studium kostet die Steuerzahler eine Riesensumme. Das Bundesministerium für Bildung und Wissenschaft gab 1989 – vor der Einheit – pro Studienplatz für Medizin jährlich 40.600 Mark als Zuschuß aus.[13] 1991 belief sich der Bundeszuschuß auf DM 32.000 jährlich. In dieser Summe waren noch keine Investitionen für Apparate, technische Einrichtungen, Neubauten, Instandhaltungsreparaturen usw. enthalten. Hinzu kommen die Ausgaben der Länder. Die Finanzierung hat sich seit 1991 zu Lasten der Länder verschoben. Genaue Zahlen sind nicht zu bekommen, sieht amn von einer pauschalen Angabe für das Jahr 1991 / 92 ab, in dem für den Bereich Humanmedizin 18,9 Mrd. Mark ausgegeben wurden. Neuere Statistiken werden anders errechnet und beinhalten nur noch einen Teil der effektiven Kosten. Weder Bundes- noch Landesbehörden sind in der Lage, exakte Angaben über die Kosten eines Studienplatzes zu machen. Offensichtlich wird in diesen Bereichen blind und unbesorgt um Kosten, Nutzen und Gewinne mit dem Geld der Steuerzahler umgegangen. Immerhin will das Land Hessen 1989 berechnet haben, daß ein Medizinstudent jährlich 73.000 Mark an Subventionen koste.[14] Diese Summe dürfte sich seitdem um 30 Prozent erhöht haben, denn nicht zuletzt die deutsche Einheit führte zu einer weiteren Steigerung der Ausgaben. Die Aufwendungen der Eltern oder des Staates für den Lebensunterhalt eines Studenten während des 12- bis 14semestrigen Studiums liegen bei 12.000 bis 15.000 Mark pro Jahr. 1990 wurde der private Aufwand für das gesamte Studium (ohne den Zuschuß von Oma und Opa und ohne sonstige Aufwendungen für Auto, Zigaretten und Bier) schon auf 74.000 Mark beziffert.[15]

Man kann getrost davon ausgehen, daß der Durchschnitt der Medizinstudenten 7,2 Jahre oder 15 Semester lang studiert.[16] Legt man das Existenzminimum von 12.000 Mark im Jahr zugrunde, kosten 7,2 Jahre Studienzeit mindestens 84.000 Mark. Mit Inflationsraten von zwei bis vier Prozent und weiter steigenden Mietsätzen und anderen Lebenshaltungskosten erhöht sich der Kostenpegel nochmals. Die Endsumme für ein Studium der Humanmedizin, von Student und Staat aufgebracht, kann leicht 800.000 Mark betragen. Dieser Betrag berücksichtigt noch nicht die dem Staat entgangenen Steuern während der Ausbildung des Nachwuchses bis zum 27. Lebensjahr. Es fehlen hier außerdem die Aufwendungen für die Studienförderung, BAföG. 1990 studierten in den neuen Bundesländern etwa 14.000 junge Menschen Medizin. Die Zahlen sind seitdem permanent gesunken. 1992/93 waren es in Gesamtdeutschland »nur« noch 94.000 und 1993/94 etwa 91.300 Humanmediziner. Maximal 50 Prozent von ihnen werden benötigt, um auf dem heutigen Höchststand des Arzt-Patienten-Verhältnisses die Ausgeschiedenen zu ersetzen. Das heißt, daß bei einer angenommenen Studiendauer von sieben Jahren jetzt jährlich 2.000 Jungärzte aus den neuen Bundesländern hinzukommen. Insgesamt 10.000 bis 11.000 Berufsanfänger (9.000 West und 2.000 Ost) stehen jedes Jahr in den Startlöchern. Dazu addieren sich noch jährlich 1.000 Ärzte, die im Ausland ihr Studium und Examen gemacht haben, weil sie in Deutschland keinen Studienplatz erhalten hatten.[17]

Man rechnete bereits 1991 mit 30.000 arbeitsuchenden Ärzten. Im Jahre 2000 sollte es nach einer Prognose aus dem Jahre 1989 rund 320.000 bis 340.000 Ärzte geben, eine Größenordnung, die bereits 1993 erreicht wurde. Ende dieses Jahrzehnts könnten wir fast 400.000 Ärzte unter 65 Jahren in Deutschland versorgen müssen. Diese Masse läßt

sich aber durch unser derzeitiges kassenärztliches System im Rahmen der Sozialgesetzgebung nicht tragen. Allein die Fehlinvestition für »nicht benötigte Mediziner« beträgt, geht man im Durchschnitt von 5.000 erforderlichen Ärzten aus, *jährlich bis zu vier Mrd. Mark*. 1993 wurden aber rund 9.600 Ärzte zugelassen. Es wurden also 5.000 Ärzte über den »Ersatzbedarf« hinaus approbiert. Mit Blick auf die Arbeitslosenquote von 15 Prozent oder 30.000 Ärzten sieht diese Hochrechnung noch fataler aus.
Bereits seit 1988 wurde von jungen wie älteren Ärzten in der »Jammerecke«, wie die Briefe an die Redaktion im *Deutschen Ärzteblatt* gern genannt werden,[18] über diese Fehlplanung Klage geführt, und die Ärzteführer wurden ununterbrochen aufgefordert, endlich eine Änderung zum Positiven herbeizuführen. Die »Unkenrufe« der sich selbst verwaltenden präsidialen Ärzteschaft waren jedoch nur in den regionalen und überregionalen Arztfachzeitschriften zu finden. Das war einfach zuwenig. Die »Blindheit« der selbstverwalteten Ärzteschaft hat groteske Formen angenommen. Ende Dezember 1993 schlug Präsident Vilmar von der Bundesärztekammer eine Reduktion der Studentenzahlen um die Hälfte vor. 15 Jahre zu spät, denn die Katastrophe begann um 1980.

## Ausbildung von Studenten – ein Angsttraum

Die jetzige Studentenschaft bedarf unseres ganzen Mitgefühls. Vor allem sollte unsere Fürsorge jenen Jungakademikern gehören, deren Eltern über nur wenig Beziehungen in den einschlägigen Kreisen verfügen, denn in Deutschland waren »Beziehungen« schon immer wichtiger als exzellente Leistungen. 50 Prozent der Jungärzte könnten arbeitslos bleiben. Das Studium der Medizin und der Abschluß dieses Faches an einer deutschen Universität genießen heute international nur noch geringen Ruf.
Vorlesungen werden allzuoft vom »nachgeordneten Personal«, von den Assistenzärzten, abgehalten, während sich der verantwortliche Chefarzt-Ordinarius der Selbstdarstellung und der Akkumulation von Geld widmet und vor allem in diversen Gremien, Ausschüssen und Konferenzen präsent ist. Ordinariusvisiten auf den allgemeinen Stationen und die Anwesenheit des Professors in den zahlreichen Ambulanzen haben dagegen Seltenheitswert. Ein Vorbild sind solche Ärzte nicht mehr. Die frühere Hauptaufgabe des Professors, die Prüfung im Staatsexamen, erfolgt jetzt schriftlich, und den mündlichen Prüfungsteil haben die Akademischen Lehrkrankenhäuser übernommen.
Die Qualität der Vorlesungen würde sicherlich erhöht, wenn sich die Hochschullehrer 1. Grades, die sogenannten Ordinarien, wieder stärker dem Unterricht widmeten. Nicht umsonst klagte 1991 die Wissenschaftsministerin von Nordrhein-Westfalen, Anke Brunn, über die mangelhafte Beteiligung von Professoren an den Vorlesungen. Dabei ist das Verhältnis Personal / Studenten an deutschen Universitäten gar nicht so ungünstig. Legt man die in den

Vorlesungsverzeichnissen unserer Fakultäten angekündigten Stunden und Hochschullehrer zugrunde, kommt auf neun Studenten ein Lehrer – eine Traumquote, die selbst von nordamerikanischen Bildungshochburgen nicht erreicht wird.[19]
Auch hier besteht das Problem wieder im Organisations- und nicht im Personalmangel, dem leicht abzuhelfen wäre. Die jetzt diskutierte Kontrolle der Hochschullehrer bei der Ausübung ihrer Pflichten kommt einer Bankrotterklärung der Universitäten gleich. Im übrigen verhalten sich die verantwortlichen Kultusminister, auf die Misere in der Medizin hin angesprochen, wie U-Boote. Sie tauchen gelegentlich auf, blubbern ein wenig herum und tauchen dann für unabsehbare Zeit wieder unter. Nun, da an Deutschlands Universitäten nichts mehr geht, sollen Bundeswissenschaftskonferenzen mit dem Bundeskanzler weiterhelfen.[20] Mit Blick auf die bevorstehenden Wahlen und andere wichtigere Probleme, hat die alte wie neue Bundesregierung 1994 erneut die Hände in den Schoß gelegt und sich in bekannter Selbstgefälligkeit selbst den Lorbeer für Verdienste bei der akademischen Ausbildung zuerkannt.
Die Studentenschaft ist in der Regel völlig unpolitisch, auch wenn es um ihre ureigenen Interessen geht. Während 1968 Studenten der philosophischen und sogar der juristischen Fakultäten auf die Barrikaden gingen, um gegen den »Muff von 1.000 Jahren unter den Talaren« zu protestieren, zeigten die Studenten an den medizinischen Fakultäten nur schwache Reaktionen. Die Gründe dafür waren offensichtlich, und sie bestehen bis heute weiter. Junge Ärzte oder gar Studenten, die es wagten zu protestieren, liefen Gefahr – still, leise und ohne Gegenstimme – beruflich »fertiggemacht« zu werden. Sie erhielten vielleicht gerade noch eine Grundausbildung, aber keine feste Anstellung

bei den »ersten medizinischen Adressen« mehr. So klagte das *Deutsche Ärzteblatt* im letzten Heft des Jahres 1992 darüber, daß mehr als die Hälfte der Studenten überhaupt keine Ahnung von den Auswirkungen der Seehoferschen Gesetze auf ihre Zukunft hätten.[21] Durch den Wohlstand ihrer Eltern scheint vielen Studenten der Sinn für die Realitäten abzugehen.

Grundlegende Änderungen sind nicht in Sicht. Es gibt allerdings positive Anzeichen dafür, daß man wenigstens versucht, die hohen Studentenzahlen für Medizin zu reduzieren. Der Berliner Senat beispielsweise hat die Zulassungszahlen um etwa 20 Prozent reduziert. Es mangelt offenbar vielen Verantwortlichen an Mut und visionären Vorstellungen, um einen grundlegenden Wandel anzustreben. Es scheinen mehr Ideen als Finanzierungsmittel zu fehlen. Mit Geld sind diese Universitätsprobleme nicht zu lösen. Ideen und Tatkraft zu aktivieren kostet kein Geld; beides sind unbezahlbare und nicht zu kaufende Eigenschaften.

Vielleicht können nur drastische Maßnahmen alle Beteiligten wachrütteln. Wie wäre es denn mit folgendem Vorschlag: Arbeitslose Ärzte könnten im Pflegebereich von Kliniken und Altenheimen eingesetzt werden. Auf diese Weise erhielten sie nach sechs Jahren Universität und einem teuren Studium sowie nach dem »Arzt im Praktikum« wenigstens eine bezahlte Anstellung im Pflegebereich. Da man im Jahr 2000 mit fast 40.000 fehlenden Pflegekräften rechnet, wäre der »Arztpfleger« zweifellos ein besseres Berufsbild als der »Arzt ohne Arbeit«.

## Zur Forschungssituation an den medizinischen Fakultäten

*»Er weiß, daß, um die Narren zu täuschen, nicht viel profunde Gelehrsamkeit sich als nötig erweist; in welcher Materie er nur ein Quentchen Kenntnis hat, da springt ihm sofort ein herrlicher Helfer herbei: seine ganz kolossalische Unverfrorenheit.«* Stefan Zweig[22]

International spielt die klinische Forschung an deutschen Universitätskliniken keine herausragende Rolle mehr. Darüber können auch geniale Einzelergebnisse nicht hinwegtäuschen. Daß diese Bedeutungslosigkeit anhält, ist ein »Erfolg« der hohen Zuständigkeit der Länderministerien für die Universitäten. Die Kultus-, Bildungs- und Wissenschaftsminister erweckten zu große Hoffnungen und Erwartungen. Vor allem aber waren und sind die medizinischen Fakultäten nicht in der Lage, Forschung, Lehre und Krankenhaus gleichermaßen gerecht zu werden. Dieses undurchschaubare und unkontrolliert gewucherte Gebilde »Universitätsklinikum« muß entrümpelt und neu organisiert werden. Heute findet die medizinische Forschung vorwiegend im Keller und in viel zu kleinen Laboratorien statt. Selbst hervorragende Nachwuchskräfte finden weder Raum noch Hilfe, und obendrein hängen sie oft vom Wohlwollen und der Eitelkeit ihrer Chefs ab. Es gibt an den meisten Universitätsspitälern weder eine fachübergreifende Forschungskoordination noch eine Kontrolle konkurrierender Forschungsvorhaben. Aufgrund mangelnder Koordination ist es schon vorgekommen, daß manche Un-

tersuchungen selbst an ein und derselben Fachklinik doppelt und sogar zeitgleich gemacht wurden. Die Misere beginnt schon damit, daß es kaum eine Klinik gibt, die sich *on-line* neueste Literatur verschaffen kann. Der Chef ist zwar vom Einkommen her Millionär, aber eine Standleitung für ein Computerterminal zur Literaturrecherche – um Doppelforschung zu vermeiden und auf den aktuellen Wissensstand zugreifen zu können – besitzt er nicht.
Das Fehlen einer Institution an jedem Universitätsklinikum, die Forschung und Entwicklung nach dem Vorbild der Industrie zu koordinieren in der Lage wäre, macht sich schmerzlich bemerkbar. Eine solche Funktionseinheit hätte die Aufgabe, vorhandene Ressourcen besser zu nutzen, für eine effektive Projektforschung zu sorgen, die wissenschaftlichen Bemühungen zu kontrollieren und die Kosten erheblich zu senken. Außerdem könnte eine solche Forschungshilfe Kontakte zur Industrie vermitteln. Daß es derartige Forschungsmanagementformen an deutschen Universitäten einfach nicht gibt, ist ein Versäumnis der zuständigen Kultusminister.

Die meisten Forschungsstätten an unseren Universitäten würden umgehend geschlossen werden, unterlägen sie den gleichen Bestimmungen wie die Forschungsinstitute der Industrie. Oft fehlen die minimalsten hygienischen und sonstigen räumlichen Sicherheitserfordernisse. Die Industrie wird von mindestens zwei Ministerien und mehreren Beauftragten sowie dem Regierungspräsidenten kontrolliert. Die müßten den größten Teil der universitären Einrichtungen schließen – wegen Baufälligkeit, wegen zu kleiner Räume, weil sie nicht den Feuerschutzbestimmungen, nicht den Richtlinien für den Arbeitsplatz, nicht den Hygieneanforderungen, nicht den Richtlinien des Tier-

schutzes, nicht den Auflagen der Laborsicherheit entsprechen.
Nur wenige medizinische Forschungsprojekte haben eine Chance, von der Industrie als vermarktungsfähige Neuerung übernommen zu werden. Von den Forschungsinhalten und von der Papiermenge her hat ein deutscher Professor für Medizin eher die Chance, einen Nobelpreis für Literatur als einen für Medizin zu bekommen. Die medizinische Forschung in Deutschland findet primär in den Instituten der Max-Planck-Gesellschaft und in bestimmten nichtklinischen Zentren statt. Es gibt auch hervorragende Forscher in den neuen Bundesländern, von denen einige – ohne je eine massive finanzielle Unterstützung erhalten zu haben – brauchbare und international anerkannte Ergebnisse erzielten. Diese zu unterstützen wäre eine vornehme Aufgabe der Politik, denn medizinische Fortschritte sind derzeit nur noch auf den Gebieten der Molekularbiologie, der Genetik, der Rezeptorpharmakologie und vielleicht bei den Transplantationen zu erwarten.
Die Beseitigung des Beamtenstatus für Medizinprofessoren an Universitätskliniken und die Verschärfung der Aufsichtspflicht an den Kliniken würden bessere medizinische Leistungen und einen kündbaren Ordinarius zum Ergebnis haben. Damit wäre der Qualität von Forschung und Lehre schon sehr geholfen.
Ein Kapitel für sich sind die Berufungspraktiken. Wer einen Lehrstuhl erhält und wer nicht, das ähnelt mehr einem Kuhhandel als einem qualifizierten Auswahlverfahren. Da wuchs zum Beispiel an einer norddeutschen Universität in den frühen siebziger Jahren ein zu wenig Hoffnungen berechtigender chirurgischer Assistent heran. Dieser von seinem Umfeld als unsagbar unfähig charakterisierte Herr fiel in der Fakultätsbewertung bei seinen Anträgen auf Ertei-

lung einer Dozentur und etwas später zur Ernennung zum »außerplanmäßigen Professor wegen unzureichender wissenschaftlicher Leistungen durch. Das große Glück dieses »Nachwuchsgenies« bestand darin, daß seinem alten Chef, der ihn trotz erheblicher Bedenken der Fakultät bedingungslos förderte, ein neuer folgte, dem dieser »begabte junge Mann ans Herz gelegt« wurde. Solche Empfehlungen wiegen noch immer schwerer als Leistungen an Deutschlands Universitäten. Um also den Mangel erwiesener Unwissenschaftlichkeit zu beheben, mußte eine ganze Klinikmannschaft einer hanseatischen Universitätsklinik auf Anordnung des Chefs mehrere Jahre für diesen aufstrebenden Dozenten arbeiten. Jeder wissenschaftliche Assistent war gehalten, seine Publikationen mit dem Namen dieses »universitären Vorbildes« zu versehen. Auf diese Weise war er innerhalb von zwei Jahren »berufungsfähig« für einen Lehrstuhl geworden, denn »seine« Veröffentlichungsfrequenz überstieg jetzt jede Erwartung. Er erhielt – durch die übliche Vetternwirtschaft begünstigt – einen Lehrstuhl. Dort versagte er erneut, sowohl als Wissenschaftler wie auch in seiner Rolle als Arzt. Man atmete auf, als sich dieser Herr zu seiner größten Tat durchrang: Er bewarb sich weg und erhielt – als Lohn der Erfolglosigkeiten und Frustrationen – einen anderen Lehrstuhl, wenn auch niemand wußte weshalb. Demnächst wird er vermutlich Präsident einer wissenschaftlichen Fachgesellschaft werden und »wegweisende Visionen« – in Schweinsleder gebunden – präsentieren.

Im süddeutschen Raum berief man einen tüchtigen Unfallchirurgen auf den Lehrstuhl für Allgemeinchirurgie. Kurz vor seinem Dienstantritt absolvierte der »Herr über Lehre und Forschung« noch einen Operationskurs für Bauchchirurgie bei einem »befreundeten Klinikchef«. Mit dem Fachwissen eines normalen Krankenhausarztes ausgestattet, vertritt er seit langem sein neues Gebiet – ohne wissenschaftliche Resonanz. Sein wissenschaftlicher Ausweis war simpel: Er stammte aus der Region.

Noch negativer – sollte man meinen – würde bei der Beurteilung der Wissenschaftlichkeit eines gestandenen Lehrstuhlinhabers der Tatbestand des Plagiats von Ideen und Arbeiten zu Buche schlagen. Weit gefehlt. Ein ehemaliger Ordinarius der Würzburger Universitätskliniken reiste jahrelang mit fremden anatomischen, rasterelektronischen Bildern herum und gab den Inhalt als »eigene Ergebnisse« aus. Anläßlich einer Tagung vom Autor dieser neuen Bildtechniken zur Rede gestellt, antwortete diese »Leuchte« deutscher Wissenschaft: »Sie können sich glücklich schätzen, daß ich Ihre Bilder überhaupt vorzeige.«

Noch schlimmer erging es einem Unfallchirurgen, der auf einer großen Jahrestagung mit seinen eigenen Arbeitsergebnissen konfrontiert wurde, ohne daß man ihn zuvor gefragt oder etwa um Erlaubnis gebeten hätte. Ein bekannter klinischer Ordinarius gab die Ergebnisse des im Auditorium anwesenden Chirurgen als seine eigenen aus. Es ging um mikrochirurgisch durchgeführte Replantationen von abgetrennten Gliedmaßen, Techniken, die damals nur von wenigen Chirurgen beherrscht wurden. Als deren wahrer Urheber sich offiziell bei der wissenschaftlichen Gesellschaft für Chirurgie beschwerte, erhielt er vom damaligen Präsidenten zur Antwort, daß ein deutscher Ordinarius immer das Recht hätte, alles zu veröffentlichen, was an »seiner« Klinik erarbeitet werde. Peinlich nur, daß besagter Ordinarius die Klinik zu jenem Zeitpunkt noch gar nicht leitete, als die Patienten mit den damals neuen Techniken behandelt wurden.

Es gehört anscheinend zu den Gepflogenheiten in deut-

schen Universitätskliniken, die Ausbildung von jungen Wissenschaftlern gegen deren Forschungserkenntnisse zu »tauschen«. So erpreßte ein namhafter Chirurg einen jüngeren Arzt, ihm die über Jahre ausgewerteten Erhebungen über Unfallchirurgie für einen Vortrag auszuliefern – mit der Bemerkung, daß er ihn sofort aus dem operativen Training entfernen würde, falls er sein Forschungsmaterial nicht umgehend und vollständig ausgewertet übergeben würde. Dieser Herr galt fortan dank der gestohlenen Arbeit als großer Fachmann auf jenem Gebiet und ist heute Ehrenmitglied einer namhaften deutschen Ärztegesellschaft.
Man steht fassungslos vor soviel Frechheit, Ignoranz und Selbstherrlichkeit. Dieses Verhalten hat Methode und ist Ausdruck einer unbewältigten Geschichte unserer Universitäten.

## Ein Blick zurück im Zorn
## Ärzteschaft und Drittes Reich

Was haben die Nazizeit und der Berufsstand des Arztes gemeinsam? Viel, und das mit großen Folgen. Es gab Verlierer, und es gab auch Gewinner, die noch heute davon profitieren. Zu den großen Katastrophen unserer Geschichte gehörte der Verlust der führenden Position der deutschen Medizin, die diese über mehr als hundert Jahre im europäischen Raum innehatte. Mit der Machtergreifung der Nazis im Januar 1933 begann der Abstieg der Wissenschaften und damit auch der medizinisch-naturwissenschaftlichen Forschung. Der 75. Jahrestag der Gründung der Max-Planck-Gesellschaft zur Förderung der Wissenschaften e.V. (1948 als Rechtsnachfolgerin der 1911 entstandenen Kaiser-Wilhelm-Gesellschaft gegründet) war 1986 Anlaß für einen Rückblick: »Die Jahre nach 1933 aber brachten einen nie mehr gutgemachten Aderlaß: Fast 30 Prozent der wissenschaftlichen Mitglieder und Direktoren wurden bis 1940 aus politischen oder rassischen Gründen entlassen oder in den Ruhestand versetzt. Im Januar 1936 trat Max Planck zurück, nachdem er sich in seiner Einschätzung, der braune Gewittersturm werde nicht von langer Dauer sein, getäuscht sah.« Die Ursachen sind bekannt. Was der Holocaust nicht schaffte, vollendete das Kriegsgeschehen. Von den übriggebliebenen Fachleuten war ein hoher Prozentsatz am Kriegsende 1945 schon zu alt oder gehörte zu den Exnazis. Da die ersten Friedensjahre von Improvisationen lebten, konnte so mancher Naziarzt wieder in unerreichbare Höhen aufsteigen.
Rolf Hochhuth beschrieb diesen unerträglichen Zustand in einem Vorwort zu seinem Bühnenstück *Ärztinnen*: »Ver-

gleicht man die Reden, die der Psychiater Ernst Kretschmer und der Psychiater Karl Jaspers 1945 zur Wiedereröffnung der medizinischen Fakultäten zweier Universitäten hielten, die bei Kriegsende geschlossen worden waren, der eine in Marburg, der andere in Heidelberg –, und aus Kretschmers Ansprache stammt diese Behauptung –, so ist der Beleg schon da, daß durchaus Wissenschaft ein Schauspiel ist. Nicht obwohl, sondern weil Kretschmers Schauspiel ›natürlich‹ hochnäsig mit Verachtung sagt: ›Wer das Laute liebt und Gunst und Glanz des Tages, dessen Name verrauscht auch mit dem kurzen Tag. Die Wissenschaft aber ist kein Schauspiel, sondern innerste Zelle des menschlichen Geistes, geballte, lautlose Kraft. Sie verlangt unerbittlich den ganzen Menschen und‹ … und nun überhäufen sich pompöse Wortfassaden wie die schon zitierten; sechs Phrasen hintereinander – dreimal ›unerbittlich‹ hintereinander; mit ›ruhigem, festem Blick‹ verlangt der hohe Wissenschaftler – denn er spricht natürlich auch von ›hoher Wissenschaft‹ und von ›hoher Verpflichtung‹ – die ›Gesinnung …, auf den Taumel der Katastrophen‹ hinzusehen, die bekanntlich ›mit ruhig festem Schritt‹, wie es im Horst-Wessel-Lied hieß, herbei-›geführt‹ worden waren; wortgenau schien Kretschmer sein ›geballtes‹ Pathos zusammengestückt zu haben aus dem Rotwelsch der Nazis und ihrer Wehrmachtsberichter, die offenbar weniger von den alliierten Soldaten besiegt worden waren als vielmehr von diesem Professor und seiner Fakultät und der Philipps-Universität und darüber hinaus von der ganzen deutschen Medizin … Und Kretschmer dankt auch ›unserer medizinischen Studentenschaft, die mit jugendlicher Begeisterung uns Gefolgschaft leistete. Zwar wissen wir, daß wir auf verlorenem Posten standen … doch freuen wir uns, daß wir heute ruhig und mit gutem Gewissen hier stehen, wir

freuen uns rückblickend vor allem der echten und treuen Kameradschaft … und wenn einer der Unsrigen bedroht war, so standen alle wie ein Mann auf und haben ihn aus Not und Tod herausgeholt.‹
Kein Wort der Erinnerung etwa an vergaste jüdische Kollegen oder an die von Hitler als Zwangsrekrutierte verheizten Millionen Kommilitonen; nicht eine Silbe über die Schande seiner Medizinerzunft: die Menschenversuche der Ärzte in den KZ – im Gegenteil …
Zwei Jahre zuvor hatte er – was er dann stolz 1963 in seinen Memoiren als Beleg für seinen Widerstand gegen die Nazis abdruckte, absurderweise – zum hundertsten Geburtstag Robert Kochs gesagt: ›Das sind die Führer des Geistes, auf deren Spuren Reichtum, Wohlstand und Gesundheit der Völker wachsen …‹, aus deren Hand allein auch ›die Waffen entstehen, mit denen ein Volk heute seinen Bestand und seine Grenzen zu schützen vermag.‹ …
Und … Jaspers …, seit 1937 von seinem Lehrstuhl verjagt, weil er sich weigerte, sich von seiner jüdischen Frau zu trennen, … sagte … im August 1945 …: ›Der Neubeginn unserer Universität kann jedoch kein einfaches Anknüpfen an den Zustand vor 1933 sein … Wir selbst sind andere geworden. Es war möglich, in der Würdelosigkeit den Tod zu suchen, als die Verbrechen des Regimes öffentlich in Erscheinung traten: am 30. Juni 1934 oder mit den Plünderungen, Deportationen und Ermordungen unserer jüdischen Freunde und Mitbürger … Daß wir leben, ist unsere Schuld … Unsere in dieser Würdelosigkeit einzig noch bleibende Würde ist die Wahrhaftigkeit, und dann die unendliche geduldige Arbeit.‹«[23] Soweit Rolf Hochhuth.
Kurze Zeit nach dem Krieg schien fast alles in Vergessenheit geraten zu sein. Ärzte, die versuchten, sich mit ihren Erinnerungen an die Öffentlichkeit zu wenden, wurden als

»Nestbeschmutzer« diffamiert. Rudolf Nissen, einer der größten Chirurgen unseres Jahrhunderte, einst vertriebener Schüler von Sauerbruch, lehnte es denn auch ab, auf einen deutschen Lehrstuhl zurückzukehren. Trotzdem verzieh er seinen Verleumdern und denen, die seiner Vertreibung aus Deutschland tatenlos zuschauten, und nahm die Ehrenmedaillen entgegen, als sich die Gesellschaften mit der Aufnahme seines Namens in ihre Annalen selbst ehren wollten. Man denke auch an die Begründer Paul und Erwin Gohrbandt, die Berliner Chirurgen, die es zu hohen Ehren und Würden im Dritten Reich brachten, und ihren Schüler, den Chirurgen Wilhelm Heim, eine ehemals nicht unbedeutende Nazigröße. Wilhelm Heim war in seiner aktiven Zeit ein durchaus tüchtiger Arzt, der sich dank seines rastlosen Aktionismus jahrelang zum Präsidenten der Berliner Ärztekammer wählen ließ. Ein echter Aspirant für die Ehrenpräsidentschaft, den man anläßlich seines 80. Geburtstages noch zum Vorbild der deutschen Ärzteschaft hochstilisierte.[24] Oder man erinnere sich des Angehörigen der Waffen-SS Professor Sewering, der erst nach massiven Protesten ausländischer wie inländischer Ärzte 1993 daran gehindert werden konnte, den Vorsitz des Weltärzteverbandes zu übernehmen, nachdem er jahrzehntelang maßgeblich in der Ärztekammer Bayern und in der Bundesärztekammer mitregiert hatte. Immerhin hatten einige Dutzend Ärzte gegen diese Nominierung öffentlich protestiert.[25] Erst der Widerstand des Jüdischen Weltkongresses gegen Sewerings Kandidatur bewahrte uns vor einer blamablen neuerlichen Diskussion. Im Ausland gab es sogar bereits Boykottaufrufe für deutsche Waren. Aber wo blieb der Protest im eigenen Land, als es um die Wahl von Präsidentschaftskandidaten mit Nazivergangenheit für die Bundesärztekammer ging? Immerhin wurden nach 1949 drei von vier Kandidaten trotz ihrer braunen Vergangenheit in dieses Sprecheramt der Ärzteschaft gewählt. Unsere aktive Arztgeneration braucht weder Nazis noch die Gerontokraten, die solche Nazis nominieren, wählen und etablieren.

Die Selbstherrlichkeit deutscher Ordinarien kannte im Dritten Reich keine Grenzen. Ferdinand Sauerbruch, ein mit Hilfe der Ufa-Propaganda überbewerteter Chirurg, verhinderte die Verselbständigung der Anästhesie als eigenständiges Fach – um den Preis ungezählter Narkosen mit Todesfolge in Deutschland. Er war es auch, der die Intubationsnarkose, ein vom Kasseler Chirurgen Franz Kuhn maßgeblich entwickeltes Verfahren, welches bis heute weltweit angewendet wird, ablehnte. Aus rein egoistischen Motiven sabotierte er, sich allen Argumenten widersetzend, den Fortschritt zugunsten der von ihm entwickelten »Unterdruckkammeratmung«. Auch er gehörte – wie man dann nach dem Krieg in den Vorlesungen hören konnte – zu jenem »Wissenschaftsgremium«, das die Empfehlung abgab, wonach eine Impfung des »gemeinen Soldaten« mit Tetanusimpfstoff unnötig sei. Diese Fehlentscheidung deutscher Medizinpäpste kostete Hunderttausende einfacher Soldaten das Leben. Die Elitetruppen der Fallschirmspringer und der Waffen-SS dagegen bekamen ihren Tetanusimpfstoff und wurden dadurch erfolgreich gegen Wundstarrkrampf geschützt. (Die Soldaten der Alliierten erhielten übrigens alle diese Impfung.)

Besonderen Aufschwung nahm nach 1933 das Kassenarztwesen, denn zwischen dem kassenärztlichen Abrechnungssystem, dem Großdeutschen Reich und der Judenvernichtung bestehen bestimmte Zusammenhänge.

Im Mai 1989 (!) hat sich zum ersten Mal der Deutsche Ärztetag in Berlin – vierzig Jahre zu spät – offiziell mit der

Nazivergangenheit der deutschen Mediziner beschäftigt. »Die Ärzteschaft hat ihren Auftrag verraten, hat versagt und sich insgesamt schuldig gemacht, unabhängig davon, wie viele ihrer Mitglieder an dem Massenmord beteiligt waren«, so der Medizinhistoriker Richard Toellner.[26] Es gab innerhalb der Ärzteschaft keinen größeren organisierten Widerstand. Das ehemalige Deutsche Reich hatte 1933 52.000 Ärzte, von denen 6.000 jüdischen Glaubens waren.[27] Mit Schaudern nimmt man Berichte über angeblich große Ärzte jener Zeit, die den politischen Machthabern und ihren absurden Forderungen eilfertig zu Diensten waren, zur Kenntnis. So liest man in dem Bericht eines Hofrates, daß er selbst darüber erstaunt war, » ... mit welcher Eile den jüdischen Kollegen die Kündigungen ausgesprochen und sie aufgefordert wurden, das Klinikum oder Institut zu verlassen ... Am 11. April fuhren von Rehn (Chirurg), von Möllendorf (Anatom), der Rechtshistoriker Marschall von Bieberstein zusammen mit drei Vertretern der Bürgerschaft in anderer Angelegenheit zum Ministerium nach Karlsruhe (von Freiburg i. Br.). Bei dieser Gelegenheit wurden sie unmißverständlich belehrt, daß ›zum Schutze der Juden die umgehende Durchführung des badischen Erlasses erwartet wird‹ (5. und 6. April: Gesetz zur Wiederherstellung des Berufsbeamtentums – *P. Eckert*). Hier ereignete sich nun nicht mehr Begreifliches.« – »Seitens der Professoren«, so eine Notiz des Hochschulreferenten Fehrle, »wurde die loyale Durchführung des Erlasses zugesichert. Das Rektorat wies die Dekane noch am selben Tage an, sämtliche Personen jüdischer Konfession oder Abstammung gegen unterschriftliche Bescheinigung zu beurlauben.« Am 11. April meldete Rehn für die medizinische Fakultät den Vollzug.[28]

Etwa 250.000 Menschen wurden von Schergen im weißen

Kittel zwangssterilisiert, wobei 5.000 an den Folgen der Operation starben. 5.000 hilflose Kinder wurden selektioniert und ermordet, 70.000 geistig oder körperlich behinderte Menschen sind von Ärzten umgebracht, die Kranken getäuscht, die Angehörigen belogen worden. Viele KZ-Häftlinge wurden von jüngeren Ärzten – mit Wissen ihrer berühmten Chefs, teilweise bekannten Professoren der Medizin – gefoltert und anschließend, nach »erfolgreichen« Menschenversuchen, getötet.

Dann gab es da noch den Reichsvertrag vom 15. Dezember 1938. Dieser Vertrag setzte alle Mantel- und Gesamtverträge zwischen Krankenkassen und liquidierender Kassenärzteschaft außer Kraft und übertrug den Spitzenverbänden das alleinige Kündigungsrecht und das Recht auf sonstige Änderungen. Zur Erfüllung ihrer Funktionen wurde den Reichsverbänden der Krankenkassen und den Ärzten der Status von Körperschaften des öffentlichen Rechts verliehen. Dahinter verbarg sich der »völkische Gedanke«, und gleichzeitig war es eine Art Prämie für das Wohlverhalten der deutschen Ärzteschaft gegenüber den rassistischen Gesetzen vom 7. April 1933 (insbesondere zur Wiederherstellung des Berufsbeamtentums) und bei der Aufhebung der Bestallung zum Arzt durch die Vierte Verordnung zum Reichsbürgergesetz vom 25. Juli 1938. Das Berufsverbot für jüdische Ärzte begann mit einer Verordnung des Reichsarbeitsministeriums vom 22. April 1938.[29]

So fein gesponnen wurde das »harmlose Netz« der Kassenärzte in jener Zeit, und es besitzt bis heute seine volle Gültigkeit.

Politiker- beziehungsweise obrigkeitshörige Ärzte dieser Art gibt es auch in unserem Staat. Sie prostituieren sich bei politischen Mandatsträgern und fälschen fachliche Aussagen allein mit dem Ziel, einem Kollegen zu schaden. Sie schweigen, wenn katholische Krankenhausträger Kollegen »feuern«, nur weil diese ihre verfassungsmäßig garantierten Rechte wahrnehmen wollten. Sie führen das große Wort vom Ethos im Mund und nominieren dann Leute wie Doktor Hans Sewering zum Präsidenten ihres internationalen Repräsentationsorgans. Im Juli 1994 untersagten die Immigrationsbehörden der Vereinigten Staaten Dr. Sewering zeitlebens die Einreise in die USA mit dem Hinweis, daß seine Anwesenheit in den Staaten wegen seiner nationalsozialistischen Vorgeschichte nicht erwünscht sei. Dennoch war sich die offizielle Ärzteschaft nicht zu schade, am 29. Januar 1993 Hans Joachim Sewering im *Deutschen Ärzteblatt* als Opfer und »Ziel einer Verleumdungsaktion« zu verteidigen.[30]

Die Wiedervereinigung 1990 brachte neue Ungerechtigkeiten hervor. Heute geht die zweite und dritte Wahl des wissenschaftlichen Nachwuchses von West nach Ost und räumt auf. Selbst ehrenwerte Ärzte, die dem Staatssystem der DDR sehr distanziert gegenübergestanden hatten, müssen ihre Lehrstühle räumen, um sich vor »Ehrengerichten« zu verantworten. Andere wieder – obwohl international als Ärzte und Wissenschaftler bekannter als ihre Nachfolger im Amt – werden vorzeitig pensioniert. Im Grunde sei ja jeder Professor der Charité, so verbreitet man, ein potentieller Stasimann gewesen.

Nach dem Zweiten Weltkrieg aber, als noch mindestens 60 Prozent der führenden Ärzteschaft eine weitaus engere Beziehung zum eben vernichteten und geächteten Staat hatten als ihre jetzt abgesetzten Stasikollegen, ließ man eine »ungewöhnliche juristische wie gesellschaftliche Milde« walten.

Den »geistigen Führern« der deutschen Medizin aber wünschte man einen Bruchteil von Immanuel Kants Verstand: Der große Philosoph hatte sich ständig über seinen Beamtenstatus als deutscher Professor beklagt. Erst nachdem ihn der König aus diesem Zustand entlassen hatte, konnte er freimütig seine Philosophie von der Kritik der Vernunft publizieren. Vielleicht würde eine »Entbeamtung« unserer universitären Köpfe zu mehr Kreativität und Aktivität führen. Denn man hat bei vielen Professoren den Eindruck, daß sie sich die Nullrunden der Wissenschaft noch durch »Vergolden ihrer Hände« belohnen lassen.

# 4 Der Tanz um das Goldene Kalb: Das Geld der Ärzte

*»Die Ärzte sind die natürlichen Anwälte der Armen, und die soziale Frage fällt zu einem erheblichen Teil in ihre Jurisdiktion.«*
Rudolf Virchow 1848

## Die Einkommenslüge der etablierten Ärzteschaft

Das Aberwitzige am ärztlichen Honorarsystem ist der Widerspruch zwischen staatlicher Eintreibung der Gelder im Rahmen der gesetzlichen Krankenversicherungsbeiträge und freier Marktwirtschaft der Anbieter. An dieser Quadratur des Kreises muß unser soziales Gesetzeswerk scheitern.
Über das Einkommen der Ärzte wird oft und gern diskutiert. Das »Feindbild« ist breit angelegt, einige Korrekturen erscheinen daher sinnvoll. Die Behandlung der ärztlichen Einkommen durch die Ärztekammern vollzieht sich dem Schein nach in aller Öffentlichkeit. In Wirklichkeit ist das ärztliche Einnahmevolumen eines der am besten gehüteten Geheimnisse in unserer Gesellschaft. Das Fatale an der ganzen Sache ist, daß vermutlich nicht einmal die Verbandspräsidenten unserer Ärzteschaft wissen, aus wie vielen Töpfen sich ihre Mannschaften bedienen. Auf das von Gesundheitsminister Horst Seehofer angedrohte Malussystem reagierten die Praxisärzte während der heißen Pha-

se der Gesetzesbearbeitung im Herbst 1992 mit Praxisschließungen. Sie hängten Plakate mit Hinweisen auf die bevorstehende Verarmung der Ärzteschaft aus. Im Herbst 1994 drohte ein neuer Krieg. Die Zahnärzte hatten im Rahmen ihrer von den gesetzlichen Kassen vorgegebenen Budgetgrenzen das Limit erreicht und sahen sich außerstande, bis zum Ende des Jahres besonders aufwendige Behandlungen weiterhin vorzunehmen. Es fielen Drohungen aus allen Richtungen. Selbst Horst Seehofer äußerte unverhohlen sein Unverständnis.
Seit Kriegsende habe es nicht mehr eine solche Unruhe unter den Ärzten gegeben,[1] sorgte sich der noch vor Jahresfrist amtierende zweite Vorsitzende der Kassenärztlichen Bundesvereinigung (KVB), Dr. Otfried Schaefer. Sprecher des Deutschen Gewerkschaftsbundes prägten entrüstet das Wort vom »Streik der Millionäre«.
Die Reaktion der Ärzte lief aus dem Ruder. Vehement protestierten sie gegen die »ungerechte Honorardekkelung« durch Minister Seehofer, der die Ärzte damit an den »Rand der Sahelzone transplantieren« würde. Dabei plante der brave Bayer doch nur etwas, was Menschen wie du und ich schon lange kennen – eine Anpassung der Ärztehonorare an die allgemeine Einkommensentwicklung.
Kurze Zeit vor den von den Landeskassenverbänden und dem Hartmann-Bund im Verein mit dem Marburger Bund inszenierten Protestaktionen, an denen unter anderem auf dem Bonner Marktplatz viele Tausende von Ärzten teilnahmen, hielt der Vorstand einer Landesvertreterversammlung eine Rede vor seinen Mitgliedern. »Die Honorarbilanz des Jahres 1991«, so betonte der Manager der Kassenärztlichen Vereinigung (KV) Nordrhein-Westfalen, »kann sich nicht nur im Bundesdurchschnitt sehen

lassen, denn sie war insgesamt recht ordentlich. Honorarzuwächse gab es in Höhe von

- 7,5 Prozent bei den Ortskrankenkassen,
- 9,8 Prozent bei den Betriebskrankenkassen,
- 11,8 Prozent bei den Innungskrankenkassen,

und selbst die Vergütung der Ersatzkassen – die immerhin 40 Prozent des Gesamthonorars der Kassen ausmachen – ist um 8 Prozent gestiegen. In zwei Zahlen ausgedrückt: Die Gesamtvergütung dieser Landes-KV war im Jahre 1991 um 307 Mill. Mark oder 8,3 Prozent gestiegen. Bei einem Arztzahl-Zuwachs von 2,6 Prozent bedeutet dies im statistischen Durchschnitt pro Kassenarzt einen Honorarzuwachs von 5,7 Prozent oder 20.500 Mark!«[2] Die Lebenshaltungskosten stiegen im gleichen Zeitraum um 2 Prozent, die Pharmapreise um 1,3 Prozent und die Einnahmen der Beamten und des Öffentlichen Dienstes um »nur« 6 Prozent.
Diese positive Einkommensentwicklung fand immerhin nach dem Blümschen Reformgesetz von 1988 statt. Allerdings wurde nur eine Minderheit von Ärzten, zusammen weniger als 38 Prozent der Ärzteschaft, so honoriert. Wenn die offizielle Ärzteschaft von schlimmen Einkommenseinbußen spricht, »vergißt« sie, daß lediglich der Teil der Ärzte davon betroffen sein könnte, der ohnehin vergleichsweise viel verdient. Und das ist der kleinere Teil, nämlich 107.400 Ärzte in der Praxis und knapp 12.700 leitende Krankenhausärzte (Stand 1993).
Nach Verantwortung, Leistung und Einkommen bildet die Ärzteschaft eine »Dreiklassengesellschaft«. Von den offiziell 260.000 als berufstätige Ärzte ausgewiesenen Medizinern, die in den neuesten Statistiken (Ost und West) aufgelistet werden, muß man 30.000 oder 12 Prozent abziehen, die in Verwaltung, Forschung und Industrie arbeiten.[3] Die verbleibenden 230.000 teilen sich auf in niedergelassene

Ärzte (rund 107.000) und in Krankenhausärzte, die nach BAT bezahlt werden. Hinzu kommen noch fast 60.000 Mediziner ohne berufliche Tätigkeit. Insgesamt resultiert daraus eine Gesamtzahl von Ärzten, die 1994 bei 320.000 liegen dürfte.

**Offizielle Ärztestatistik**
**[Quellen: Statistisches Bundesamt/KVB/BÄKJ, Juli 1994]**

| | |
|---|---|
| Niedergelassen/Praxis | 107.400 |
| Krankenhausärzte | 124.600 |
| Berufstätige Ärzte (sonstwo) | 28.000 |
| Ohne ärztliche Tätigkeit (> 50 % über 65 Jahre alt) | 57.700 |
| **Gesamtzahl** | **317.700** |

**Inoffizielle Ärztestatistik**
**[nach wirtschaftlichen Aspekten – Schätzung 1994]**

| | |
|---|---|
| Liquidationsberechtigt | 122.000 |
| Angestellte Ärzte | 112.000 |
| Angestellte Ärzte »sonstwo« | 30.000 |
| Arbeitsuchende Ärzte | 12.000 offiziell (30.000 inoffiziell?) |
| Ärzte im AiP (Arzt im Praktikum) Anschlußtätigkeit? | 10.000 ? |
| Nichttätige Ärzte = »Stille Reserve« | 60.000 ? |
| Nichtregistrierte arbeitende Ärzte | ? |
| Asylsuchende/Gastärzte | |
| Deutsche Ärzte im Ausland (nach Rückkehr arbeitslos) | ? |
| **Gesamtzahl** | **346.000 (bis 364.000)** |

Die angestellten Ärzte (112.000) leiden am meisten unter der »gerechten« Arztbezahlung. Etwa 60 Prozent der angestellten Ärzte sind Fachärzte oder verfügen über zusätzliche hohe Qualifikationen. Diese werden in der Regel dem Krankenhaus kostenlos zur Verfügung gestellt oder vom Chefarzt bestenfalls freiwillig und nach eigenem Ermessen »honoriert«.

Angestellte Ärzte sind vorwiegend in den 3.100 Krankenhäusern oder als offizielle Mitarbeiter in den Praxisbetrieben tätig. Ohne garantierte Nebeneinnahmen und ohne Anspruch auf die Honorare der Kassenärztlichen Vereinigungen und privaten Krankenkassen bilden sie die Basis der Ärzteschaft, die die Grundversorgung der Bevölkerung mit sichert. Alles, was angestellte Ärzte über ihr Grundgehalt hinaus verdienen, beruht auf den Nacht-Bereitschafts- und Notfalldiensten. Dafür sind sie zu Zeiten tätig, in denen viele ihrer Praxiskollegen den Feierabend genießen oder schlafen. Überstunden sind bei ihnen die Regel, und ohne sie würde kein vernünftiger Klinikbetrieb zustande kommen. Im Krankenhaus basiert demnach die

**Reales Einkommen der drei Gruppen**

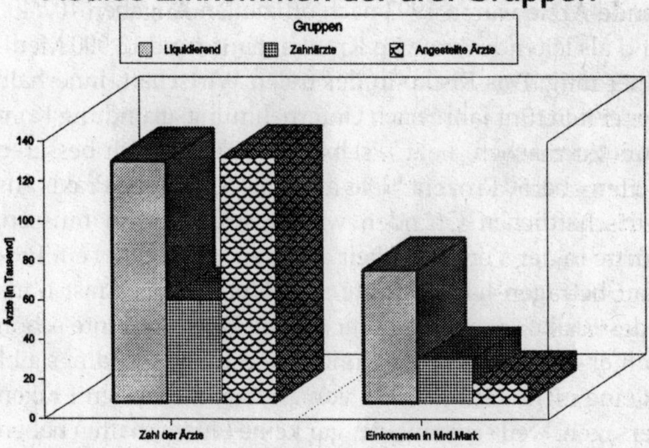

Regelversorgung der Patienten auf nicht bezahlten und nicht abgebummelten Überstunden der nachgeordneten und leitenden Ärzteschaft.[4] Trotz eines Urteils des Bundesgerichtshofes vom 29. Oktober 1985 (Az. VI ZR 85/84), daß Ärzte nach Ruf- und Dienstbereitschaften den Dienst am darauffolgenden Tag zu beenden haben, sieht die Wirklichkeit ganz anders aus.[5] Obwohl der Nachtdienst zur Ausbildung unbedingt dazugehört, sehen viele Krankenhausträger die Vergütung von »Überstunden« als lästiges Übel an. Ärzte, die nach einem Achtstundentag von der Krankenversorgung abtreten, werden jedoch nur schwerlich erleben, wie und wann der von ihnen behandelte Patient eine Komplikation erleidet oder gar stirbt. Diese Art von »Überstunden« gehört unbedingt zur Grundausbildung eines Arztes dazu, muß allerdings in einem weit höheren Ausmaß als bisher vergütet werden.

Jene Ärzte (122.000), um die es bei den Diskussionen über die Ärzteeinkommen geht, bezeichnen sich selbst gern als freie Unternehmer. Es sind die Ärzte mit Liquidationsberechtigung und Kassenzulassungen. Als frei praktizierende Ärzte waren 1993 nach offiziellen Angaben 107.400 und als leitende Ärzte im Krankenhaus rund 13.000 Mediziner tätig. Das Risiko in der freien Wirtschaft, innerhalb der ersten fünf Jahre nach Unternehmungsgründung Konkurs zu machen, liegt – selbst in wirtschaftlich besseren Zeiten – bei 50 Prozent.[6] Das ärztliche Risiko, die Praxis aus wirtschaftlichen Gründen wieder schließen zu müssen, dürfte in der Vergangenheit dagegen weniger als ein Prozent betragen haben. Ärzte sind Unternehmer fast ohne jedes Risiko, denn selbst der trägste Doktor konnte schon immer ganz gut über die Runden kommen. Allerdings gibt es eine nicht geringe Zahl von Ärzten, die in den Praxen versagen, weil sie entweder gar keine Eigenschaften haben oder einfach »zu nichts kommen«. Sie finden nicht den richtigen Ton zum Patienten oder halten sich nur bei Belanglosigkeiten auf. Der kleine, kaum zu messende Anteil derer, die als »Unternehmer-Arzt« in der Praxis aufgeben mußten, scheiterte an den Schulden wegen überhöhter Praxisinvestitionen oder hatte sich in einem Raum niedergelassen, der bereits ärztlich überbesetzt war. Wenn man sich jedoch auf den Rat der ortsansässigen Kassenärztlichen Vereinigung verläßt – und das ist in Geldangelegenheiten immer richtig –, können solche Pannen eigentlich nicht passieren.

Das wird sich jetzt vermutlich dank des Seehoferschen GSG ändern. Aufgrund von Überbesetzungen mit Arztpraxen in Ballungszentren wird der eine oder andere Doktor demnächst in Konkurs gehen. Es gibt zwar darüber keine offiziellen Zahlen, künftig allerdings, so kalkulierte die *WirtschaftsWoche* Ende 1993, müßte man bei Arztpraxen mit einer Pleiterate von 20 Prozent rechnen.

Zu den Geldquellen dieses Teils der Ärzteschaft gehören die folgenden Abrechnungsmöglichkeiten:

- Gesetzliche Zwangsversicherungen (1993: 35,1 Mrd. Mark);
- Private Krankenversicherungen (1993: 6,9 Mrd. Mark);
- Beamtenbeihilfe (1993: zwischen gut 10 und 12 Mrd. Mark);
- Gesetzliche Unfallversicherungen/Berufsgenossenschaften (1992: etwa 1 Mrd. Mark);
- Gehälter für fast 13.000 leitende Ärzte (Aufwand 1992: 2,5 Mrd. Mark – ohne Vorlesungsgelder aus dem Topf der »stationären« Behandlung);
- Gelder aus Unfall-, Haftplicht-, Lebensversicherungen, Sozialversicherungen usw.;

- direkte private Honorare von Patienten, zahlbar an den Arzt (unbekannte Einkommensgrößen);
- ab 1995 im Rahmen der neuen Pflegeversicherung voraussichtlich über 1,7 Mrd. Mark, das heißt 10 Prozent des Gesamtaufwandes für die Pflegeversicherung dürften für direkte oder indirekte Honorarzahlungen zusätzlich anfallen.

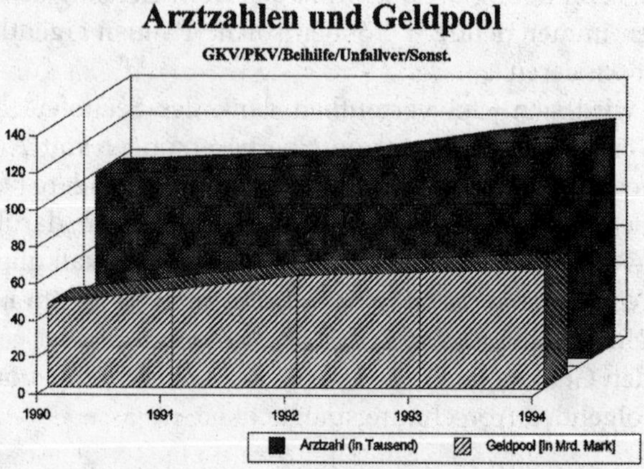


Die Zahnärzte erhielten von den Gesetzlichen Krankenkassen 1993 etwa 17 Mrd. Mark (Honorar inklusive Zahnersatz) und von den Privaten Krankenversicherungen etwa 2,977 Mrd. Mark. Bei den hier angegebenen Zahlen für Kassen- und Zahnärzte handelt es sich eher um untere Grenzbeträge, weil in vielen anderen Positionen – nämlich bei Arbeiten von Zahntechnikern oder bei Wahlleistungen, die von der Kasse nicht erstattet werden – versteckte Gewinne möglich sind.

Während also die Kassenärztlichen Vereinigungen immer nur die aus den gesetzlichen Kassen gezahlten Beträge

(35,1 Mrd. Mark für 1993) veröffentlichen, sind die wirklichen Einnahmen dieses Interessenverbandes kaum zu ermitteln. Einen festen Bestandteil der Gewinnmaximierung bilden die Laborkosten, die ebenso wie die Einnahmen aus der Röntgendiagnostik und den vielen anderen Hilfsmaßnahmen (Kurzwelle, Ultraschall, Wärme, Kälte, faradaysche und galvanische Ströme, UV-Strahlen, »biologische Anwendungen« etc.) zu den »Glücksbringern« unserer Praxisärzte gehören. In dieses »viel zu geringe Einkommen« von 60 Mrd. Mark pro Jahr teilen sich 122.000 Praxisärzte und leitende Ärzte in den Kliniken. Das kumulierte Einkommen der zur Liquidation berechtigten Ärzte kann logischerweise nicht zuwenig betragen, sondern nur falsch verteilt sein. Man denke an die Einkommen allein der Tausende von Spitzenverdienern, die über eine oder gar mehrere Millionen Mark im Jahr versteuern.
Am Beispiel der Laboreinnahmen läßt sich gut zeigen, wo zusätzliche Einkommensquellen verborgen sind: Nehmen wir eine mittlere Laborgemeinschaft, an der zwischen 31 und 99 Mitglieder, das heißt niedergelassene Arztpraxen, partizipieren. Bei bis zu rund einer Mill. Analysen pro Jahr beträgt das Umsatzvolumen 15 Mill. Mark. Der Anteil der Kosten am Umsatz beträgt etwa 50 Prozent und kann auch schon mal auf 55 Prozent steigen.[7] Dies wäre vor Steuern ein Gewinn von 7,5 Mill. Mark im Jahr, der anteilig verteilt wird. Der Ertrag vor Steuern steigt mit zunehmender Größe des Labors. Bei dieser Kalkulation entfiele auf jede Arztpraxis ein Nebenverdienst in Höhe von 50.000 bis 70.000 Mark, obwohl auch der Laborarzt für seine »immense Verantwortung« zusätzlich abkassiert. Aus dem bei Privatpatienten mehrfach berechneten Gebührensatz kommen noch weitere unkalkulierbare Geldmengen hinzu.

Zu diesen Sümmchen addieren sich beachtliche Beträge aus solchen Amtshandlungen niedergelassener Ärzte, die man zu den »besonderen Verfahren« zählt und deren Kosten infolge ihrer Obskurität von keiner Krankenkasse, keiner Behörde oder sonstigen Institutionen dem Patienten zurückerstattet werden. Es handelt sich um besondere Verfahren der Naturheilkunde oder andere wenig begründete Therapieverfahren. Zu diesen Heilversuchen gehören zum Beispiel die sogenannten Sauerstoffinfusionen mit Eigenblut oder das Ozoneinblasen in den Enddarm bei chronischen Darmkrankheiten. Es handelt sich dabei in der Regel um solche Heilmethoden, deren Effektivität wissenschaftlich unbewiesen ist, die dem Patienten aber als letzter Schrei immunologischer Päpste verkauft werden. Bei derartigen Quacksalbereien wird der Patient in bar zur Kasse gebeten, ohne daß sie die berufliche Aufsicht – Ärztekammern oder Regierungsbehörden – daran stößt.
Ebenfalls nicht zu errechnen sind die Honorare für kleine Gutachten von allgemeinen Personenversicherungen (Haftpflicht, Lebensversicherungen) oder für wissenschaftliche Gutachten sowie Gelder für klinische Prüfungen der Pharmaindustrie. Wenn man bedenkt, daß allein die Rezeptgebühren in der Apotheke (drei Mark) 1985 schon in einer Größenordnung von 1,1 Mrd. Mark zu Buche schlugen,[8] läßt sich erahnen, wie hoch die »stille Nebengebühr« im Arzthonorarbereich sein könnte. Setzen wir diesen Anteil mit nur 10 Prozent der GKV-Honorare an, kämen noch einmal 3 Mrd. Mark dazu.
Erfahrungen mit der neuen Pflegeversicherung stehen noch aus. Veranschlagt hatte das Bundesministerium für Arbeit und Soziales 17,1 Mrd. Mark, eine Summe, die schon vor Inkrafttreten des Gesetzes stark bezweifelt wurde. Bei den gesetzlichen Krankenkassen beanspruchen die alten

Menschen mehr als zwei Drittel des Budgets für ambulante und stationäre Behandlung.
In die Summe von mindestens 60 Mrd. Mark teilen sich rund 38 Prozent der Ärzte; die Jahresgehälter der etwa 13.000 leitenden Ärzte, die an diesem Topf beteiligt sind, kommen noch hinzu – fast 3 Mrd. Mark. Der Streubereich dieser Rechnung variierte 1992 zwischen 45 und 60 Mrd. Mark, zu einer Zeit, wo offiziell von seiten der Standesvertreter von Einkommenseinbußen gesprochen wurde. Aber damit ist die Kostenschraube noch nicht an ihrem Ende. Die Niederlassungsfrequenz stieg von Februar 1993 bis Anfang 1994 wie im Fieber monatlich an. Dieser Zwang zur Praxiseröffnung, provoziert durch das Seehofersche GSG, wird für alle nur erdenklichen Preisanstiege im ärztlichen Abrechnungssystem sorgen.[9]
Diese Hochrechnungen über die Einkommensquellen von liquidierenden Ärzten in Praxis und Klinik basieren ausschließlich auf den Honoraren und sind ohne Berücksichtigung des Gesamtumsatzes einer Praxis (bei rund 55 Prozent Betriebskosten) kalkuliert. In einer Praxis gibt es noch versteckte Gewinne, zum Beispiel in den verschiedenen Sachleistungen. Auch die Gehälter bei den beamteten leitenden Ärzten von Universitätskliniken sind viel höher als die der leitenden Ärzte an den öffentlich-kommunalen, privaten und gemeinnützigen Kliniken. Die schmalen Vorlesungs- und Prüfungsgelder, die den Professoren gezahlt werden, sind fast zu vernachlässigende Kleckerbeträge.
Nur eine Offenlegung der Steuererklärungen könnte zu einer Klärung der wirklichen Einkommen (Zuwächse wie Verluste) beitragen. Im November 1992 erschien als Antwort auf die »Beinahe-Enteignung« der Ärzteschaft durch Minister Seehofer eine »offene Steuererklärung« aus dem Praxisbereich. Dieses Papier, im *Deutschen Ärzteblatt* publi-

ziert, sollte belegen, daß das Einkommen der Ärzte – nach allen Abzügen – zwischen 70.000 und 105.000 Mark im Jahr betragen würde.[10] Die kleinere Summe wurde von den Allgemeinärzten in 54 Wochenstunden und die größere Summe von den Fachärzten mit ebenfalls überdurchschnittlichen Arbeitsbelastungen erzielt. Die Berechnung der Arbeitszeit ist vermutlich richtig, die deklarierten Beträge und Erträge sind es allerdings nicht, denn darin sollten angeblich schon die privaten Einnahmen enthalten sein. Vielleicht haben sich die Betriebswirte in den Jahren geirrt, denn 1992 erhielten die Ärzte allein von den gesetzlichen Kassen rund 35,1 Mrd. Mark Honorar. Dies machte bei 107.000 Praxisärzten im Durchschnitt pro Arzt etwa 320.000 Mark an Honoraren allein von den Gesetzlichen Krankenkassen aus – und dies ohne die zusätzlichen Milliarden aus den sonstigen hier aufgelisteten Einnahmequellen.

Wenn also seitens der offiziellen Ärzteschaft gejammert und geklagt wird, kann man nur den Eindruck gewinnen, daß das Geld innerhalb der Ärzteschaft einfach falsch verteilt wird. Es liegt also ein Versagen der Kassenärztlichen Vereinigungen vor, denn anscheinend stimmt das Verteilungssystem unter dem Honorardeckel nicht mehr. Dies ist angesichts der verzerrten Einkommensrelationen zwischen Kinderärzten, Neurologen und Orthopäden sowie Radiologen und Laborärzten durchaus denkbar. Wenn niedergelassene Ärzte mit so viel Arbeit so wenig verdienen, dann sollte man das überholte Instrument der Honorierung aufgeben und der niedergelassenen Ärzteschaft zu einem festen Monatsgehalt verhelfen.

Es ist nämlich abzusehen, daß das bisherige Honorarsystem seine Grenzen erreicht. Zu den niedergelassenen Ärzten kommen jetzt nicht nur Fachärzte aus den Kliniken, sondern auch viele junge Ärzte dazu, von denen nicht wenige in die neuen Bundesländer pilgern werden, so daß es nur eine Frage der Zeit ist, wann der Honorardeckel »hochgehn« wird. Im Osten nämlich sollen alle sich niederlassenden Ärzte durch Minister Seehofer insofern »bestraft« werden, als ihre »Honorardeckelung« sich nur an den Einnahmen ihrer Kollegen im Westen aus dem Jahre 1991 orientieren soll. »Mehr war nicht drin«, seufzte 1993 der inzwischen im Amt nicht wieder bestätigte Vorsitzende Dr. Hess von der Bundeskassenärztlichen Vereinigung.[11] Die Ärzte und Rechtsanwälte, die in den neuen Bundesländern tätig werden, sind vermutlich neben Aldi, Kaufhof und Quelle die Hauptgewinner der deutschen Einheit. Sie werden zu Recht als »Wendegewinnler« apostrophiert. Das Einkommen dieser Ärzte betrug bereits 1992 durchschnittlich 80 Prozent der Einkommen der Praxisärzte in den alten Ländern, und dies bei den damaligen Preisen im Osten. Hoffentlich treten sie nicht bald wegen der fehlenden 20 Prozent in den Hungerstreik!

Im Dezember 1994 kündigten die Kassenärztlichen Vereinigungen zwei Vorhaben an. Die erste Initiative betraf einen Honoraranstieg für 1995/1996 um 6 Prozent. Die zweite Meldung: Man plant wegen zunehmenden Drucks durch Facharztgruppen eine »gerechtere« Umverteilung unter dem Honorardeckel. Man möchte die zu hohen und überbewerteten Einzelleistungen abbauen. Dies wird nicht so rasch gelingen, denn schon formieren sich die Seilschaften, die mit juristischer Hilfe ihre Besitzstandswahrung einklagen wollen.

Eine böse Prognose sei am Ende dieses Wirtschaftskapitels erlaubt. Die Preise der privaten Krankenversicherungen werden für uns »Kunden« um 15 bis 20 Prozent pro Jahr ansteigen. Die Krankenkassen wiesen 1993 zwar Überschüsse in Höhe von 10,3 Mrd. Mark aus, doch resultiert diese Art von Einkommen aus einer brutalen Abkassierung beim Verbraucher und teilweise auch beim industriellen Anbieter (Pharmaindustrie). Bereits 1994 aber schrumpften die Überschüsse im Jahre eins nach Seehofers GSG auf nur noch 800 Millionen Mark.[12]

## Sonderfall Universitätskliniken

*Menschen in hohen Stellungen sind Diener im mehrfachen Sinne, sie dienen dem Staate, dem eigenen Ruhme und den Geldgeschäften.*
(Weisheit aus dem Altertum)

Ein zentrales Problem der Universitätskliniken ist das nicht zu rechtfertigende starke interne Leistungs- und Einkommensgefälle. Abgesehen von der Situation des unterbezahlten Pflege- und technischen Personals trifft diese Feststellung auch für den Stamm der engsten akademischen Mitarbeiter eines Lehrstuhlinhabers zu. Der Ordinarius hat die Möglichkeit, alle Mitarbeiter für seine persönlichen Interessen einzusetzen, ohne eine Begründung dafür abgeben zu müssen – ein Zustand, den man nur mit Verhältnissen zur Zeit des feudalen Absolutismus vergleichen kann. Er, der Herr, frei von Schuldkomplexen, steuert Karriere und Fortkommen des Mitarbeiters. Ein offenes Wort eines jungen Arztes gegen die ungerechten Einkommenssprünge genügt, und seine bisherige Karriere ist hin.
An einigen Kliniken dürfen die Chefs nicht nur eine, sondern zwei, drei und mehr »Bettenburgen« gleichzeitig abkassieren. Als Beispiel mögen die Inhaber von radiologischen Lehrstühlen dienen. Ein einziger Radiologe ist für die Chirurgische und (Innere) Medizinische Klinik, die Frauenklinik, die eigene Klinik und die Hals-Nasen-Ohren-Klinik, also insgesamt für einen Bereich von 500 Betten, zuständig und zum Kassieren ermächtigt. Dies schafft er nur, indem er in jeder Weise von ihm abhängige Oberärzte zur Arbeit einsetzt. Bei 5 bis 15 Prozent Betten für Privat-

patienten ergibt dies ein bis zu zweistelliges Millioneneinkommen im Jahr, ohne daß er irgendwelche Investitionen tätigen muß und ohne daß er einen Großteil zahlender Patienten überhaupt je zu Gesicht bekommen hätte. Die teuren High-Tech-Apparate, die er dabei einsetzt, werden von den Ministerien, den Krankenkassen oder von gemeinnützigen Gesellschaften (Krebsforschung, Multiple Sklerose, Volkswagenstiftung, Deutsche Forschungsgemeinschaft usw.) spendiert. Der Löwenanteil der Grundlagenforschung auf diesem Sektor wird von einschlägigen Firmen, wie Siemens, Philips, und der japanischen und amerikanischen Industrie finanziert und durchgeführt. Statt nun wenigstens diese modernen Techniken, wie Computertomographie oder Magnet-Resonanz, auf zukunftsträchtigen Gebieten einzusetzen, macht man damit klinische Routineverfahren zu Doppel- und Dreifachuntersuchungen. Neben der konventionellen Technik werden zur Diagnose eines Abszesses, eines Bandscheibenvorfalls oder einer Schädelprellung alle diese teuren Techniken oft routinemäßig simultan eingesetzt. Weil es viel Geld einbringt, werden solche Sitten auch von normalen Krankenhäusern nachgeahmt.

Solche Superchefs gibt es auch auf anderen Gebieten, wie die Kliniken mit zentralen Labors und zentralen Anästhesie- und Intensivmedizinbereichen zeigen. Auch »Generalstabskliniken« auf dem Gebiet der allgemeinen und der Unfallchirurgie sind ein unerträglicher Zustand, weil es heute keinen Arzt mehr gibt, der von sich sagen könnte, daß er beide Fächer auch nur annähernd gleichermaßen perfekt beherrschen würde. Trotzdem werden an einigen Universitäts- und städtischen Großkliniken beide Disziplinen von einem einzigen Menschen »vertreten«.

Ob ein Klinikchef von seinen persönlichen Einnahmen etwas abgibt, ist seine individuelle Sache. Man kann davon ausgehen, daß es an den Universitäten ein Nebeneinander von Millionären und Kulis gibt, wobei letztere für ein Grundgehalt die eigentliche Arbeit leisten.

Eine interessante Einkommensquelle für Lehrstuhlinhaber ist ihre selbstverständliche Beteiligung an Preisgeldern für wissenschaftliche Entwicklungen ihrer Mitarbeiter. So mancher Millionär als Klinikchef empfindet es nicht als unwürdig, solch ein Preisgeld in Höhe von 1.500 bis 3.000 Mark mit seinen Mitarbeitern, die vielleicht weniger als 4.000 Mark im Monat verdienen, zu teilen. Man darf dabei nicht vergessen, daß der Löwenanteil der Arbeiten, die den Wissenschaftspreis eingebracht hatten, von den Mitarbeitern ohne Beteiligung des Chefs geleistet wurden. Es soll auch vorgekommen sein, daß selbst kleinere Beträge von 70 bis 150 Mark, die für kurze wissenschaftliche Beiträge in angesehenen Zeitschriften gezahlt wurden, von Vorgesetzten eingestrichen worden sind. Gleiches gilt, wenn höhere Geldbeträge für klinische Forschungsprojekte von der Industrie auf Drittmittelkonten gezahlt werden. Auch hier scheint das Selbstbedienungsprinzip hervorragend zu funktionieren, denn oft hat der Chefprofessor als einziger – unkontrolliert – Zugang zu dem Geldpool.

Zu allem Überfluß sind die Klinikchefs an deutschen Universitäten als Beamte auch noch Beihilfeempfänger nach dem Beamtentarif. Viele Länderregierungen erlauben ihren leitenden Universitätsprofessoren, auch noch bis zum 70. Lebensjahr im Amte zu bleiben und »sich selbst zu vertreten«. Sie verharren also über die gesetzliche Pensionierungsgrenze von 65 Jahren hinaus in ihren Ämtern und beziehen – wohl kaum leistungsbedingt – noch im Greisenalter weiter überdurchschnittlich hohe Einkommen. Oft vergehen Jahre, bis die Fakultäten sich bemüßigt fühlen, einen Nachfolger für den ausscheidenden Kollegen zu finden. Dadurch entstehen nicht nur grobe Ungerechtigkeiten zu allen anderen Arbeitnehmern, sondern auch ein erhebliches soziales Gefälle, wie es sonst wohl nur noch in jenen Ländern der Erde, die man offiziell zu den Entwicklungsländern zählt, vorherrscht.

Die wissenschaftliche Graduierung wird durch die sogenannte Habilitation erlangt. Das Geschenk, Lehr-, Forschungs- und Prüfungstätigkeit selbständig auszuüben, ist von zweifelhaftem Wert. 1971 gab es an 19 Universitäten weniger als 150 medizinische Habilitationen. Damals galt dieser Schritt noch etwas. 1989 haben sich laut *Wirtschafts-Woche* schon mehr als 430 Humanmediziner habilitiert, das heißt eine Dozentur erworben.[13] Die Inflation dieses Titels zeugt davon, daß er heute zunehmend als Ersatzorden für entgangene Tantiemen verliehen wird, denn bis heute gilt an den deutschen Universitätskliniken der bekannte Spruch von Alexandre Dumas: »Alle für einen.«

## Das Melodram der Zahnärzte

Bei dem »Krieg der Ärzte« um das liebe Geld sollte man unsere Zahnärzte nicht vergessen. Per Gesetz aus dem Berufsstand der guten alten Dentisten über ein zahntechnisch-medizinisch angehauchtes Studium zu »Zahn«ärzten geliftet, gelangten sie in den Genuß der verschiedenen Gebührenordnungen. Wir hatten 1990 etwa 42.000 Zahnärzte, die aktiv an der Behandlung der Patienten in den alten Bundesländern teilnahmen.[14] Jetzt, im vereinten Deutschland, sind es fast 52.000, die um die Wette bohren, sanieren, plombieren und – kassieren. Die gesetzlichen Krankenkassen zahlten den Zahnärzten 1993 Honorare in Höhe von 12,8 und beim Zahnersatz 6,8 Mrd. Mark, und die privaten Kassen zahlten zusätzlich 2,9 Mrd. Mark. In all diesen Summen stecken mehr oder weniger hohe verborgene Gewinne, denn die privaten Zuzahlungen der Patienten zum Zahnersatz und bei den Zahnbehandlungskosten sind praktisch nur über das Finanzamt zu errechnen.

Jetzt kommt auf die deutschen Krankenkassen – und auf uns alle – eine neue, 30 Mrd. Mark teure zahnärztliche »Kur« zu. Die Lobby der »biologischen Zahnärzte« agitiert derzeit in der Öffentlichkeit sehr erfolgreich mit Sicherheitsargumenten und diffamiert das seit über 100 Jahren bewährte Zahnfüllungsmittel Amalgam. Zugegeben, Quecksilber und Cadmium sind keine besonders freundlichen Metalle. Die Bevölkerung wird nun in Angst und Panik versetzt, weil bei Amalgamträgern die Quecksilberspiegel im Blut vorübergehend ansteigen können. Sicher gibt es auch bei einigen wenigen so behandelten Patienten allergische Erscheinungen und Befindlichkeitsstörungen, weil in der Tat jedes natürliche wie künstliche Produkt im menschlichen Körper zu niedrigen elektrischen Spannungsänderungen führt. Diese »Potentialdifferenzen« (sehr niedrige Stromstärken) sind seit mehr als 200 Jahren bekannt. Aber hohe Quecksilbermengen finden sich auch in der Nahrungskette, in der Luft, die wir einatmen, und in allen möglichen anderen Bereichen. Nun verängstigt man Millionen Menschen, die daraufhin den Austausch des quecksilberhaltigen Zahnfüllungsstoffes verlangen. Das kostet uns alle mindestens 30 Mrd. Mark (Stand 1994). Dabei sind die von der Zahnarztlobby geforderten Ersatzstoffe ebenfalls nicht unproblematisch, weil sie weniger haltbar sind und außerdem nicht gänzlich unbedenkliche chemische Zusatzstoffe enthalten. Was ist das Ende vom Lied? Amalgam wird künftig erfolgreich in China produziert und außerhalb von Deutschland weltweit verkauft werden. Die deutschen Bürger werden um 30 bis 40 Mrd. Mark ärmer und die Zahnärzte innerhalb von drei bis vier Jahren um denselben Betrag reicher. Auch das ist ein Kapitel deutscher »Gesundheitspolitik«.

Es ist kein Geheimnis, daß zunehmend mehr Zahnärzte die Kassenzulassung abgeben möchten, weil es ihnen lästig wird, mit jedem Patienten über die Honorarhöhe zu diskutieren.[15] Sie nehmen einfach das Mehrfache der von den Kassen erstatteten Gebühren selbst bei einfachen Behandlungen wie Zahnsteinentfernung oder Einkleben einer herausgefallenen Zahnfüllung. Die sicherste Grundlage für diese Inkassopraktik ist die Beamtenbeihilfe auf Kosten der Steuerzahler. So kommt es, daß die Einnahmen und Umsätze der Zahnärzte nur noch mit denen der Radiologen und Laborärzte im humanmedizinischen Bereich vergleichbar sind, nur daß ihnen deren Qualifikation fehlt.

Im April 1992 wurde im Rahmen einer Studie des Bundesverbandes der Betriebskrankenkassen die Qualität der zahnärztlichen Leistungen überprüft.[16] Nach dieser Studie sind 30 Prozent der Zahnärzte einer minderwertigen Arbeit überführt worden. Sind es wirklich nur 30 Prozent, und sind die daraus resultierenden unnötigen Kosten wirklich nur mit 350 Mill. Mark pro Jahr anzusetzen? Es gibt Grund, daran zu zweifeln. Wer so nachlässig mit der Aus- und Fortbildung sowie der Niederlassungsfreiheit umgeht wie die »selbstverwaltete Zahnärzteschaft«, darf sich nicht wundern, wenn in den Praxen nur Dentisten im Goldrausch tätig werden.
Viele Zahnärzte haben weitaus weniger medizinische Kenntnisse als zum Beispiel Schwestern und Pfleger, die in der Intensivmedizin oder im Operationsbereich tätig sind und die freiwillig und hochmotiviert, aber massiv unterbezahlt ihrer schweren, verantwortungsreichen Tätigkeit nachgehen. Das Aberwitzige an der Zahnmedizin (einem rein technischen Handwerk) ist, daß sich die jungen Zahnärzte unmittelbar nach einer sehr kurzen Lehrzeit niederlassen dürfen und zum Teil gleich zu Beginn mehr verdienen als wirkliche Arztspezialisten, die im Krankenhausbereich tätig sind und viele Jahre hart arbeiten mußten, um ihre Kenntnisse zu erlangen. Man denke nur an die Verantwortung und die Bezahlung von angestellten Herz-, Kinder- und Intensivärzten in nichtleitenden Positionen, ohne deren Arbeit kein normaler Klinikbetrieb denkbar wäre. Dieser Mißstand sollte schleunigst beseitigt werden. Die kurze spezifische Ausbildung der Zahnärzte nach dem Staatsexamen zeigt, daß entweder keine weitere Ausbildung nötig ist oder aber – viel schlimmer – die Weiterbildung am Patienten erfolgt und dann auch noch hoch bezahlt werden muß.

**Verhältnis von Leistung und Einkommen**

| *Arztgruppe* | *Zahnarzt* | *Humanmedizin* |
|---|---|---|
| Approbation | 1 Jahr | 2 Jahre |
| Weiterbildung »Facharzt« | 10 Prozent | 45 Prozent |
| Weiterbildungszeit | 2 Jahre | > 6 Jahre |
| Jahreseinkommen ab 2. Jahr nach Approbation (GKV & PKV & Zuzahlungen) | 400.000 DM | 65.000 DM |
| Einkommen ab 6. Jahr | 600.000 DM | 80.000 DM |
| Einkommen nach oben offen | alle | < 10 Prozent |

Die Blümsche Reform von 1989 war noch keine zwei Wochen alt, da fanden sich in der Boulevardpresse bereits Schlagzeilen wie: »Neues Gebiß in Hongkong«.[17] Das kommt einer Bankrotterklärung gleich. Doch die Kolumnenschreiber im *Ärzteblatt* spotteten lediglich über die schlechte Arbeit der ausländischen Zahnärzte, die die Zähne in Budapest oder in Asien fertigen ließen. Ist das der Dank an den Versicherten, der dieser Kaste allein aus den Etats der Gesetzlichen Krankenversicherung (GKV) 19,6 Mrd. Mark jährlich spendet, wobei ja noch hohe individuelle Zuzahlungen hinzukommen? Die Vermutung liegt nahe, daß mehr Sachverstand in die Diskussion käme, wenn Bundeskanzler Kohl keine Beihilfen bekäme, sondern wie die meisten Bürger selber zuzahlen müßte.
Minister Seehofers Gesundheitsstrukturgesetz (GSG) sieht für uns Zahler eine (weitere) Steigerung der Kosten bei

Abweichungen von zahnärztlichen Regel- und Wahlleistungen in Höhe von 650 Mill. Mark im Jahr vor. Es ist das Ziel des GSG, das Einkommen der Spitzenverdiener unter den Zahnärzten zu verringern. Wer als Zahnarzt mehr als 525.000 Mark Jahresumsatz hat, erhält künftig nur noch 80 Prozent des ihm eigentlich zustehenden Betrages. Wer mehr als 875.000 Mark Jahresumsatz hat, soll nur noch 60 Prozent erstattet bekommen.[18] Da der deutsche Bürger jedoch großen Wert auf ein intaktes Gebiß legt, wird er lieber andere Einschränkungen seines Lebensstandards hinnehmen, als auf ein unauffälliges und intaktes Gebiß zu verzichten. Die Barzahlungen für Zahnärzte werden zu Einkommenssteigerungen dieser Gruppe führen, die weit über den bisherigen liegen. Hier Klarheit zu schaffen ist Aufgabe der Finanzämter. Man darf bei dieser Diskussion nicht vergessen, daß das Durchschnittseinkommen einer deutschen Familie bei 60.000 Mark liegt und daß gerade in solchen Familien, die »nur« in der GKV sein können, die Zuzahlungen bei einer größeren Sanierung an die Substanz gehen können. Werden also demnächst die Familien das für einen Urlaub vorgesehene Geld für ihre Gesunderhaltung ausgeben müssen?
Im Hochsommer 1992 streikten die Zahnärzte in Nordrhein-Westfalen. Der Grund dafür war die angebliche Unterbezahlung durch die gesetzlichen Krankenkassen. Im Herbst 1994 drohten die Zahnärzte mit einem Behandlungsboykott von Kassenpatienten, weil die von Horst Seehofer vorgesehenen Budgets zum Teil bereits im September verbraucht waren. Man wollte, so verkündete man öffentlich, natürlich alle Notfälle weiter behandeln. Im November lenkten die Zahnarztverbände zwar ein, wiesen aber in großen Anzeigen in überregionalen Zeitungen auf ihre »Sorgen und Nöte« hin. Die Dentisten, gemessen an

Ausbildung, Können und Weiterbildungszeit der bestbezahlte Teil der Ärzteschaft, klagten über zu hohe Verschuldungen im Praxisbereich. Sie vergessen dabei jedoch, daß sie freie Unternehmer sind. Kein freier Unternehmer wird sich so über beide Ohren verschulden, daß er in Konkurs gehen muß, wenn mal einige Monate weniger Umsatz bzw. Gewinn erzielt wird. Wenn also Zahnärzte, um konkurrenzfähig zu bleiben, angeblich ständig den technischen Fortschritt einzukaufen gezwungen sind, dann werden sie auf der Strecke bleiben, wenn sie sich stets auf mehr staatliches Geld verlassen. Sie rechnen ab, ohne den Wirt gefragt zu haben.

Glaubt man den Statistiken von Wirtschaftsprüfern, sind Zahnärzte von Börsen- und Aktiencrashs am häufigsten betroffen. Ihnen wird von Steuerberatern eine überhöhte Verschuldung geradezu angeraten, um auf diese Weise ihre Steuern zu senken. Auf den Wohnungsmärkten West wie Ost gibt es viele zahnärztliche Abschreibungsmodelle, die den verarmenden Dentalspezialisten von obskuren Branchenhaien angedreht werden.

Das Märchen vom verhungernden, in seiner Existenz gefährdeten Zahnarzt aber ist wohl eher eine Gruselgeschichte. Alle anderen Zahnärzte innerhalb Europas scheinen mit viel weniger Geld auszukommen. Zahnärzte, die sich weigern, Patienten nach der Gebührenordnung der GKV zu behandeln, sollten das Geld, das der Staat in ihren Studienplatz investiert hat, zurückzahlen. Dies ergäbe eine Gutschrift für die Steuerzahler in Höhe von mindestens – da Zahnarztstudienplätze besonders teuer sind – 500.000 bis 800.000 Mark pro Zahnarzt.

Patienten, die bisher als freiwillig versicherte Mitglieder bei nicht zur Kasse zugelassenen Zahnärzten in Behandlung waren, müssen jetzt ihren Zahnarzt fallenlassen. Die

GKV wollen diese Rechnungen, die bisher schon sehr bescheiden erstattet wurden (der Eigenanteil des Versicherten betrug bis zu 60 Prozent), nicht einmal mehr mit den gesetzlichen Minimalsätzen bezahlen. Das heißt für den Versicherten, entweder den Zahnarzt zu wechseln oder auf die Rückerstattung der Kleckerbeträge seiner Krankenkasse zu verzichten. Wenn nun tatsächlich mehr als 50 Prozent der Vertragszahnärzte ihre Zulassung zurückgeben sollten, wäre das flächendeckende Prinzip der GKV zerstört.
Bislang allerdings teilten die Zahnärzte ihren Patienten lediglich mit, daß sie bald keine Haftung mehr für ihre Arbeit übernehmen könnten. Sie üben damit psychologischen Druck aus, um den Kassenpatienten davon zu überzeugen, daß nur eine von ihm selbst bezahlte höhere Qualität auch eine Garantie bei raschem Bruch oder Fehlbiß biete. Nach dem neuen Gesetz müßten Zahnärzte eine zweijährige Garantie für alle Arbeiten übernehmen.
Außerdem drohten die Zahnärzte damit, der Patient müsse von nun an den zehnprozentigen Abschlag ihrer Honorare, wie es das GSG vorsieht, dem armen Zahnarzt persönlich zahlen. Das ganze System droht aus den Fugen zu geraten. Wozu ist man denn überhaupt noch versichert?
Hier könnte der Staat sofort und effektiv einschreiten: Er bräuchte nur die Beamtenbeihilfe auszusetzen, um der Diskussion mit den Zahnärzten ein rasches Ende zu bereiten.

## Ärztebezahlung – die Jammerecke, seit es die Krankenkassen gibt

Die deutsche Ärzteschaft protestiert immer dann hysterisch, wenn der Versuch unternommen wird, ihre Geldquellen zu regulieren. Gedankenlos wird gegen staatliche Kontrolle, angeblichen Dirigismus und drohenden Sozialismus Einspruch erhoben. Die Ärzteschaft vergißt dabei jedoch, daß mehr als 90 Prozent ihres Einkommens aus staatlich verordneten Einnahmen durch Kranken-, Sozial-, Pflege-, Unfallversicherungen und aus Steuern sprudelnden Beihilfen stammen. Ein Teil der liquidierenden Ärzte verkennt, daß der Staat damit auch eine Verantwortung für die Ausgabenseite besitzt. Leider macht der Staat zuwenig Gebrauch von seiner Aufsichtspflicht. Von einer exakten Kontrolle der ärztlichen Leistungen und Honorare sind wir weit entfernt.

Die Öffentlichkeit wird in regelmäßigen Abständen wortstark auf die mißliche Einkommenssituation der Ärzte hingewiesen. Beginnen wir mit einer guten Nachricht: Die Ärzte- und Apothekerbank meldete im August 1994 im *Deutschen Ärzteblatt* eine kräftige Expansion. Es sei ein »sehr zufriedenstellendes Ergebnis« zu verzeichnen. Dieser Satz besagt, daß es besser gar nicht hätte gehen können. Die Bilanzsumme erhöhte sich 1993 um 2,7 auf 17,64 Mrd. Mark. Dies ist der größte Zuwachs in der Geschichte der Bank. Die Kundeneinlagen stiegen auf 14 Mrd. Mark, die Kundenkredite auf 10,5 Mrd. Mark. Die Mitgliederzahl betrug 78.300, wobei mehr als die Hälfte der Neukunden auch Mitglied der Bank wurde. Das haftende Eigenkapital stieg um 30 Prozent auf 1,01 Mrd. Mark und ermöglichte höhere Rücklagen. Die Geschäfte dieser Bank nehmen zu, denn auch in den neuen Bundesländern werden schon mehr als 20.000 Kunden betreut, die vermutlich hoch verschuldet sind und deshalb zu den besten Klienten der Bank zählen dürften. Insgesamt zählt die Bank 172.400 Kunden. Die Bilanzsumme zeigt ein Plus von 18 Prozent.[19] Wie paßt das alles zu den Klagen über die Verarmung der liquidierenden Ärzte und der vom Pleitegeier bedrohten Apotheker? Haben Ärzte und Apotheker ihre Geschäfte durch Kreditaufnahmen (Neuverschuldungen) ausgeweitet, um sie anschließend mit Hilfe des vom Staate garantierten Honorarsystems zu bezahlen?

Der *Spiegel* berichtete, daß ein hessischer Finanzamtschef die Steuerunterlagen der Ärzte eingesehen und geprüft habe.[20] Er fand heraus, daß ein hessischer Zahnarzt etwa 500.000 Mark im Jahr verdiene, obwohl er zu jener Gruppe gehörte, die offiziell nur 200.000 DM einbringen. Daneben gab es noch andere, die es auf 750.000 Mark pro Jahr brachten. Diese Zahlen könnten durchaus repräsentativ sein.

Was die deutsche Ärzteschaft braucht, sind keine neuen Gebührenordnungen, sondern eine gerechtere, leistungsbezogene Bezahlung, wie sie auch in der Industrie oder im Bankenwesen üblich ist. Gegen eine einheitliche ärztliche Besoldung führt die etablierte Medizin gern das Argument ins Feld, daß fest besoldete Ärzte mit einer Beamtenmentalität reagieren würden. Das zeigten angebliche Erfahrungen aus England und Schweden. Was aber hat das mit den Mißverhältnissen im Spitzenbereich der Einkommen zu tun? Weshalb sollen Zahnärzte und niedergelassene Ärzte ohne besondere Qualifikationen ein Mehrfaches von dem verdienen, was forschende und lehrende Ärzte im Universitätsbereich oder nachgeordnete Ärzte im Krankenhaus monatlich erhalten? Es gäbe heute weder eine moderne

Unfall- noch eine Transplantations- oder eine Herzchirurgie in Deutschland ohne diese vergleichsweise unterbezahlten Arztgruppen. Die vielen selbstlosen Arztgenerationen, die jahrelang Träger des medizinischen Fortschritts waren, haben, jahrelang unterbezahlt und oft auch schlecht behandelt, ohne großen Protest und Widerstand, aus Liebe zum Beruf ihre ärztliche Aufgabe auch für ein Gehalt nach BAT gemeistert. In Deutschland wird die Routinearbeit in der freien Praxis höher bewertet als der überdurchschnittliche persönliche Einsatz und die effektive Leistung zum Beispiel als angestellter Intensivarzt oder gar als Forscher. Der neue und gerechte Weg in die Zukunft wäre die Einführung eines festen Gehalts auch für Praxisärzte. Aus dem vorhandenen Topf »Honorare der gesetzlichen Versicherungen« könnte jedem Arzt im Krankenhaus und auch in der Praxis, der am Patienten aktive ärztliche Tätigkeiten ausübt, ein hohes Gehalt gezahlt werden. Es bliebe dann vom Kuchen der privaten Krankenkassen immer noch ein nicht zu vernachlässigendes Verteilungsvolumen für leitende und Praxisärzte, also für solche Ärzte, die die unmittelbare Verantwortung für den Patienten haben. Bei interner Umverteilung der zur Verfügung stehenden Beträge würden die Ärzte gemäß dem Alter, der Leistung, der Verantwortung und der Funktion bezahlt. Sie stünden sich dann immer noch besser als 90 Prozent der Manager in der Industrie.
Eine angemessene Bezahlung der jüngeren Ärzte würde auch Möglichkeiten zur langfristigen und intensiveren Berufsausbildung schaffen. Eine solche Änderung der Besoldungsform für weniger als 34 Prozent der Ärzteschaft (niedergelassener Bereich) wäre außerdem eine Alternative zur gesetzlichen Regelung der Niederlassungsbeschränkung von Fachärzten, um die wir nicht mehr herumkom-

men, sollte die bisherige Entwicklung sich ungebremst fortsetzen. Der »Urschrei« gegen die Abschaffung des »freien Arzttums« in Deutschland wäre laut, sollten die Politiker etwas Derartiges in Angriff nehmen.

Weshalb aber können etwa 53 Prozent der Ärzte, die bisher nicht am Kuchen der »Liquidationseinkünfte« beteiligt sind, auch »frei« arbeiten? Die offizielle Ärzteschaft stört es kaum, daß mehr als die Hälfte der Ärzteschaft nach BAT arbeiten kann und will. Man spricht aber lauthals von der Beschneidung der ärztlichen Freiheit und von »Enteignung«, wenn Honorareinbußen für die übrigen 38 Prozent auch nur beiläufig diskutiert werden.

Im übrigen zeigen verschiedene Rechnungen, daß die Zahlung eines Gehalts für niedergelassene Ärzte, einschließlich 350.000 lachhaft niedrig bezahlter Praxisfachkräfte, durchaus aus den Beträgen der gesetzlichen Kassen für Arzthonorare möglich wäre. Der Gewinn für die Kassen würde, gemessen am Aufwand von 1992, rund vier Mrd. Mark im Jahr betragen. Man muß sich vorstellen, daß für jeden Arzt, der in der Praxis oder im Krankenhaus arbeitet, insgesamt 230.000 Ärzte, rund 196.000 Mark im Jahr zur Verfügung stünden. Leicht ließe sich ein Grundgehalt einführen, das mit dem Netto- oder Bruttoeinkommen der Gesamtbevölkerung steigt oder fällt. Dazu kämen als Nebeneinnahmen noch die Gelder aus den anderen Quellen – etwa weitere 10 – 15 Mrd. Mark – hinzu.

Die politische Durchsetzung ärztlicher Grundgehälter würde eine exakte volkswirtschaftliche Berechnung der Kosten im Gesundheitswesen ermöglichen und den Grundideen der Sozialversicherung Rechnung tragen. Die hochqualifizierte medizinische Leistung muß von unserer Gesellschaft höher bewertet und abgeholten werden als die einfache Arbeit und Leistung eines approbierten Arztes, der in der Praxis eine Tätigkeit ausübt, die weniger Wissen und Leistung voraussetzt. Es darf aber nicht sein, daß die bloße Zugehörigkeit zu einer Kaste (Universitätschefärzte, Radiologen, Augenärzte) ausschlaggebend dafür ist, ein Maximaleinkommen zu erhalten. Das freie Arzttum (Therapiefreiheit) hat mit dem Abrechnungswesen überhaupt nichts zu tun.

Um die schlimmsten Auswüchse zu kappen, sollte man die Nebeneinnahmen von Universitätsklinikleitern gesetzlich auf eine Obergrenze von 200.000 Mark im Jahr festlegen und alle darüber liegenden Einkünfte dem Universitätshaushalt zuführen. Kein Patient käme dabei zu kurz, und kein medizinischer Fortschritt bliebe auf der Strecke.

Seit Oktober 1993 häufen sich Meldungen, daß sich die Stadt- und Landesparlamente mit den Nebeneinnahmen der Chefärzte beschäftigen. So konnte man am 20. Januar 1994 im *Hamburger Abendblatt* lesen, daß die Nebeneinnahmen der 278 Chefärzte Hamburgs zwischen 250.000 und fünf Millionen Mark betragen.[21] Eine Spitzengruppe von 17 Millionären erwirtschaftete ihr Geld auf Kosten einer komplett vom Staat getragenen Institution und mehrere Millionen Mark an Nebeneinnahmen auf dem Rücken von Hunderten von Mitarbeitern. Man erkennt unschwer die Notwendigkeit eines neues und gerechteren Honorarsystems für Chefärzte wie für niedergelassene Praxisärzte.

Wie sagte doch Bundeskanzler Kohl 1982? »Leistung muß sich eben wieder lohnen.« Im Januar 1994 forderten die Vertreter der Kassenärztlichen Vereinigungen einen »Inflationsausgleich« für die gebeutelte Ärzteschaft. Ein Schelm, wer Schlechtes dabei denkt.

# 5 Vom medizinischen Olymp: Ärztegremien

*Nur Narren sind der Meinung, sie könnten ihren Willen vollkommen befriedigen, wenn sie Wohlstand im Übermaß erreichen. Dennoch sind die Menschen tausendmal mehr bemüht, sich Reichtum als Geistesbildung zu erwerben, während doch ganz gewiß ,was man ist ,viel mehr zu unserem Glück beiträgt, als was man hat.«*
Arthur Schopenhauer[1]

## Zur Rolle der Ärztekammern

Tritt ein junger Arzt ins Berufsleben, wird er von der Ärztekammer erfaßt und lebenslänglich – im Untertanengeiste – verwaltet. Er erhält zu Beginn seines Berufslebens ein persönliches Schreiben vom Präsidenten der jeweiligen Landesärztekammer. Darin wird bekräftigt, daß der Ärztekammer im Rahmen der gesetzlichen Vorschriften die Ausgestaltung der ärztlichen Berufsausübung in Selbstverwaltung übertragen wurde. Die Ärztekammer hat den Auftrag, die beruflichen Belange der Ärzte gegenüber dem Staat und der Gesellschaft wahrzunehmen, die Weiter- und Fortbildung zu fördern und – wie es in der Sprache des Gesetzgebers heißt – für einen sittlich und wissenschaftlich hochstehenden Ärztestand zu sorgen. Die Ärztekammer sieht sich berufen, den einzelnen Arzt vor Einengungen in seiner beruflichen Tätigkeit, die über das gesellschaftlich notwendige Maß hinausgehen, zu schützen. Bei soviel Fürsorge wird einem doch gleich ganz heiß vor Glück – etwa wie dem Arbeiter, der von den sozialistischen Führern immer wieder zu hören bekam: »Wenn du – Arbeiter – morgens durch das Fabriktor schreitest, dann fühle dich wie ein Fabrikbesitzer.«[2] Entgegen den vollmundigen Versprechungen der Kammervertreter jedoch sind die Ärztekammern nicht einmal in der Lage, ihre »Nurmitglieder« vor ungerechtfertigten Anschuldigungen und Einschränkungen der Berufstätigkeit zu schützen. Erwarten sollte man von ihnen aber, daß sie wenigstens die Patienten vor den nicht immer korrekten ärztlichen Taten bewahren.

Zur Veranschaulichung der Methoden, mit denen eine unserer Ärztekammern die Rechte ihrer aktiven Mitglieder wahrzunehmen glaubt, möge der nachfolgend geschilderte Vorfall dienen. Er vermittelt einen tiefen Einblick in die Verhaltensweise von Präsidialmitgliedern der Landesärztekammer an der Saar gegenüber Politikern und hinterläßt bei der nachgeordneten Ärzteschaft zweifellos einen nachhaltigen Eindruck.

Anläßlich einer Feier für einen aus dem Amt scheidenden Chefarzt in einem großen Städtischen Krankenhaus verabschiedet und der Neueinführung seines Nachfolgers im Amt verglich ein SPD-Bürgermeister und wichtiger Mann in der Hierarchie der Lafontaine-Administration Saarbrücken die Rolle von Chefärzten mit der von Fußballtrainern, die man nach Gutdünken heuern und feuern könne. Es stimmt mehr als bedenklich, daß ein Vorgesetzter und Dezernent sowie hoher Vertreter einer Volkspartei wie der SPD solche Worte benutzt, um im Beisein zahlreicher Würdenträger des Saarlandes und vor mehr als hundert Betriebsangehörigen derartiges über »seine« leitenden Mitarbeiter zu äußern. Nicht zimperlich im Umgang mit Men-

schen nutzte er sein Parteibuch und sein Mandat für die eigene Karriere.[3] Bis zu seinem Wechsel in ein hohes Amt setzte dieser wichtige Vertreter des Krankenhausträgers denn auch seine Ankündigungen über sein Verhältnis zu Chefärzten in die Tat um. Vier Chefärzten kündigte er vorzeitig an »seinem Krankenhaus«, das ihm verwaltungstechnisch unterstand. Teils wurden die Ärzte mit, teils ohne Angabe von Gründen zu Fall gebracht. Einem fünften Chefarzt kündigte er 1985, ein Jahr vor dessen Pensionierung nach über 40 Berufsjahren, zog jedoch diese Entscheidung dann wieder zurück. In der Kantine des Klinikums waren bei jener denkwürdigen Rede eines sozialdemokratischen Kommunalpolitikers anwesend: der Präsident und der Vizepräsident der regionalen Ärztekammer, Mitglieder aller demokratischen Parteien und, als Ranghöchster, der damalige Saarbrücker Oberbürgermeister, Oskar Lafontaine. Es waren zugegen alle Chefärzte, Honoratioren und hohe »Verbeamtete« aus den verschiedenen regionalen Ministerien. Niemand von der sogenannten Prominenz stand auf und ging hinaus. Keiner der Ärztekammerpräsidenten verwahrte sich gegen diese gezielte Mißachtung ihrer Kollegen durch einen Politiker. Lediglich zwei von vierzehn Chefärzten verließen unter Protest den Saal. Die einzigen mutigen Buhrufe kamen von Schwestern und Pflegern. Nach der Feier wegen seiner Äußerung zur Rede gestellt, antwortete dieser SPD-Politiker mit einer über Jahre gebrauchten stehenden Redewendung: »Wem es nicht paßt, der kann ja gehen.«
Die hohen Bonzen der Ärztekammer ließen diese Beleidigung von Ärzten, die – im Gegensatz zu ihnen selbst – 20 und mehr Jahre ihres Lebens hart gearbeitet haben, um in die engere Auswahl für die Besetzung eines Chefarztpostens zu gelangen, ohne weiteres durchgehen. Kein Gewerkschaftsboß hätte eine solche Diskriminierung seiner

Mitglieder hingenommen. Anders die ortsansässigen Ärztegerontokraten. Solange nicht die Kammerpräsidialen selbst und ihre heilige Kuh, die Kassenärztliche Vereinigung (KV), in der Schußlinie stehen, sehen sie wohl auch keinen Grund zum Protest. Die Herren der Ärztekammer vertreten eben nur eine kleine Gruppe von Ärzten, aber in allererster Linie sich selbst. Zu Weihnachten 1981 saßen übrigens die gleichen Politiker, Kammervertreter und ihre diversen Anhängsel gemeinsam beim Jahresausklangsschmaus zusammen, zu dem die Ärztekammer in ihren großen Sitzungssaal geladen hatte.
Der einfache Arzt hat glücklicherweise mit seiner Ärztekammer wenig zu tun. Er betritt die Kammerräume lediglich, um die Anerkennung zur Weiterbildung (Facharzt) zu erlangen oder um später als niedergelassener Arzt Mitglied der Kassenärztlichen Vereinigung zu werden. Man muß wissen, daß, außer in höchst sporadisch erscheinenden Artikeln im *Deutsche n Ärzteblatt*, der Zwangshauspostille der öffentlichen Ärzteschaft (Jahresabonnementpreis immerhin 538,20 Mark), die den Arzt wirklich bedrückenden Tagesthemen nur einseitig betrachtet zur Sprache kommen. Abweichende Stellungnahmen von Ärzten oder ganzen Ärztegruppen werden allenfalls als Leserbriefe veröffentlicht. Diese Gazette wird daher von der jüngeren Generation nur des Anzeigenteils wegen gelesen. Sie erscheint getrennt für die niedergelassenen und alle »übrigen Ärzte«, und diese zweigleisige Informationspolitik spricht für sich selbst. Für die angestellten Ärzte – mehr als 50 Prozent der Ärzte insgesamt – mit Gehältern von ungefähr 60.000 Mark im Jahr findet man am Ende des offiziellen Anzeigenteils die Empfehlungen zum Aktienkauf und den Steuertip sowie die kleine Weltreise oder den Kurztrip zum Helikopterskiing – zum Preis von nur zwei Monatsgehältern. Höchstrichterlich wurde den

Wortführern des Blattes untersagt, sich in das politische Geschehen einzumischen. Einem Arzt ging die einseitig parteiergreifende Polemik der damaligen Herausgeber zu weit, und er führte gegen die uniforme Darstellung allgemeinpolitischer Probleme Klage.

Von einer gelegentlichen Polemik abgesehen, zeigen die meisten Ärztekammern absolut kein Interesse daran, sich für die nachgeordnete Ärzteschaft im Krankenhausbereich und für solche Ärzte, die »sonstwo« arbeiten (ein statistischer Fachausdruck der offiziellen Ärzteschaft), oder gar für die steigende Zahl arbeitsloser Ärzte einzusetzen. Ärzte, die nicht im wirtschaftlichen Verbund mit dem Kassenarztsystem stehen, haben weder Fürsorge noch Hilfe von den Verbandsbossen zu erwarten. Im Gegenzug ist deren Ansehen bei den nachgeordneten Ärzten in den Krankenhäusern auf Null gesunken.

Ein großes Problem ist die Weiterbildung von Ärzten. Intensität und Qualität der Ausbildung stehen bei den jungen Doktoren (sozusagen den Azubis) in den Krankenhäusern völlig im Ermessen »ungeprüfter Dienstherren«. Die Zahl der Betten, über die eine Krankenhausabteilung verfügt, gilt als fachliche Basis für die Jahre, die bei der Anerkennung zum Facharzt angerechnet werden. Die Kontrolle der Ausbildung der Ärzteschaft wird dem Wohlwollen vieler, nicht immer selbstlos handelnder Chefärzte überlassen. Oft sind diese Chefs wenig geneigt, sich selbst um die Ausbildung »ihrer Schüler« zu kümmern. Man hat zwar Ausbildungskataloge, doch Papier ist geduldig. Plausibilitätskontrollen von Ausbildungszeugnissen angehender Fachärzte sind nahezu unbekannt. Diese Leistungskataloge werden praktisch niemals überprüft. Wenn solche Zeugnisse geschickt abgefaßt sind, kann auch schon mal ein bißchen gemogelt werden.

Die Bescheinigung der Facharztreife, eine Domäne von Chefärzten, wurde oft zur persönlichen Vorteilnahme und Abrechnung mit persönlichen Widersachern genutzt. So ließ man noch vor zehn Jahren den langjährigen Mitarbeiter ohne Anerkennung als Facharzt »laufen«. Andere behinderten den jungen Arzt, indem sie seine fachärztliche Anerkennung vom Verbleib an der Klinik abhängig machten, weil sie befürchteten, daß sich der junge Facharzt sonst rasch niederlassen oder den Arbeitsplatz wechseln würde. Heute, da der Nachwuchs vor den Toren der Kliniken Schlange steht, wird man Fachärzte wie am Fließband produzieren, um den einen oder anderen rascher loswerden zu können.
Besonders willkürliche Klinikchefs nahmen Mitarbeiter nur dann in ihre Ausbildung, wenn diese keinen Anspruch auf Nebeneinnahmen erhoben. Ärzte, die aus dem Ausland kamen, erhielten die berühmte »Arbeitserlaubnis« ebenfalls nur unter der Bedingung, daß sie auf Nebeneinnahmen aus dem Topf des Chefarztes verzichteten. So trieben – und treiben noch immer – viele leitende Ärzte ungehindert – gewissermaßen unter den Augen der Ärztekammern – ihr Unwesen mit dem Nachwuchs.
Man stelle sich eine Handwerkskammer vor – nichts anderes ist die Selbstverwaltungsinstitution der Ärzte –, die sich weder um ihren Nachwuchs noch um ihre Lehrlinge in den Ausbildungsbetrieben kümmern würde. Es gäbe also unbeaufsichtigte Gesellen- und Meisterprüfungen. Genau das ist realer medizinischer Alltag. Auch die Facharztprüfungen sind reine Augenwischerei und dienen lediglich zur Beruhigung der Öffentlichkeit. Der Spiegel der durchgefallenen Ärzte bestätigt diese Erfahrungen. Die Durchfallquoten betragen in manchen Fächern 0 Prozent und in anderen – Innere Medizin, Anästhesie und Frauenheilkunde – maximal 32 Prozent! Bei den Prüfungen in den Haupt-

gebieten, wie Chirurgie oder Allgemeinmedizin, betrugen die Quoten nichtbestandener Examen 1984 rund 12 Prozent und 1985 bei 1.044 Aspiranten 10 Prozent. Wie hoch die definitive Zahl (nach Zweitprüfungen) nichtbestandener Examen ist, bleibt leider im dunkeln.

Bei den nachfolgenden Wiederholungsprüfungen können nur noch absolute Lehrbuchignoranten durchfallen. Legt man die Erfahrungen mit medizinischen Staatsexamina zugrunde, dann fällt beim Wiederholungsexamen nur noch ein Prozent der Prüflinge durch. Die veröffentlichten Zahlen über die Ergebnisse von Facharztprüfungen sind keine Statistiken, sondern fragmentarische Splitter.[4]

Auf den Teilgebieten Kinder- und Handchirurgie sowie Lungenheilkunde usw. sieht es nicht anders aus. Leider sind Veröffentlichungen zu diesem Thema äußerst spärlich. Sie werden zum Beispiel nicht regelmäßig – im Sinne eines Rechenschaftsberichtes – publiziert. Dabei könnten solche Leistungsspiegel jungen Ärzten eine wichtige Entscheidungshilfe geben, die ihre Karriere gezielt planen möchten. Die allgemeine Übersicht über das »Zuviel« oder »Zuwenig« von frei werdenden Praxisstellen für Ärzte im lokalen Teil der regionalen Ärztezeitungen sagt viel zuwenig aus. Solche Zahlen besitzen wenig Aussagekraft, weil sie zum Beispiel gar nichts über demnächst frei werdende Praxen oder eine geänderte Bedarfszahl mitteilen.

Wie ernst es bei »Facharzternennungen« zugehen kann, zeigt ein Beispiel aus dem Saarland. Dort wurde 1980 einem »Feld-Wald-und-Wiesen-Internisten« noch rasch die Zusatzbezeichnung »Arzt für Kardiologie und Pulmonologie« verliehen, ohne daß dem eine Spezialausbildung vorausgegangen wäre. Der durch die Briefköpfe und Türschilder genarrte Patient wurde so zum Trainingsobjekt für ungeübte Ärzte, denn die Mitarbeiter des Betreffenden hatten erst recht keine Übung. Wenn der Chef »einäugig« ist, können Mitarbeiter auf Spezialgebieten nur »blind« sein. Inzwischen avancierte dieser Arzt – ohne eine wissenschaftliche Betätigung respektive Befähigung nachweisen zu können – zum »Professor für Medizin«. Offenbar genügt dafür schon eine Professur auf h.c.-Basis an einer Fachhochschule!

Ärzte, die ihre Aufgabe als Facharztprüfer hingegen ernst nahmen, liefen immer dann Gefahr, ihre Funktion im Rahmen der Selbstverwaltung zu verlieren, wenn sie Prüflinge wegen erwiesener Unfähigkeit wiederholt »hinausprüften«.

Während in den USA mangelhafte Englischkenntnisse gegen Bewerber aus dem Ausland ins Feld geführt werden, um ihnen die Berufszulassung zu versagen, erhalten in Deutschland viele Bewerber die Anerkennung als Arzt oder Facharzt, ohne die notwendigen Sprachkenntnisse zu besitzen. Auch mancher Arzt, der an nichtdeutschen Universitäten – sogar in Ländern ohne gegenseitige Anerkennung der Zeugnisse – studiert hatte und dort examiniert wurde, erhielt bei uns ohne große Auflagen die Zulassung. Früher war man Facharzt, heute ist man »Arzt für ein x-beliebiges Fach«. Der Grund für diese Neubezeichnung war die Angst der ehemaligen praktischen Ärzte, als Doktoren zweiter Klasse abqualifiziert zu werden. In der Folge entstand deshalb der sogenannte Allgemeinarzt. Schon sehr bald nach der Einführung des Allgemeinmediziners haben sich große Gruppen gegen ein solches neues, künstlich geschaffenes und sehr anspruchsvolles Berufsbild ausgesprochen.[5] Plötzlich sollten Allgemeinärzte, Ärzte also mit der kürzestmöglichen Weiterbildung, alle Disziplinen der Medizin so beherrschen, daß sie zur Erstbeurteilung der Kranken in der Lage sein sollten. Das ist ein Widerspruch in sich, denn in der Regel kann nur jener über umfassende Kenntnisse verfügen, der die beste und längste Ausbildung besitzt. Die geforderte Erstuntersuchung der ambulanten Kranken durch Allgemeinärzte ist daher nicht nur fachlich fragwürdig, sondern entspricht auch nicht dem Prinzip der freien Arztwahl. Und wir sind mit derartigen »Reformen« noch lange nicht am Ende.

In regelmäßigen Abständen von zwei Jahren wurden bisher von den Ärztetagen »Änderungen zur Ausbildungsordnung« beschlossen, wobei sich die Urheber in ihrer mangelhaften Erfahrung als Ausbilder kaum der Verantwortung für diese konzeptionslosen Ausbildungsmanöver bewußt gewesen sein dürften. Im Grunde genommen verbergen sich hinter solchen »Neukonzeptionen« vornehmlich Geldumverteilungen. Der Druck unter dem Honorardeckel wächst. Allein bis 1992 kreierte die ständige Reformwut 41 verschiedene Facharztdisziplinen und weitere 22 Zusatzbezeichnungen.[6] Bürokratisch, akribisch wird beschrieben, welche Facharztbezeichnung mit einer anderen kombiniert und offiziell genutzt werden darf. Dies trägt vielleicht zur besseren, fachgerechten Behandlung von Kranken bei. Es setzt allerdings voraus, daß diese Ärzte zunächst einmal ihre »Grundberufe« erlernt haben, bevor sie zu hochbezahlten Spezialisten werden. Infolge unseres Mangels an guten Ausbildungsplätzen wird die allgemeine Grundausbildung jedoch vernachlässigt.

Der Zeitpunkt für diesen Wandel in der ärztlichen Weiterbildung ist gut bekannt. Er stimmt auffallend mit dem Beginn der Ärzteschwemme und der Verkürzung der Ausbildungszeit nach dem Staatsexamen überein und ist im Jahre 1980 anzusetzen. Seit 1982 konnte ein junger Arzt – ohne Beziehungen, versteht sich – nur noch sehr schwer eine gute Ausbildungsstätte finden. Von diesem Zeitpunkt

an haben sich denn auch Jahr für Jahr mehr Ärzte niedergelassen, als es sozioökonomisch verträglich und im Interesse einer sinnvollen Patientenbetreuung notwendig gewesen wäre.
Nun kommt das neue Gesundheitsstrukturgesetz (GSG) von Seehofer und Co., das die Ärzteschaft geradezu auf dem falschen Bein erwischt. Seit 1993 – so das GSG – gelten kassenärztliche Planungsbereiche dann als überversorgt, wenn die Zahl der niedergelassenen Ärzte je Fachgruppe um zehn Prozent über dem »bedarfsgerechten Versorgungsgrad« liegt. Der Versorgungsgrad mußte bis Ende Januar 1993 neu bestimmt werden. Alle Ärzte, die nach dem 31. Januar 1993 eine Kassenzulassung beantragten, fielen bereits unter die neue gesetzliche Bestimmung. Seit 1. Januar 1994 dürfen sich nur noch Ärzte mit einer abgeschlossenen Weiterbildung niederlassen.[7] Das war das Aus für den praktischen Arzt. Mitte Januar 1993 meldeten denn auch die Tageszeitungen den erwarteten (und befürchteten) Andrang bei der Beantragung der Niederlassung. Wir alle werden dies zu bezahlen haben, wenn man sich nicht umgehend ein anderes Honorarsystem als bisher einfallen läßt.
Es könnte aber noch schlimmer kommen. Wenn aus »Arztpraxen« demnächst kleine Kliniken entstehen – denn der »Seniorarzt« (Praxisinhaber) darf nach den neuen Regelungen andere Ärzte als nachgeordnete Arbeitnehmer einstellen –, dann werden bald »blinde« Jungärzte von »einäugigen« Kollegen »ausgebildet«. Angesichts dieser Qualifizierungswege ist zu befürchten, daß die »Gebührenordnung für Ärzte« zum wichtigsten »Lehrbuch« der neuen Arztgeneration avanciert. Da ist es nur folgerichtig, daß es seit geraumer Zeit eine Software für den Praxiscomputer gibt, um automatisch den profitabelsten Weg bei Diagnose und Therapie zu suchen – zum Wohle des Inha-

bers. Abrechnungsfehler können von den kassenärztlichen Verrechnungsstellen als falsch und daher nicht abrechnungsfähig vernachlässigt werden. Dies verhindern also nun Computer.
»Qualifikationsrotationen« dieser Art bringen es mit sich, daß so mancher hochgebildete Spezialist, ausgerüstet mit der entsprechenden »Spezialbrille«, kaum etwas von anderen Erkrankungen außerhalb seiner Grenzen kennt. Dies führt zwangsläufig dazu, daß Krankheiten nicht erkannt werden und überflüssige, kostenintensive Untersuchungen rapide zunehmen. Man denke etwa an den Laborarzt und den Radiologen, die beide dank der Zunahme weniger breit ausgebildeter Mediziner die großen Gewinner sind. So wird Mangel an Wissen zum Anlaß für »Sicherheitsuntersuchungen« ohne Zahl und Grenze. Die Laborärzte, die in Größenordnungen von Millionen Mark pro Jahr abkassieren, ohne selber Verantwortung im juristischen Sinne zu tragen, könnten leicht von Chemikern, Biochemikern oder Pharmazeuten mit speziellen Kenntnissen ersetzt werden. Das würde enorme Kosten sparen, weil Nichtärzte in solchen Positionen nur nach BAT bezahlt werden müßten, da sie nicht dazu befugt sind, aus den Töpfen der Kassenärzte zu schöpfen. Viele Krankenhäuser haben denn auch Chemiker oder Biochemiker zu Laborleitern ernannt. In solchen Fällen kassieren dann die Internisten oder andere leitende Ärzte formal als »Laborärzte« den Segen der analytischen Chemie und Serumdiagnostik in kleineren Zehntausendern ab – Honorare, die man als Nebeneinnahmen bezeichnet.
Eine weitere Einsparungsmöglichkeit böte sich mit der Reduktion des Faches Radiologie. Der Röntgenarzt hat sich dank des technischen Fortschritts vom schwarzen Mann im Hinterzimmer zu einer Art Doktor Allwissend gewandelt. Dabei wäre es naiv zu glauben, daß man auch nur eines der

vielen medizinischen Teilgebiete annähernd vollkommen beherrschen könnte. Aber viele, vor allem offizielle Vertreter dieses Faches, sind naiver als naiv und glauben an den Unfehlbarkeitsanspruch deutscher Röntgenpäpste. Inzwischen hat ein Kampf um die Aufteilung des allumfassenden Fachgebiets Radiologie begonnen. Während der Berliner Radiologieprofessor Roland Felix infolge seiner Zuständigkeit für mehrere Klinikabteilungen zweistellige Millionenbeträge im Jahr abkassiert und deswegen 1994 im Berliner Senat öffentlich kritisiert wurde, wird an anderen Universitäten bereits seit Jahren versucht, wenigstens sinnvolle Fachuntergruppierungen (radiologische Diagnostik und Therapie, Nuklearmedizin, Neuroradiologie u. a.) zu etablieren.

Es gibt gerade in diesem Fach noch viel zu viele Ärzte, die überhaupt nicht mehr auch nur annähernd den medizinischen Überblick haben. Abkassiert wird jedoch fröhlich weiter. Wenn man sich die Abrechnungspositionen der Radiologen gemäß der offiziellen Qualitätsbeurteilungsrichtlinien für die erbrachten ärztlichen Leistungen ansieht, findet man neben der gesamten Anatomie des Menschen auch noch alle möglichen medizinischen Begriffe nach verschiedenen radiologischen Techniken aufgelistet.[8] Ein Radiologe müßte also bei der Beurteilung seiner schwarzweißen Kunstprodukte nicht nur die großen Fächer Innere Medizin, Chirurgie, Gynäkologie, Kinderheilkunde einschließlich der Spezialgebiete kennen, sondern darf auch noch, falls dafür die Maschinen vorhanden sind, das ganze Gebiet der Strahlentherapie »beherrschen« und abkassieren. Und so geschieht es. Man betrachte nur die sogenannten Lehrstühle für Radiologie an unseren Medizinischen Hochschulen und Universitäten. Die dort tätigen Radiologen sind medizinische Supergurus mit entsprechend göttlichen Einkommen. Dabei werden in Tausenden von Arztpraxen, in vielen Krankenhäusern und anderswo täglich Millionen Röntgenbilder angefertigt und beurteilt, ohne daß ein Radiologe seinen Senf dazugegeben hat. Teilgebiete der Medizin, wie die Orthopädie und die Urologie zum Beispiel, verdanken ihre überragende Einkommensentwicklung ausschließlich der Vermarktung von Röntgenbildern. Diese Fachgruppen haben in der Regel keine längere radiologische Fachausbildung.

Die Bemühungen, das Fachgebiet Radiologie abzuschaffen oder zu verkleinern, sind übrigens keineswegs neu. Bereits 1985 sprach man anläßlich der Schaffung »neuer Bewertungsmaßstäbe« von einem »systematischen Ausrottungsprozeß« in bezug auf dieses Superfach. Damals äußerte der Vorsitzende der Reformkommission »Gebührenordnung«, Dr. Klaus Dehler, daß das Fachgebiet Röntgenologie seinen festen Platz behalte.[9] Die praktische Konsequenz aus diesen Beschlüssen ist die Mehrfachuntersuchung von Patienten mit röntgenbedürftigen Diagnosen. Viele Fachärzte für Radiologie erkennen nämlich auf »Fremdaufnahmen« ihrer Nichtfacharztkollegen grundsätzlich »keine sicheren Befunde«. Der Patient wird bestrahlt, und die Ärzte strahlen bei der Quartalsabrechnung.

Zwei parallele Entwicklungen konkurrieren bei der Erfindung und Umsetzung neuer Weiterbildungsqualifikationen. Auf der einen Seite erschafft man den »Psychosomatiker für die rechte und die linke Hirnhälfte«, und auf der anderen Seite predigt man die Ganzheitsmedizin für allgemeine und radiologische Ärzte. Dieses ständige Herumdoktern an Bildung und Ausbildung, an Titeln und Fachabgrenzungen zeugt von Inkompetenz und Konzeptionslosigkeit der zuständigen Gremien, die besser daran täten, die Tätigkeiten der einzelnen Doktoren öfters kritisch unter die Lupe zu nehmen. Das wäre nämlich die beste Qualitätskontrolle. Hier fehlt es diesem sonst so selbstbewußten Berufsstand an sachkundigem Engagement und Souveränität. Der rasche Zugriff zum Geld, wie ihn immer wieder naßforsche Jungärzte auf Kosten einer praxisbezogenen Ausbildung während des Studiums fordern, führt dazu, daß die Patienten einem teuren Experimentierfeld ausgesetzt werden. Je unerfahrener der Arzt, desto mehr Untersuchungsgänge benötigt er, um eine einfache Diagnose zu stellen. Leider wird ihm dieser Labor-, Röntgen- und Konsiliarzirkus auch noch als besondere Gewissenhaftigkeit angerechnet. Die Kontrolle der ärztlichen Ausbildungsmisere ist den mit sich selbst beschäftigten Gremien aus den Händen geglitten, und dennoch hört man nicht auf, noch mehr Selbstverwaltung einzufordern.[10] Die rasche Zunahme junger Ärzte, die alle verständlicherweise an die Futterkrippe drängen, führt zwangsläufig zu einem Überangebot und zu einer unguten Selektion. Der kritische Arzt bleibt draußen oder kann leicht wieder auf die Straße gesetzt werden, denn es gibt ja unbegrenzten Ersatz.

Die Mitgliedsbeiträge der Ärzte an ihre Kammern sind hoch. Es sind Zwangseintreibungen. Was mit den Geldern geschieht, ist unbekannt, denn man hält offenbar die nachgeordneten Mitglieder für inkompetent, einen Rechenschaftsbericht, in dem Einnahmen und Ausgaben für Ärztekammer und Kassenärztliche Vereinigung offengelegt sind, zu verstehen. Allein an Beitragsgeldern kassieren die staatlich »verordneten« Berufsvertreter zwischen 150 und 200 Mill. Mark im Jahr. Da absolute Summen niemals genannt oder gar veröffentlicht werden, beruht die hier versuchte Hochrechnung auf den Tabellen der Ärztekammern.[11] Diese versenden jährlich Formulare zur Selbstein-

stufung an ihre Mitglieder. Wer in der freien Wirtschaft tätig ist und jährlich mehr als 800 Mark Beitrag zahlt, erhält weder einen Rechenschaftsbericht der Kammer noch andere Informationen über die Verwendung der Mittel. Auf diese Weise erhalten die Ärztekammern Geld von Mitgliedern, für die sie ein Berufsleben lang weder etwas tun, noch deren Rechte sie aktiv vertreten oder denen sie gar, kämen sie einmal in Not, helfen müßten. Noch schlimmer ist, daß dieses sich ministerieller und gesetzlicher Unterstützung erfreut, denn Arbeits- und Sozialministerien segnen die jährlichen Betragserhöhungen ab. Die Gegenleistungen sind – wie bereits erwähnt – für den überwiegenden Teil der Ärzteschaft äußerst gering und tendieren gegen Null.
Ebensowenig wie eine öffentliche Bilanz gibt es auch eine Effizienzbeurteilung und Kosten-Nutzen-Analysen der Tätigkeit von Ärztekammern. Die staatliche Kontrolle durch die Gesundheits- und Sozialministerien der jeweiligen Länder ist wenig effektiv. Auch die Selbstkontrolle funktioniert kaum, wenn die fachärztliche Kontrolle der Ärztekammern in den Händen von Ärzten liegt, die selbst zu dem Klüngel gehören. Es geht nämlich um viel Geld. In Spitzenpositionen der Kassenärztlichen Vereinigungen und der vielen Ärztekammern »verdienen« die Vorsitzenden und deren Vertreter für ihre aufreibende Tätigkeit monatlich bis zu 13.000 Mark, wobei noch zusätzlich die Auslagen für einen Praxisvertreter ersetzt werden. Über die Aufwandsentschädigungen von Kammerpräsidenten und ihren vielen Adlaten herrscht das große Schweigen.
Die »frei gewählten« Kammerherren versäumen es auch, ihrer Kontrollaufgabe bei interdisziplinären Übergriffen nachzukommen. So wurde beispielsweise ein Arzt, der die Eröffnung einer Praxis plante, von den am Ort bereits ansässigen »Kollegen« bedroht, falls er an seinem Vorha-

ben, sich in ihrem Sprengel niederzulassen, festhalten sollte. Das beginnt mit fachlichem Rufmord und übler Nachrede, die an Stellen lanciert werden, wo der Neue vor Ort keine Chance hat, sich erfolgreich zu wehren. Der Vorsitzende der Kassenärztlichen Vereinigung dieses Bezirkes, der über diese Geschichten schriftlich informiert wurde, hat nichts unternommen.

In den Krankenhäusern und zwischen den Praxisbetrieben geht es nicht selten wie in dem Märchen »Ali Baba und die 40 Räuber« zu. Bestimmte ärztliche Tätigkeiten hängen weniger vom Können des einzelnen Arztes als vielmehr von dessen Macht und Stellung innerhalb der Klinik ab. Wer im Krankenhaus Macht hat und über einen Sitz im Kammerbereich verfügt, hat offenbar meist auch das Recht, zu tun und zu lassen, was er will. Wenn zum Beispiel ein leitender Arzt seine neue Stelle in einem Krankenhaus antritt, stellt er zunächst vielleicht mit Erstaunen fest, was der alteingesessene Klüngel auf seinem Fachgebiet so alles macht. Dies betrifft nicht nur die Raumverteilung, sondern auch die ärztlichen Leistungen. Man hat dafür einen »Gremienbegriff« geschaffen, der besagt: »Der schmale, die Fachdisziplinen übergreifende Saum gehört zu beiden Gebieten.« Und wer auf wessen »Saum« herumpfuscht, darüber entscheidet die ortsansässige Mafia. Das sieht dann zum Beispiel so aus, daß Gynäkologen an Därmen herumoperieren, ohne zuvor eine vollständige diagnostische Klärung betrieben zu haben. Und selbst als eine Patientin infolge völligen Unvermögens des Operateurs an vermeidbaren Komplikationen starb, unterblieb eine fachliche Untersuchung des Deliktes. Unfallchirurgen versuchen sich bei schweren Bauchverletzungen in schwierigen Verfahren zur Organerhaltung, ohne diese Methoden je geübt zu haben. Kinderärzte behandeln akute Bauchkrankheiten, ohne einen erfahrenen Magen-Darm-Spezialisten hinzuzuziehen. Die Behandlung von schweren Infektionen – auch im eigenen Fachgebiet – glauben in Deutschland ohnehin die meisten Ärzte selbst zu »beherrschen«, obgleich in vielen Ländern dieser Erde die Infektiologie als ein wichtiges medizinisch-interdisziplinäres und eigenständiges Fach gilt. Es verbinden Internisten Wunden, die eigentlich in die Hände des Chirurgen gehören würden. Das geht sogar so weit, daß Internisten Schrittmacher in unsterilen Nebenräumen ihrer Intensivstation implantieren.

Es geht hier um Geld, und da hört bei solchen Medizinern – wie bei den meisten anderen Menschen auch – die Moral auf. Sollte also der oben erwähnte neuberufene Chefarzt aufgrund seiner besonderen fachlichen Kenntnisse das eine oder andere vom Herrn Kollegen übernehmen wollen oder sich gar zu beschweren wagen, gilt er gleich als Querulant oder Störenfried. Die Krankenhausträger, die schon immer vom Ärztestreit profitiert haben, sehen solchen Kompetenzstreitigkeiten oft untätig zu, obwohl sie wissen sollten, daß infolgedessen einige Patienten nicht nach dem neuesten Stand der Wissenschaft behandelt werden. Vielen Krankenhausträgern und ihren leitenden Verwaltungsspitzen ist eine zerstrittene Ärzteschaft lieber als eine eingeschworene Fachgruppe, die ständig ihrerseits die Verwaltung kontrolliert. Verwaltungsangehörige profitieren vom Ärztestreit auch deshalb, weil sie dann viel eher etwas über vermeintliche Fehler und Mängel aus der Abteilung des einen oder anderen leitenden Arztes erfahren, was sie bei Bedarf gegen ihn nutzen können. Unter den Ärzten herrscht Krieg.

Unmittelbare ärztliche Aufsichtspersonen in den Krankenhäusern sind die ärztlichen Direktoren. Leider entwickeln sich solche Posteninhaber oft zu Hilfskräften und Handlangern des Krankenhausträgers und sind daher an einer Be-

seitigung der Mißstände nicht interessiert. Sie kommen nicht immer ihren Kollegen zu Hilfe, wenn diese in Schwierigkeiten geraten. So findet man in dieser Position denn auch häufig die am besten zu knetende Masse aus einer Mischung von Obrigkeitshörigkeit, Dünkel, fachliche Inkompetenz und Untertanengeist. Dies sind – leider – in vielen deutschen Kliniken die »Führungskräfte« der Humanmedizin.
Auch für die Definition der Rolle und Verantwortung des ärztlichen Direktors im Krankenhaus gibt es keine Empfehlungen, verbindliche Richtlinien oder gar eine Rechtsnorm. Ein öffentliches Gremium von ärztlichen Direktoren gibt es ebenfalls nicht. Dabei wäre eine solche Vertretung bitter nötig. Sicher würden einige wenige harte Eingriffe und Strafen im Bereich auch nur einer einzigen Ärztekammer zwischenärztliche Querelen auf ein Minimum reduzieren. Das Eingreifen der Ärztekammer als Aufsichtsbehörde hätte nämlich wirtschaftliche Konsequenzen, und da würden selbst hartgesottene Ärzte weich, besonders jene, bei denen die Brieftasche die Stelle des Herzens einnimmt. Solange jedoch nicht genug oder gar nichts geschieht, geht es eben zu wie im Wirtshaus im Spessart. So bleibt den Patienten und ihren Angehörigen nur die Hoffnung, in die richtigen medizinischen Hände zu gelangen.
Das Regulativ in der Medizin sind heutzutage die Juristen, die jedoch von der Medizin keine Ahnung haben. Sie befassen sich jahrelang »fachkundig« mit dem Verhalten eines Arztes, der innerhalb von wenigen Sekunden eine Fehlentscheidung getroffen hatte. In vielen Ländern der westlichen Hemisphäre ist die Berufsgerichtsbarkeit der Regelfall. In Deutschland jedoch nicht. Die Ärzteschaft verliert ihre Glaubwürdigkeit, wenn sie ihre einzige fachliche Kontrolle aus den Händen gibt.

## Wahlen zur Kammerversammlung – das »Hohe Landesparlament«

Demokratien gleichen Volksschauspielen, weil sie vorgeben, alle und jeden am öffentlichen Theater zu beteiligen, und allen weismachen möchten, daß jeder einzelne eine bestimmte und wichtige Rolle spiele. Nur spät merken die klügeren Köpfe, daß die Mitbestimmung noch keine effektive Mitwirkung an der Macht im Staat bedeutet. Vor allem aber sollte man sich vor den ehrenamtlichen Gerontokraten hüten, die sich wie olympisierte Spießbürger benehmen.

Die eingehende Betrachtung von Kammerwahlen in den ärztlichen Selbstverwaltungen in einem alten Bundesland fördert erstaunliche Aspekte zutage. Symptomatisch und stellvertretend für alle Kammerwahlen steht hier ein Beispiel aus dem Bereich der Ärztekammer Nordrhein 1990. Zunächst kann nicht jeder Arzt so ohne weiteres auf eine Wahlliste gelangen. Das geht nicht ohne »Freunde« oder Beziehungen. Denn um ein wählbarer Kandidat zu werden, benötigt man Stimmen bzw. Unterschriften. Auf diese Weise kann niemand »von außen« dazukommen. Damit erfüllt die Aufstellung der Wahllisten der Ärztekammern genau jene Bedingungen, die dem Verfassungsgericht der Hansestadt Hamburg den Anlaß zur Annullierung der letzten Wahlen zum Hamburger Senat boten. Da sich ein »Wählbarer« nie vorzustellen braucht – also fachlich und politisch unbekannt bleibt –, entstehen wenig durchschaubare Gruppierungen von Personen, die sich zudem in ihren Zusammensetzungen kaum ändern. Die Zusammensetzung der Vorstände und die Präsidiumsmitglieder sind

denn auch über mehrere Wahlperioden die gleichen. Berlin (West) war das erste Bundesland, das noch vor der deutschen Einheit mit den alten Regeln Schluß machte und den bekannt kritisch zur konservativen ärztlichen Oligarchie eingestellten Dr. Ellis Huber zum Präsidenten kürte.
Bei der nach den »klassischen Regeln« abgehaltenen Kammerwahl im Bezirk Nordrhein wurden auf getrennten Wahllisten zwei Institutionen – die Kammervertretung und der Kreisvorsitzende – neu gewählt.[12] Bei den Kammerwahlen waren rund 33.000 Ärzte wahlberechtigt, die über 121 Kammermitglieder zu entscheiden hatten. Das Bundesland verfügte über zwei Regierungsbezirke mit je einer Liste. Wie bei einem Massenstart zum New-York-Marathon standen rund 1.653 Kandidaten in den Startlöchern, pardon, auf diesen Wahllisten. Das Wahlprinzip ist so beschaffen, daß jeder Wahlkreis aus Hunderten von Namen auszuwählen hat. Wer kennt da noch die Kandidaten, wenn sich schon die niedergelassene Ärzteschaft innerhalb einer Stadt gar nicht oder zumindest so wenig kennt, daß man sich nur ungern auf Gedeih und Verderb in fachlichen und geldlichen Belangen dem Kollegen ausliefert. Zusammenhalt resultiert denn auch vor allem durch das gemeinsame Ziel des Zugewinns an Geld und Macht.
Bei den Wahlen zur Kammervertretung betrug die Wahlbeteiligung 58 Prozent – nach veröffentlichter Sprachregelung eine »beachtliche Wahlbeteiligung«. Von den 121 Vertretern der Kammerversammlung waren 67 (55 Prozent) im niedergelassenen Bereich, 42 (35 Prozent) im Krankenhaus und 12 Ärzte (10 Prozent) im Öffentlichen Dienst oder ähnlichen Einrichtungen (Berufsgenossenschaften, Verbände, Pharmaindustrie) tätig. Auf den ersten Blick entspricht dieses Ergebnis einer demokratischen Wahl. Man muß aber wissen, daß unter dem Aspekt der wirtschaftli-

chen Interessen etwa 85 Prozent der Gewählten zum erlauchten Kreis der Kassenärztlichen Vereinigung gehörten, die alle an den gleichen Geldquellen partizipieren. Nur 15 Prozent vertreten die nichtliquidationsberechtigten »armer Schlucker«. Gemeint sind damit alle angestellten Ärzte, die in Krankenhäusern, in der Industrie, an Universitäten, in Ministerien und »sonstwo« tätig sind. Protest gegen diese ungerechte Sitzverteilung kommt regelmäßig vom Marburger Bund.[13] Die Hochrechnung dieser Zahlen auf das gesamte alte Bundesgebiet ergäbe, daß weniger als die Hälfte der Ärzteschaft (122.000 von 317.000, also rund 38 Prozent) mit 87 Prozent aller Vertreter in der Kammervollversammlung repräsentiert, die restlichen Ärzte aber mit nur 13 Prozent vertreten wären. Am Ende vieler Wahlen taucht immer wieder der gleiche harte Kern in allen Schlüsselstellungen auf. Ärztekammerpräsidenten präsidieren oft »lebenslänglich«. Zufall oder Methode?
Das höchste Gremium ist der Deutsche Ärztetag. Die Inhalte, die man auf solchen Vollversammlungen »diskutiert« – es sind ohne Präsidiumsmitglieder rund 250 Delegierte anwesend[14] –, werden wie in allen Verbänden vorher abgestimmt und geben daher stets nur die Meinung einer mächtigen Interessengruppe wieder. Bei nüchterner Betrachtung sind die Ärztekammern klassische Wirtschaftsverbände, die unter anderem auch eine Abteilung für Fortbildung, Haftpflichtfragen, Urkundenausfertigung und viele andere nicht so relevante Nebenaufgaben besitzen.

Die »Bundesärztekammer nicht-rechtlicher Verein«, eine freie Arbeitsgemeinschaft der 17 Ärztekammern (Etat 1992/1993: 15,4 Mill. Mark), ist im Gegensatz zu den Landesärztekammern, die Körperschaften des öffentlichen Rechts sind, eine Vereinigung ohne legislative und exekutive Funktion. Im Augenblick gibt es eigentlich keine »Bundesärztekammer«. Der Präsident der Bundesärztekammer wird noch nicht einmal gewählt und ist folglich lediglich als Sprecher eines Arbeitskreises ohne juristisch-relevante Verbindlichkeit einzustufen. Die öffentlichen Verlautbarungen eines sogenannten Bundesärztekammerpräsidenten sind die privaten Äußerungen des Sprechers eines von den Ärzten nicht gewählten Arbeitskreises. Der Streit um die gesellschaftliche Stellung und die Notwendigkeit einer Bundesärztekammer gehört zu den alten, immer wiederkehrenden Themen.[15] Zu Weihnachten 1981 schaffte es ein ärztlicher Außenseiter, Dr. Jeckström aus Heide/Holstein, daß das Bundesverwaltungsgericht den Ärztekammern – einschließlich der Bundesärztekammer – verbot, zu politischen Fragen offiziell Stellung zu beziehen. Die Ärztekammern haben kein politisches Mandat und dürften daher außerhalb ihres Rahmens keine offiziellen Resolutionen erlassen.[16]

Der ohnehin angenehm stille amtierende Ärztekammerpräsident, Dr. med. Karsten Vilmar, wäre demzufolge ein Vereinspräsident. Von Haus aus chirurgischer Oberarzt an einer Bremer Klinik, habe er sich, wie man der Laudatio zu seinem 60. Geburtstag entnehmen kann, schon sehr früh zur Arbeit in den Gremien hingezogen gefühlt.[17] Entsprechend sind denn auch seine Visionen. Sein Talent als Chef der »Behörde Bundesärztekammer« stellte er 1989 anläßlich einer Krise im »Kölner Amt« unter Beweis. So berichtete *Der Gelbe Dienst: Sozialpolitik aus Bonn* am 19. Juni 1989 über Alkohol, Sex und psychische Erkrankungen im Bereich der Bundesärztekammer. Es ging offensichtlich drunter und drüber. Der Präsident äußerte damals: »Ich bin Chirurg, kein Psychiater.«[18] Die meisten Chefärzte wären von ihren Krankenhausträgern fristlos entlassen worden, hätten sie auch nur annähernd ähnliche Vorgänge in ihrer Klinik geduldet beziehungsweise solche Zustände nicht kurzfristig bereinigt.

Wen wundert es da, daß sich neuerdings noch andere Stimmen als nur der *Spiegel* zu Wort melden, um an der öffentlichen Ärzteschaft Kritik zu üben. Der *Spiegel* galt schon lange als hauptverantwortlich für das negative Ärzte-Image. Bereits 1986 beklagte sich das *Deutsche Ärzteblatt* darüber, daß diese Zeitschrift eine Art »negative Meinungsmache« gegen die Unschuldslämmer in den Ärztekammergremien begonnen hätte.[19] Mittlerweile kommen vermehrt kritische Äußerungen aus den eigenen Reihen. 1989 forderte man gar die Abschaffung des Ärztetag-Präsidiums.[20] Der Berliner Ärztekammerpräsident Ellis Huber wurde von den Medien sogar zum großen Sprecher aller »andersdenkenden, alternativen Ärzte« erkoren und sagt auch unverhohlen seine Meinung.

Die Ärzteschaft ist durch die Untätigkeit ihrer offiziellen, mit knappen Mehrheiten gewählten Vertreter inzwischen völlig zerrissen. Als Reaktion gründen die Ärzte unendlich viele kleine Interessengruppen. Selbst ein so einfach zu beschreibendes Fachgebiet wie die Chirurgie besitzt mehr als zwei Dutzend Untergruppierungen. Das Prekäre an diesen unkoordiniert gebildeten Gemeinschaften ist ihr Mangel an erfahrenem Management und die Verschwommenheit der Ziele. Der kleine Kreis von 38 Prozent der Ärzte, die zu den Nutznießern eines ungerechten Honorarprinzips für ärztliche Leistungen gehören, wird vornehmlich von zwei Interessengruppen vertreten. Es sind dies die kassenärztlichen Würdenträger, die die eigentlichen grauen Eminenzen der Ärztekammern sind, und die Wissenschaftlichen Gesellschaften in der Medizin, wie Chirurgie, Frauenheilkunde, Innere Medizin, Radiologie, um nur einige von ihnen zu nennen. Beide Gruppierungen entscheiden fast alles in kleinen Zirkeln und Gremien, was mit Geld und Macht zu tun hat. Ob bei Neubesetzungen von Lehrstühlen als Chefärzte von Universitätskliniken oder bei Neubesetzungen einer Chefarztposition an bekannten großen und mittleren Krankenanstalten, bei denen es um viel Geld geht – überall sorgt die unheilige Allianz für eine diskrete, berufspolitisch konformistische Besetzung der Posten. Das ist auch kaum verwunderlich, denn bei solchen Positionen geht es immerhin um Einkommen, die selbst Vorstände von großen wirtschaftlichen Unternehmen erblassen lassen würden. Umgekehrt könnte die Ärztekammer nicht so ungehindert funktionieren, stünden ihre Vertreter nicht in engem Kontakt zu den Machthabern der Wissenschaftlichen Gesellschaften. Diese kartellartige Vereinigung ist darauf bedacht, ihre Macht und ihr Einkommen unbeschränkt zu erhalten. Ihre Mitglieder wehren ungehindert jeden Mitbeteiligungsanspruch junger, unterbezahlter, durchaus begabter Ärzte ab. Die Zielrichtung dieses Kartells etablierter Ärzte richtet sich also nicht nur gegen Politiker, Gewerkschaften und Ansprüche von Patienten, sondern vor allem gegen den eigenen Nachwuchs. Kein Wunder, daß sich der Marburger Bund, die Vereinigung der angestellten Ärzte, die immerhin 50.000 Mitglieder hat, derzeit stark an die Gewerkschaften ÖTV und DAG anlehnt. Offenbar befürchten die Vorsitzenden dieses Ärzteverbandes unter der Führung des Hamburger Arztes Frank Ullrich Montgomery in den nächsten Jahren einen weiteren Stellenabbau in den Krankenhäusern und Kündigungen von außertariflichen Zusicherungen für nachgeordnete Ärzte.

In der Medizin herrscht eine gewaltige Strukturkrise, die weit schwerer wiegt als die mancher Industriezweige. Der

konsequenteste Schritt zur Neustrukturierung des medizinischen Verwaltungsapparates wäre die Abschaffung der inzwischen mehr als 17 Landesärztekammern und die Schaffung eines zentralen Vertretungsapparates als Körperschaft öffentlichen Rechts oder einer Bundesbehörde, die unter der Aufsicht des Bundesgesundheitsministeriums stehen müßte. Eine solche Umstrukturierung und Vereinfachung der Organisationsformen wäre sicherlich allein schon aus wirtschaftlichen Gründen zu befürworten. An die Stelle von aufgeblähten Landeskammern (mit pseudohoheitlichen Rechten) träten Bezirksstellen mit den ihnen obliegenden Kundendiensten. Wie allem, was ehrenamtlich betrieben wird, so haftet den Ärztekammern das zweifelhafte Flair von Laien geführter Unternehmen an. Kurzum, ein Wirtschaftsverband ohne Haftung.
Man erkennt an den Regularien des Seehoferschen GSG, daß die Ärzteschaft sich aufgrund mangelnder Eigeninitiative bei fast allen Problemen als unfähig erwiesen hat, den notwendigen Änderungen vorausschauend zu begegnen. Die Gegenreaktionen der etablierten Ärzteschaft lassen erkennen, daß sie, um ihre persönlichen Rechte zu wahren, gegenüber dem so aktiv gewordenen Verwaltungsbeamten Seehofer – der sein Wissen ausschließlich aus Ausschüssen gewonnen zu haben scheint und der selbst auf Gedeih und Verderb der Beamtenschaft ausgeliefert ist –, den Kopf einzieht. Gegen dieses Grundverhaltensmuster spricht auch nicht der gelegentliche Protest von Arztgruppen, wenn man ihre Einkommen antastet oder diskutiert.
Anstelle der Länderärztekammern sollte eine funktionierende zentrale Bundesärztekammer installiert werden. Bekanntlich wurde eine solche Konstruktion nach dem Zweiten Weltkrieg verboten, was übrigens damals niemand daran hinderte, fast alle am Naziregime beteiligten Ärzte

wieder in ihre alten Positionen einzusetzen. Inzwischen sollten jedoch allein schon Kostengründe für die Einrichtung einer zentralen Ärzteverwaltung sprechen. Positive Beispiele für einen solchen Schritt geben die Umstrukturierungen in der Wirtschaft und das Lean-Minister-Management in manchen Bundesländern. Im neu zu bildenden Präsidium sollten alle Bundesländer mit je zwei Repräsentanten vertreten sein. Diese Landesvertreter werden von allen Ärzten geheim gewählt, nachdem sie sich öffentlich vorgestellt und ihre Ziele erklärt haben und es die Möglichkeit zu einer Diskussion mit den künftigen Vertretern gab. Die Landesvertreter wählen einen Vertreter aus ihren Reihen oder aus anderen Ärztegruppierungen zum Präsidenten der Bundesärztekammer. Die Bundesärztekammer wird von einem geschäftsführenden Vorstand mit einem Hauptgeschäftsführer geleitet. Die wichtigsten Geschäftsfelder werden von Fachleuten betreut. Die Betreuung der Ärzte geschieht auf der Basis von Geschäftsstellen, die vor Ort Dienstleistungen anbieten. Die Ärzte rechnen direkt mit der gesetzlichen und den privaten Krankenkassen ab, oder sie erhalten ein Grundgehalt nach dem bereits geschilderten Modell.

## Ärztliche Fortbildung

*»Unsere Ärzte sind wie Bischöfe, die wohl den Schlüssel zur Bindung und Lösung besitzen, aber auch nicht mehr. Sie verlassen sich zu sehr auf ihre zufällige, unsystematische persönliche Erfahrung; sie sollten umfassende Experimente unternehmen, die menschliche Anatomie durch die vergleichende erhellen, sezieren und wenn nötig auch operieren, aber vor allem sollen sie einen leicht zugänglichen und verständlichen Bericht über ihre Experimente und deren Ergebnisse anfertigen.«*
Francis Bacon[21]

Die ärztliche Fortbildung ist ein Lieblingsthema der Ärztekammern. Je kleiner die Ärztekammer, um so dicker der Fortbildungskatalog. Es besteht ein Überangebot an Fortbildung. An den Veranstaltungen nehmen vor allem Ärzte vor dem 35. (die ganz jungen Doktoren) und nach dem 65. Lebensjahr teil (da hat man endlich Zeit, etwas dazuzulernen). Die aktive Truppe, die mit dem Kugelschreiber so elegant umgehen kann und nie Zeit hat, kommt höchstens, wenn es Fortbildungsthemen gibt, die anschließend in der Gebührenordnung positiv zu Buche schlagen. Wissenschaftliche Themen aus Krankheitslehre und Diagnostik sowie allgemeine Themen üben keine besonders große Anziehungskraft auf die Beflissenen aus.
Die schlechten Erfahrungen mit den Fortbildungen, die im Rahmen der Ärztekammern veranstaltet werden, haben dazu geführt, daß jeder Krankenhausarzt selbst für eine

Fortbildung auf seinem wissenschaftlichen Gebiet sorgt. Dank der Pharmaindustrie gelang es zumeist, zu solchen Meetings gute internationale Wissenschaftler einzuladen. Allein die regionalen Bildungspäpste und Kammerfunktionäre haben gewöhnlich »keine Zeit« bzw. kein Interesse daran – ob sie glauben, bereits genug zu wissen? Da die Beteiligung der Doktoren an der Fortbildung ständig rückläufig war, laborierten verschiedene Kammern mit Fortbildungsnachweisen anhand von Anwesenheitskontrollen. Die Schweizer Ärzteschaft entwickelte ein neues, strenges, fast vollkommenes Kontrollsystem. Ab 1995 soll eine obligatorische und kontrollierte Fortbildung eingeführt werden. Wenn ein Arzt sein Fortbildungssoll nicht erfüllt, erwägt man Strafmaßnahmen. Auch die norwegischen Allgemeinärzte haben sich ein ähnlich strenges Reglement verordnet. Die österreichische Standesorganisation sieht auf freiwilliger Basis eine feste Zeit vor, die für die Fortbildung aufgebracht werden muß. Danach soll innerhalb von drei Jahren ein Zeitaufwand von 100 Stunden zur (unkontrollierten) Pflicht werden.
Offenbar befürchten die Standesorganisationen, daß zu viele Ärzte infolge des rasch zunehmenden neuen Wissens nicht mehr in der Lage sind, sich noch einigermaßen zu informieren.[22] Nach unserem System kann er das auch gar nicht. Ein Arzt, der gezwungen ist, am Tag zwölf Stunden Praxisbetrieb aufrechtzuerhalten, um dem kassenärztlichen System gerecht zu werden, oder als Chirurg mehrere Stunden am Tage und mitunter auch noch in der Nacht eine ganze Woche lang operativ tätig zu sein, kann sich nicht fortbilden. Ihm fehlen Zeit und Kraft. Allein aus diesem Grund sollte man im Interesse der Kranken die Ärzteschaft vom direkten Gelderwerb unabhängig machen und ihnen ein leistungsgerechtes Gehalt zubilligen.

Ungewollt hat inzwischen die Politik über die künftige Entwicklung der Fortbildung entschieden. Infolge der Seehoferschen Streichungen und Zwangspreisregulierungen fehlt der Pharmaindustrie das Geld zur Unterstützung der ärztlichen Veranstaltungen. Die gesamte Industrie, die sich mit Arzneien und Heil- wie Hilfsmitteln beschäftigt, hat sich in den zurückliegenden vierzig Jahren in großem Umfang und mitunter allzu großzügig an der Fortbildung der Ärzte beteiligt. Sie hat sie jahrzehntelang gestützt und gefördert. Natürlich zielte diese Sponsorentätigkeit auch auf Werbung, Verkauf und Produktmarketing. Nun sind die Grenzen enger gesteckt. Es wird sich zeigen, ob die Ärzteschaft ausreichend Kraft, Begeisterung und Ideen hat, Fortbildung auch ohne fremdes Geld zu betreiben. Besonders peinlich gestaltete sich in der Vergangenheit die Beteiligung der Ärzteschaft an den großen Jahreskongressen, die seit langem nur mäßig besucht werden. Die sogenannte Bundesärztekammer war stets plakativ an die Öffentlichkeit getreten und hatte verkündet, wie viele tausend Ärzte Tag für Tag an den Großveranstaltungen teilgenommen hatten. Die Themen dieser Mammutveranstaltungen entsprechen üblicherweise dem Niveau wenig anspruchsvoller Lehrbücher. Neue Ideen, fortschrittliches Gedankengut und höheres Forscherwissen vermitteln bestenfalls kleine unbeachtete Arbeitskreise weit weg von den Veranstaltungsreigen für Ordensträger und Titelinhaber.
Man muß wohl in der Zukunft bescheidenere Maßstäbe anlegen. Ende März 1993 verkündete man, daß die großen Kongresse künftig nicht mehr im Ausland, sondern in Deutschland stattzufinden hätten, weil die Finanzämter die »Kosten für den Skikurs der Herzensdame, das Doppelzimmer im Grandhotel und die Schlittenfahrt zum Grillessen für sozial schwache Schichten« nicht mehr anerken-

nen wollen. Trotz hartnäckiger Beteuerungen von Industrie und Ärzteschaft, daß offiziell gesponserte Werbe- und Fortbildungsveranstaltungen nicht stattfänden, stand bis vor wenigen Jahren noch auf dem Münster-Osnabrücker Airport eine Boeing 727 mit dem Namen »Monasterium« der Firma R. W. Bartels, der einmal wöchentlich Jungärzte zur Fortbildung in den Süden Europas flog.[23] Gewissermaßen als Nebenleistung für Mediziner beraten 350 Mitarbeiter dieses Unternehmens diejenigen Ärzte und Zahnärzte finanziell, die laut Bekanntmachung des *Ärzteblattes* (November 1992) rund 70.000 bis 150.000 brutto im Jahr verdienen. Solche Traumreisen dürften vom Aussterben bedroht sein.

Die ärztliche Fortbildung auf freiwilliger Basis ist eine persönliche Angelegenheit. Das ist wie in der Schule. Man kann einem Schüler noch soviel anbieten, lernen muß er allein. Zu behaupten, daß die Fortbildung »fest in den Händen der Kammern« läge, geht meilenweit an den Realitäten vorbei.

## Berufsverbände – Ärztegewerkschaften oder Frustorgan?

*»An des Bundes höchster Spitze*
*sieht man häufig Herren sitzen,*
*welche unterhalb vom Kragen*
*statt Charakter Kreuze tragen.*
*Denn im Staatsdienst und beim Heere*
*wird zumeist des Kopfes Leere*
*durch ein Bändchen auf der Brust*
*etwas weniger bewußt.«*
»Amadeus« Hochfeld

Die Existenz der verschiedenen ärztlichen Berufsverbände ist ein beredtes Zeugnis für die seit langem bestehende Unzufriedenheit mit den Ärztekammern. Sie entstanden nach dem Zweiten Weltkrieg sehr zögernd als Folge des Mißtrauens gegenüber der Ärzteselbstverwaltung und aus der Erfahrung heraus, daß die Ärztekammern alles taten, um den verschiedenen Facharztgruppen in der GOÄ (Gebührenordnung für Ärzte) möglichst wenig Positionen zu überlassen. Die Berufsverbände erfreuten sich vor dreißig Jahren zunehmender Beliebtheit, weil die nichtdekorierte Ärzteschaft, das schuftende Fußvolk, in den neuen Verbänden eine Chance zur Selbstorganisation ihrer Interessen sah. Sie begannen in den sechziger Jahren als Alternative zu den etablierten Einrichtungen unverdrossen Kritik zu üben. Man baute Geschäftsstellen mit jenem Service auf, für den die Ärztekammern keinen Platz hatten: Versicherungsschutz, Beratung bei der Niederlassung, Beschwerdestelle und Kum-

merkasten – für damalige Verhältnisse recht gute Einrichtungen.
Diese Anfänge einer gewissen Verselbständigung von kleineren Berufsgruppen wurden von den großen wissenschaftlichen Gesellschaften der einzelnen Fachgruppen (Deutsche Gesellschaft für Frauenheilkunde, Deutsche Gesellschaft für Innere Medizin usw.) argwöhnisch betrachtet. Zwar nahmen die Vertreter der wissenschaftlichen Vereinigungen die Berufsverbände zunächst nicht ernst, jedoch erkannte man rechtzeitig genug, daß sich die junge Ärztegeneration den neuen Hoffnungsträgern zuwandte. So drehten die führenden Mitglieder der wissenschaftlichen universitären Gesellschaften den Spieß um und unterliefen die Funktion dieser gewerkschaftsähnlichen Vereinigungen, indem sie Vorstandsmitglieder der Berufsverbände wurden. Das war der Anfang vom Ende der positiven Entwicklung dieser Verbände.
Inzwischen kann man sich fragen, wozu solche Vereinigungen eigentlich da sind. Die Antwort darauf folgt ganz dem Muster von Radio Eriwan: Im Prinzip sind sie eine wichtige Sache, nur gleichen die medizinischen Berufsverbände den Kanonen auf dem Schloßplatz von Monaco – sie sehen riesig und gefährlich aus, aber sie können nicht mehr scharf schießen. Im Klartext: Die Berufsverbände können weder Gewerkschaften für die jeweilige Facharztgruppe sein noch maßgebliche Teilhaber an der Umverteilung der Honorare, weil sie kein Mitspracherecht besitzen, sondern nur eine »Anhörungspflicht« besteht. Folglich spielen sie auch berufspolitisch keine besondere Rolle. Man kann nur hoffen, daß ein Teil der jetzt heranwachsenden Generation die Initiative ergreift und eine durchgreifende Veränderung der Rolle der Berufsverbände herbeiführt.
Bedauerlicherweise haben beziehungsweise nehmen die

Berufsverbände keinen Einfluß auf die Vertragsgestaltung im Angestelltenbereich – in Ämtern, Behörden oder Kliniken. Sie haben es bislang versäumt, als Verhandlungspartner der Krankenhausträger aufzutreten, um zum Beispiel endlich Einheitsverträge für deren leitende Mitarbeiter zu erzwingen. Der einzelne Arzt ist bei seinen Vertragsverhandlungen vom Wohlwollen einer dafür meist fachlich wenig qualifizierten Juristenschaft und von der Gnade des Krankenhausträgers abhängig. Die Gründe für diese tarifliche Zurückhaltung liegen in der Struktur der Vorstände und der Hilflosigkeit der Geschäftsleitung. Neben den unkündbaren Ordinarien gibt es die pensionierten und saturierten Funktionärstypen mit Altverträgen, die keinen Anlaß zur Kritik sehen. Den Nachwuchs lassen sie allein.
Dabei wären solche Berufsverbände als Kontrapunkte zur machtbesessenen Ärztekammer mehr als notwendig. Sie könnten ein gewichtiges Wort bei interdisziplinären fachlichen Abgrenzungen mitreden und als Schutzorgane ihrer Mitglieder sowie als streitbare Partner bei der Verteilung der Gebührenordnungspunkte und gegen die Allmacht des Krankenhausverbandes auftreten. Der demokratische Rechtsstaat braucht solche Kontrollinstanzen, denn es wird heute mit verdammt harten Bandagen gekämpft.

# 6 Der große Bluff: Ärztliche Gutachter und die »Schlichtungskommissionen«

*»Die Beinahewahrheit ist gemeiner als die Unwahrheit.«*
Georg Christoph Lichtenberg

## Das Problem

»Jahr für Jahr fordern 30.000 Patienten Entschädigungen für Ärztepfusch und Schlamperei.«[1] Meldungen dieser Art lassen sich beliebig fortsetzen. »Ein Hamburger Arzt tötete seine junge Patientin bei einer Lebertransplantation durch Durchtrennung der Pfortader, weil er keine Zeit zum Warten hatte, um den Bauch zu verschließen. Er mußte die Leberverpflanzung aus biologischen Gründen abbrechen.« Nachdem die Staatsanwaltschaft zunächst ein Ermittlungsverfahren abgeschlossen hatte, wurde auf Druck der Öffentlichkeit das Verfahren wiederaufgenommen. Dieser Fall einer offenbar infolge von Zeitmangel sehr rasch zum Tode beförderten 17 Jahre alten Schülerin, Alexandra S. aus Niendorf, bedurfte also erst der öffentlichen Publizität, um gegen den Chirurgen erneut zu ermitteln.[2] Irgendwelche Maßnahmen seitens der zuständigen Ärztekammer sind unbekannt.
In einem anderen Fall verstarb eine schwerkranke Frau, weil ein Gynäkologe bei ihr einen Eingriff ausführte, den er fachlich nicht beherrschte. Nach der mißglückten ersten

Operation verletzte er den Enddarm der Frischoperierten derart, daß die Kranke an einer unbeherrschbaren Bauchfellentzündung starb. Der Gynäkologe bemerkte zunächst seinen Fehler nicht, erst nach drei Tagen schwante ihm Böses. Die Krankenhausverwaltung, der Krankenhausdezernent und der Ärztliche Direktor verboten den beteiligten Fachärzten anderer Disziplinen eine Untersuchung des Falles. Sie untersagten den Ärzten, eine Anzeige bei der Ärztekammer anzustrengen. Der Fall blieb ungesühnt, obwohl die zuständige Ärztekammer vollständig und im Detail über diese katastrophale Operation informiert worden war.

Gegen den Radiologen der Hamburger Universitätsklinik Eppendorf, Professor Dr. Hübener, klagten 1993 mehr als 50 Patienten und Angehörige von Geschädigten und elf verstorbenen Patienten wegen Körperverletzung durch falsche Strahlentherapie.[3] Die Hamburger Gesundheitsbehörde zahlte bisher 3,3 Millionen Mark an Entschädigungen.[4]

Mehrere Schadensfälle wegen schlechter Radiologie ereigneten sich dadurch, daß ein Chefarzt für radiologische Tumortherapie seine Kranken so »intensiv« behandelte, daß das gesamte »kleine Becken« – Blase, Harnleiter, Därme – zerstrahlt wurde. Es kam damals wegen dieser und noch anderer derartiger Vorfälle zum ärztlichen Kollegenstreit. Im Endeffekt starb einer dieser Patienten, ein relativ junger Mann, an den Folgen einer Blutvergiftung, die durch die Zerstörung der Harnleiter entstanden war. Die andere Geschädigte, die übrigens ohne nachvollziehbare medizinische Begründung bestrahlt worden war, trug erhebliche Dauerschäden davon. Für den Radiologen, einen schwer alkoholkranken Arzt, blieben diese »Kunstfehler« ohne irgendwelche Folgen.[5]

Trotz solcher Schadensfälle kommt es auf den lukrativen Gebieten der technischen Arztdisziplinen (Labor, Radiologie, Pathologie) laut Statistik der Ärztekammern – sieht man von einzelnen spektakulären Zwischenfällen ab – offenbar zu keinen nennenswerten Haftungsansprüchen. Es ist kein Geheimnis, daß beim Vorgehen gegen und Begutachten von ärztlichen Fehlern offenbar sehr unterschiedliche Maßstäbe angelegt werden. Dies demonstrieren die verschiedenen Beurteilungen durch Krankenhausträger, Ärztekammern und Justiz. Auch ein anderer Fall, der Zweifel an der Rechtmäßigkeit der Begutachtung aufkommen ließ, spricht für diese Annahme.
An der Bonner Chirurgischen Universitätsklinik wurde ein Patient trotz Darmverschluß und Blutvergiftung nicht operiert. Er starb nach kurzem Klinikaufenthalt, ohne daß versucht worden war, ihm chirurgisch effektiv zu helfen. Auch hier mußte die Staatsanwaltschaft zweimal aufgefordert werden, nachzuhaken. Aus den Unterlagen des Falles gewinnt man den Eindruck, daß das Fachgutachten zwar viele Vorwürfe abschwächte, aber vergaß, daß sich weder der Leiter der Klinik noch ein Ambulanzoberarzt persönlich und wiederholt um den Kranken gekümmert hatten. Eine am Morgen der Einlieferung getroffene Diagnose und die Beurteilung, ob eine Operation angezeigt ist oder nicht, kann bei Schwerkranken bereits nach kürzester Zeit überholt sein. Um so erstaunlicher ist es, daß solch eine simple Lehrbuchweisheit von den Gutachtern nicht berücksichtigt wurde, denn nach der Anfangsvisite gegen Mittag hielten die Verantwortlichen in diesem Fall an ihrem Urteil zur Prognose des Kranken über 24 Stunden lang fest, ohne den Patienten je wieder gesehen zu haben.[6] Vermutlich hätte der Kranke bei rechtzeitiger Hilfe überlebt, so berichtet es zumindest die internationale Literatur.

Das Prekäre an allen diesen Vorfällen ist, daß Schäden an Patienten, die in Universitätskliniken und Arztpraxen eintreten können, für den Betroffenen schwerer nachzuweisen sind als Schäden, die durch den nichtprominenten Arzt an der »Peripherie«, in einem kleinen Krankenhaus, verursacht werden. Vermutlich sterben in den Kliniken und Praxen mehr Menschen an Behandlungsfehlern, als es jährlich Verkehrstote gibt. Die Dunkelziffer bei den Geschädigten könnte sehr hoch sein. Ein eklatantes Beispiel betrifft die Anästhesie- und Intensivmedizin. In den Nachkriegsjahren, als die Chirurgen noch die postoperative Nachsorge betrieben, starben viele Menschen, weil zuwenig Infusionen durchgeführt wurden. Zwanzig Jahre später, als das relativ neue Fach der Narkoseärzte die operative Nachbetreuung übernahm, starben alljährlich Tausende Menschen an den Folgen einer unkontrollierten Masseninfusionstherapie, an Überwässerungen und dem Phänomen der »Beatmungslunge«. Obwohl seit dem Vietnamkrieg in den USA genügend Erfahrungen mit einem Zuviel an infundierter Flüssigkeit (Lungenschäden und Beatmungskrankheit) vorlagen, wurde in Deutschlands Kliniken literweise Flüssigkeit in die Venen der Kranken gepumpt, auch wenn man damit erkennbar mehr Schaden als Nutzen anrichtete. Es war das Verdienst der Herzchirurgen in Deutschland, daß sie diesem Wahnsinn konsequent ein Ende bereiteten, denn sie hatten rasch erkannt, daß der sparsame Umgang mit Infusionen zu einer eklatanten Reduktion von Lungenkomplikationen führte. Einige Wortführer der Anästhesisten dagegen, die mit dem kritiklos eingesetzten »Flüssigkeitsersatz« auch noch wissenschaftlich hausieren gingen, scheinen diesen Schädigungsmechanismus großenteils noch immer nicht begriffen zu haben. Wissenschaftler – darunter auch viele Chirurgen –, die

gegen diesen Infusionswahnsinn angingen, wurden von einer einflußreichen und wortgewaltigen Arztmafia mundtot gemacht.
Der volkswirtschaftliche Schaden durch nicht aufgedeckte Behandlungsfehler dürfte etwa acht bis zehn Mrd. Mark im Jahr betragen. Gleichzeitig behaupten die Ärzte, sicherer und besser denn je mit den ihnen anvertrauten Kranken umzugehen. Wie kommt es zu so gegensätzlichen Aussagen? Liegt es an der fachlich nahezu unkontrollierten ärztlichen Tätigkeit oder versagt das »medizinische Gutachtenwesen«? Oder, so der anerkannte Homburger Rechtsmediziner Professor Wagner, läßt sich die hohe Zahl an Behandlungsklagen auf das »hohe Anspruchsdenken seitens der Patienten« zurückführen?
Nichts wäre fataler, als wenn sich die Öffentlichkeit durch aktuelle Berichte und Diskussionen in den Medien an diese Situation gewöhnen würde. Es besteht ein Handlungsbedarf im Interesse der betroffenen Menschen. Ein durch ärztliches Versagen Geschädigter muß zwei Fegefeuer durchlaufen. Erstens hat er den Schaden, leidet Schmerzen oder stirbt sogar, von dem Leid und Unglück der Angehörigen und den wirtschaftlichen und sozialen Konsequenzen ganz zu schweigen. Dann kommt die zweite Barriere, bestehend aus Fachgutachtern, Versicherungen und Juristen. Diese Hürden sind zu hoch, und die Verfahren sind zeitlich unbegrenzt lang. Hier ist eine politische Korrektur nötig, denn die bisherigen Verfahren sind unzureichend und nützen meist nur dem juristischen Berufsstand. Man staunt immer wieder darüber, wie leicht Juristen sich ungeprüft noch die hanebüchensten Argumentationen von medizinischen Gutachtern zu eigen machen.
Das medizinische Gutachterwesen gerät zunehmend in die Kritik, weil es den Erwartungen nicht zu entsprechen

scheint, sich für die Recht der Betroffenen unparteiisch einzusetzen.[7] Immer mehr Betroffene – Patienten, deren Angehörige und auch Ärzte – weigern sich, die Ergebnisse der sogenannten Schlichtungsstellen kritiklos anzuerkennen. Doch während die offiziellen Gremien der Ärzteschaft verneinen, daß irgendein stichhaltiger Grund zur Kritik vorhanden wäre, plant die nordrhein-westfälische Regierung eine Novellierung des Heilberufsgesetzes mit der Folge, die Vollmachten der »ärztlichen Schlichtungsstellen« einzuschränken. Diese Schlichtungsstellen bei den Ärztekammern sollen eigentlich Anlaufstellen für Geschädigte und deren Angehörige sein, wenn diese Ansprüche gegen den behandelnden Arzt vorzubringen haben. Für die Geschädigten verstärkt sich jedoch der Eindruck, daß die offiziellen medizinischen Schlichtungsstellen krasse Fehler der ihr »am Herzen liegenden Ärzteschaft« decken. Anstatt – wie im gesetzlichen Auftrag vorgesehen – gegen offensichtliche Missetäter aktiv vorzugehen, werden durch medizinische Gutachten selbst Straftaten noch beschönigt, heruntergespielt und bagatellisiert. Die »Tötung auf Krankenschein« scheint in manchen, kaum kontrollierten deutschen Kliniken durchaus möglich zu sein.
Im Zentrum der Kritik stehen die Gutachter. Wie überall spielen natürlich persönliche Überzeugungen, Erfahrungen und Bindungen auch bei ihnen eine wichtige Rolle. Es ist wohl menschlich verständlich, daß Ärzte, wohl wissend, daß ihnen morgen ebenfalls ein Fehler passieren könnte, mit großzügigen Bewertungen bemüht sind, alle Schuld von ihren Kollegen fernzuhalten. Trotzdem sollte dies kein Grund sein, die Gutachterstellen zu gerontokratischen Arbeitskränzchen verkommen zu lassen. Ute Naumann stellte in ihrer sachlichen Darstellung »Heilprozesse vor Gericht« fest, daß Ärzte zur »Krähenmentalität« nei-

gen. Diese »Krähenmentalität« trifft jedoch nur für jenen Teil der Ärzte zu, die sich zu den bevorzugten Kreisen zählen dürfen. Im Fall des »kleinen Doktors im Kreiskrankenhaus« ist eher das Gegenteil der Fall: kommt es hier zum Streit, wird er am Ende als der Gerupfte dastehen. Dr. med. h. c. W. Weißauer, ein juristischer Experte auf dem Gebiet medizinischen Rechts, äußerte schon 1985, daß gerade in der Medizin »nur zu gern eine Krähe der anderen die Augen aushacken« würde. Der Leidtragende solcher »Krähenkämpfe« aber ist der Patient. Wie auf keinem anderen Gebiet der allumfassenden ärztlichen Selbstverwaltung zeigt sich das Versagen der offiziellen Ärzteschaft in der vom Staat übertragenen Aufgabe, den geringen Anteil von vielleicht drei oder fünf Prozent ungeeigneten Ärzten zu reglementieren.

Neben dem verbreiteten Glauben an die eigene Unfehlbarkeit liegt einer der Hauptgründe für das Vertuschen von ärztlichen Fehlbehandlungen darin, daß Krankenhausträger Ärzte, denen auch nur ein einziger Fehler unterläuft, fristlos kündigen und damit ihre Existenz oder Karriere nachhaltig zerstören. Andere Ärzte wiederum vertuschen ihre Fehler, weil sie befürchten, daß die jahrelangen Untersuchungen und gerichtlichen Nachspiele ihren Ruf in Patientenkreisen stark gefährden.

Selbstverständlich kann jedem Arzt gelegentlich ein Entscheidungs-, Aufklärungs-, technischer oder sonstiger Fehler unterlaufen. Das ist normal, denn kein Mensch ist fehlerfrei. Die Ärzteschaft sollte jedoch nicht ihre Glaubwürdigkeit aufs Spiel setzen, es den Politikern gleichtun und die eigenen Fehler vertuschen. Die führende Ärzteschaft sollte eine Vorbildfunktion übernehmen und die hohen Maßstäbe auch an sich selbst und nicht nur an ihre Nachgeordneten anlegen.

## Zur Schadenshäufigkeit aus ärztlicher Sicht

Der Äußerung eines AOK-Verbandssprechers zufolge bearbeiten die gesetzlichen Krankenkassen im Jahr etwa 30 Millionen Behandlungsscheine. Diese gewaltige Zahl erhöht sich durch die Behandlungen bei den privaten Kassen und anderen Krankenversicherungen auf rund 50 Millionen. Die Zahl der Verordnungen ist um eine Zehnerpotenz größer. Diesen Zahlen stehen jährlich etwas mehr als 2.000 anerkannte ärztliche Fehlbehandlungen gegenüber. Das würde bedeuten, daß auf 25.000 ärztliche Behandlungseinheiten nur ein einziger Fehler kommt. Diese Zahl dürfte jedoch kaum stimmen, dem von anderer Seite, Versicherungen wie Betroffenenverbänden und sonstigen Interessengemeinschaften, wird von 10.000 bewiesenen Fällen im Jahr berichtet. Die meisten dieser Fälle werden, ohne die Schlichtungskommission einzuschalten, außergerichtlich beigelegt. An fundierten Informationen scheinen jedoch weder die Ärzteverbände noch die Versicherungen sonderlich interessiert zu sein.

Die größere Zahl zugrunde gelegt, kommen auf 5.000 ärztliche Behandlungen etwa ein bzw. drei Schadensfälle. Dies entspricht aus dem Blickwinkel von Versicherungen einem hohen Haftungsrisiko. Insgesamt gesehen hat die Zahl der »eingeklagten Fälle« gegen alle Ärzte in den letzten 20 Jahren stark zugenommen. Das Oberlandesgericht Celle bezifferte schon 1985 die Steigerung der Arzthaftungsprozesse innerhalb von 15 Jahren mit 500 Prozent.[9] Die beruflichen Haftpflichtsummen erhöhten sich auf zwei Millionen Mark bis zur unbegrenzten Haftung. Entsprechend angepaßt wurden die Prämienzahlungen, die bei bestimmten Ärztegruppen, meist in den operativen Disziplinen, bis zu mehreren tausend Mark jährlich betragen können. Seitdem haben sich die Anträge bei den Kommissionen der Ärztekammern um mehr als 50 Prozent erhöht. Es hat nach derzeitigen Erhebungen den Anschein, daß inzwischen eine Art »Plateau« erreicht wurde, denn seit 1991 sind keine wesentlichen Antragssteigerungen mehr zu verzeichnen.[10]

Die tatsächliche Anzahl von ärztlichen Behandlungsfehlern – von den Ärztekammern noch immer als »Kunstfehler« bezeichnet – ist unbekannt. Derzeit werden in Deutschland (alte und neue Bundesländer) im Jahr 5.500 bis 6.000 Anträge an die bei den Ärztekammern bestehenden »Gutachterkommissionen für ärztliche Behandlungsfehler« gerichtet. 1991 waren es exakt 5.619 Anträge.[11] Von diesen Vorwürfen wurden rund 60 Prozent als »unbegründet« abgewiesen. Alle Beteiligten an diesem System wissen, daß diese Statistik nur jene Fälle aufführt, die absolut nicht zu widerlegen sind. »Im Zweifel gegen den Geschädigten«, heißt das Prinzip.

Das *Rheinische Ärzteblatt* veröffentlichte aus der Arbeit der Gutachterkommission der Schlichtungsstelle der Ärztekammer Düsseldorf eine genaue Zehnjahresstatistik über die Anträge und Bescheide in der Zeit von 1975 bis zum 1. Oktober 1991.[12] Von 10.548 Anträgen konnten demnach 90 Prozent erledigt werden. In diesem Zeitraum wurden 1.860 Behandlungsfehler anerkannt. Pro Jahr werden allein in diesem größten Bundesland 1.000 Anträge gestellt und durchschnittlich 30 Prozent als Schäden gutachterlich zutreffend begründet. Das Schadensmuster ist eindeutig, denn von 287 anerkannten Fällen (von 757 Anträgen) der Jahre 1990/1991 betrafen 228 die operativen Fächer einschließlich der Anästhesie, das sind 80 Prozent. Der

**Einkommen und Haftungsrisiko**

**Anerkennung durch Kassenarztsystem?**

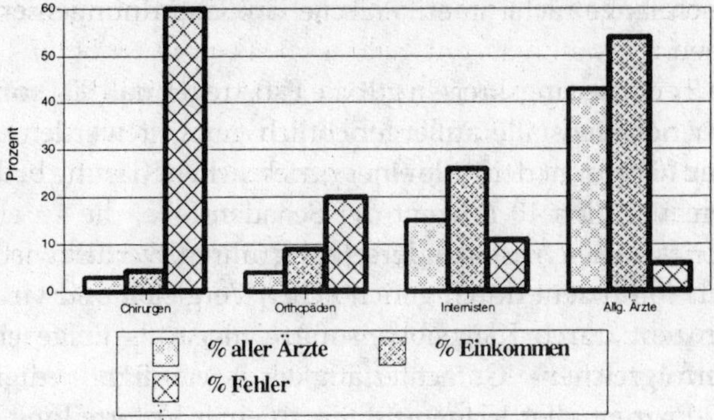


Löwenanteil dieser Fehler wurde den Chirurgen, Orthopäden und Frauenärzten angelastet.

Auf den ersten Blick könnte man meinen, die Flut von »Qualitätssicherungsmaßnahmen« in den verschiedenen Facharztdisziplinen hätte dazu beigetragen, daß die Patienten zufriedener geworden sind und Schäden seltener vorkommen. Weit gefehlt, die betroffenen Patienten meiden vielmehr offenbar die offiziellen Schlichtungsgremien der Ärztekammern, was unter anderem die Zahlen außergerichtlicher Einigungen zwischen Geschädigten und Versicherungen oder Klinikträgern belegen. In Deutschland haben die Versicherungsprämien trotzdem noch nicht jene Höhen erreicht wie in den USA. Dort betragen die Haftpflichtprämien für die Risikogruppen (Gynäkologie, Kosmetische Chirurgie) bis zu 100.000 Dollar im Jahr. An manchem Praxisschild steht dann: »Arzt für Geburtshilfe. Nicht versichert.« Da in Deutschland im Unterschied zu den USA ein soziales Netz mit einer Rückversicherungssumme von

inzwischen rund eintausend Mrd. Mark aufgebaut wurde und auch funktioniert, dürften die Haftpflichtprämien noch lange nicht amerikanische Größenordnungen erreichen.
In Versicherungskreisen gilt die Faustregel, daß 90 Prozent der Schadensfälle außergerichtlich geregelt werden und nur 10 Prozent der Fälle einer gerichtlichen Klärung bedürfen. Von den 10 Prozent der Schadensfälle, die zu einer gerichtlichen Auseinandersetzung führen, werden wiederum 40 Prozent durch gerichtlichen Vergleich und vierzig Prozent durch Klageabweisung – meist als Folge einer »erfolgreichen« Gutachtertätigkeit – erledigt. Lediglich 10 Prozent aller Klagen führen zu einer Verurteilung des Arztes, was einem Anteil von etwa einem Prozent aller Schadensfälle entspricht. Der Patient ist also im Fall einer Klage in erster Linie vom Können eines Rechtsanwaltes, von der Gewogenheit und der Ehrlichkeit eines medizinischen Fachgutachters und der Wachsamkeit und Tüchtigkeit eines Richters abhängig.

## Die Risikogruppen innerhalb der Ärzteschaft

Es wurde wiederholt auf das paradoxe Verhältnis zwischen beruflichem Risiko und der Höhe des Einkommens in der Medizin hingewiesen. Laborärzte und Radiologen könnten noch so viele fachliche Fehler begehen, ihre Irrtümer träfen meist nur den ausführenden Arzt, das heißt den Chirurgen oder Orthopäden, der dem falschen Befund vertraut und seine Therapie auf solchen Fehldiagnosen aufbaut. Beide Gruppen, Radiologen wie Laborärzte, haften nur bei grober Fahrlässigkeit. Natürlich gibt es Ausnahmen. Dies trifft für die Therapeuten unter den Radiologen zu. In den großen Kliniken haben die klugen Chefärzte für Radiologie die Tumortherapie in die Hände bewährter Mitarbeiter gelegt. Sich selbst reservieren sie die gefahrloseren Gebiete der Diagnostik, mit denen man praktisch und ohne großen Aufwand – Organisationstalent vorausgesetzt – ein Maximum, in Millionen Mark gerechnet, einnehmen kann.

Kommt es bei solchen Therapiegeräten, besonders bei Bestrahlungen, zu manchmal nur schwer bemerkbaren technischen Defekten, können die Patienten erheblich geschädigt werden. In diesen Fällen setzt nur dann eine Haftung ein, wenn der apparative Mangel herauskommt oder der Patient überlebt und mißtrauisch geworden ist. 1987 lagen allein 20 Anzeigen gegen einen Radiologen aus Hilden (Nordrhein-Westfalen) vor.[13] Es ist natürlich für den betroffenen Patienten oder dessen Angehörige sehr schwer, zwischen spontanem Tumorverlauf und Strahlenschädigung zu unterscheiden.

Ähnlich verhält es sich bei Spezialfächern wie zum Beispiel

bei Augenärzten und Neurochirurgen. Diese sind vom Fach her unkontrollierbar. Auch hier ist die Wahrscheinlichkeit, Fehler aufzudecken, sehr gering, weil es sich um Spezialwissenschaften handelt, die von »Einzelkämpfern« ohne Aufsicht durch Assistenten oder Fachleute anderer Fächer ausgeübt werden. Neurologen und Psychiater können ebenfalls kaum Fehler machen. Dies liegt in der Natur der Krankheiten und an den geringen therapeutischen Möglichkeiten. Die Haftung in diesen Disziplinen beschränkt sich auf ganz seltene Fehler in der Bewertung von Akutsituationen (Schädel-Hirn-Traumen).
Vergleicht man die veröffentlichte Gesamtzahl von Haftungsansprüchen mit den einzelnen Fachrichtungen, begehen Allgemeinärzte und Internisten kaum Fehler, wohl aber zum Beispiel Chirurgen, Orthopäden und Frauenärzte. Ginge man allein nach der Zahl der anerkannten Fehler, müßten diese drei Disziplinen von außerordentlich unfähigen Ärzten betrieben werden. Doch diese Fehlerhäufigkeit hat Gründe: Erstens arbeitet man in operativen Fächern im Team unter Aufsicht anderer zusammen, so daß Fehler eher auffallen, und zweitens begünstigt unsere Gesetzgebung die Anerkennung eines so entstandenen Schadens eher als Fälle, bei denen ein Ursachennachweis schwieriger zu führen ist.
Mangelnde Selbstkontrolle in der Medizin führt zu krassen Unterschieden in den Bewertungsmaßstäben und der Arbeitsqualität zwischen den manuell arbeitenden Ärzten und konservativen »vornehmen Fachvertretern«. Warum sollten gerade die Vertreter der operativen Fächer die meisten Fehler begehen sollen, obwohl sie es sich am wenigsten leisten können, weil sie praktisch öffentlich arbeiten und die »Quittung« für Fehldiagnosen (übrigens auch für solche von anderen Ärzten) und technische Fehler bei der

Ausübung ihrer Tätigkeit unmittelbar erhalten. Was kann ein Operateur heute schon »vertuschen«, da doch mindestens ein Narkosearzt, zwei ärztliche Mitarbeiter, wenigstens eine Operationsschwester und anderes pflegerisches Personal unmittelbar bei seiner Tätigkeit anwesend sind? Das gleiche trifft für Frauenärzte und Intensivmediziner zu.

Oft schwingt sich der Anästhesist zum selbsternannten Richter und Kritiker der operativen Fächer auf. Er wird dann zum gezielt arbeitenden Informanten eines Krankenhausträgers. Mit anderen Worten: Während operativ tätige Ärzte ständig beobachtet, kritisiert und beschuldigt werden, Fehler zu begehen, entzieht sich der Rest jeglicher Kontrollen. Es darf getrost angenommen werden, daß in den nichtoperativen Fächern mindestens in vergleichbarer Zahl Fehler gemacht werden, sie kommen nur schwerer ans Licht.[14]

Die Schuld an dieser »asymmetrischen Verurteilung« tragen auch falsche juristische Bewertungs- und Vorgehensweisen. Ein Chirurgenteam beispielsweise wurde 1985 wegen »unterlassener Hilfe« angezeigt, weil ein Patient nach einer Operation, durchgeführt im Stadium eines fortgeschrittenen Magenkrebsleidens, gestorben war. Das Magenleiden konnte so entarten, weil der Hausarzt zwei Jahre lang die Symptome übersehen hatte, keine intensive Diagnostik betrieb und vermeintliches »Geschwür« lediglich mit Tabletten behandelte. Er war es aber, der der Familie bei der Anzeige gegen die Chirurgen behilflich war. Obwohl der Staatsanwalt, die Vertreter der Rechtsmedizin, die Vertreter der Ärztekammer und die Ministerin für Arbeit und Soziales detailliert informiert waren, wurden die Chirurgen zwar entlastet, aber der Hausarzt noch nicht einmal gerügt.

Solche undurchsichtigen Felder in der Medizin gilt es zu untersuchen. Immer häufiger erscheinen Beiträge von Sicherheitsexperten für Arzneimitteltherapie. Es geht um ärztliche Fehler bei der Verordnung von Medikamenten, also um eine Domäne der Hausärzte und Internisten. Medikamente, vom Arzt falsch verordnet, können nämlich, selbst wenn der Patient sie richtig anwendet, zum Tode oder zu schweren und bleibenden Schäden führen. Eine solche mißlungene Arzneimitteltherapie ist oft schädigender als eine ungenügende Operation mit Stahl oder Strahlen. Es kommt hinzu, daß man die Folgen der aktiven Behandlung mit dem Messer oder Laserstrahl sehr rasch beurteilen kann, während schädigende Nebenwirkungen einer falschen Medikamententherapie meist im verborgenen bleiben.

Wenn man den Zahlen von Professor Schönhöfer aus Bremen Glauben schenkt – und es gibt keinen Grund, daran zu zweifeln, denn sie sind anhand internationaler Literaturergebnisse nachprüfbar[15] –, werden jährlich in Deutschland 100.000 bis 120.000 Patienten durch Medikamente und Medikamenteninteraktionen schwer geschädigt. Die Schäden sind so schwer, daß Kranke entweder stationär behandelt werden müssen oder an den Folgen dieser Sondertherapie sterben. Die Zahl der tödlich Geschädigten soll mindestens 8.000 pro Jahr betragen. Noch 1986 wurden Schönhöfers erste Berichte als »politisches Gehabe einer dem ärztlichen Handeln widersprechenden Ethik« gebrandmarkt. Man fürchtete damals den Vertrauens- und Glaubwürdigkeitsverlust von Politikern und Wissenschaftlern, eine Verängstigung der Patienten und eine langfristige Minderung ärztlicher Therapieerfolge.[16]

Die Menschen nahmen immer mehr Tabletten ein, weil die Ärzteschaft, zahlenmäßig gestiegen und unkontrolliert wie

eh und je, Verschreibungen ausfüllte, daß die Kugelschreiber rauchten. Mehrere Medikamente werden aber in ihrer Wirkung durch gegenseitige Beeinflussung verändert und wirken ganz anders als erwünscht auf den menschlichen Organismus. Man nennt dies eine Medikamenteninteraktion. Eine solche Interaktion kann dann auftreten, wenn zwei oder mehrere Medikamente gleichzeitig gegeben werden. Es gibt Fallberichte, wonach alte Menschen innerhalb einer Woche 10 bis 23 verschiedene Medikamente gleichzeitig erhielten und erstaunlicherweise in Einzelfällen auch schadlos überstanden. Leider beweist die Praxis, daß von solchen »Interaktionen« besonders greise Patienten und außerdem bereits sehr kranke Menschen auf Intensivstationen betroffen sind. Die Fachleute der Industrie sind über eine solche als Polypragmasie bezeichnete Therapieform der Vielverschreibungen nicht glücklich. Durch manche bisher unbekannte Interaktion können grundsätzlich gut verträgliche und hochwirksame Heilmittel eine gefährliche Wirkung entfalten.
Da ein großer Teil der so Geschädigten einer intensivmedizinischen Betreuung bedarf, dürfte es sich um einen Patientenkreis handeln, der besonders kostenintensiv ist. Allein diese Gruppe vielleicht nur gedankenlos geschädigter Patienten verursacht jährlich Kosten in Milliardenhöhe. Es ist blanker Hohn, daß der Geschädigte (Versicherte) auch noch für seine eigene Fehlbehandlung Sozialversicherungsbeiträge leisten muß. Einen nur vierzehntägigen Krankenhausaufenthalt zugrunde gelegt, verursachen die 120.000 Betroffenen bei einem angenommenen Tagessatz von 450 Mark 756 Mill. Mark Kosten pro Jahr. Eine dreiviertel Milliarde Mark! Dazu kommen noch Krankengelder, Versicherungszahlungen, die Kosten für Rehabilitationsmaßnahmen sowie andere Heil- und Hilfsmittel. Damit

dürften allein die falschen Medikamentenverordnungen durch Ärzte insgesamt mehr als eine Milliarde Mark im Jahr an Kosten für die Krankenkassen und anderen Versicherer verursachen.
Die englischsprachige Literatur unterscheidet schon länger zwischen sinnvollen und nützlichen, unnötigen und überflüssigen sowie absolut kontraindizierten (also nicht zu rechtfertigenden) Medizinverordnungen.[17] In den USA wird seit fast 20 Jahren offen über diese Schadensform berichtet, und Ärzte, die eine unqualifizierte Multitherapie betrieben haben, werden zur Kasse gebeten.[18] In Deutschland werden diese Erkenntnisse von offizieller Seite weitgehend ignoriert. Besonders Allgemeinärzte und Internisten experimentieren geradezu mit der Verordnung von Medikamenten, weil oder obwohl ihnen schlicht die Grundkenntnisse der Pharmakologie fehlen. Die Forderungen nach einer intensiveren Weiterbildung von Ärzten auf dem Gebiet der Pharmakologie liegen seit vielen Jahren auf dem Tisch. Ihre Durchsetzung wird vermutlich aus dem »wichtigen Grund« verschoben, weil solche Weiterbildungsmaßnahmen sich nicht sofort in der Gebührenordnung für Ärzte wiederfinden.
Legt man die Fehlerrate der operativen Fächer für alle Ärzte zugrunde, müßten jährlich nicht 2.000, sondern 10.000 ärztliche Fehlbehandlungen regreßpflichtig anerkannt werden. Die Summe der Schäden zu Lasten der gesetzlichen Kassen dürfte mindestens einige Milliarden Mark im Jahr ausmachen. Die meisten Fehler in »unkontrollierten Bereichen« resultieren vor allem aus Fehldiagnosen, verzögerten Therapiemaßnahmen und der Überziehung des Behandlungsauftrages (wenn sich der Arzt für kompetent genug hält, die Rolle eines anderen Fachkollegen zu übernehmen). Eine strengere Kontrolle der Ärzte

auf diesem Sektor würde sehr rasch zu einer erheblichen Entlastung der gesetzlichen und der privaten Krankenkassen führen.
Inzwischen reagierte die Industrie gemeinsam mit dem Bundesland Nordrhein-Westfalen. Sie gründeten Anfang 1994 einen Initiativkreis »Wissenschaft und Forschung in Medizin und Pharmazie« und bieten etwa 2.900 im Hinblick auf ihre Interaktionen arzneilich besser untersuchte Substanzen an. Es handelt sich um eine riesige Datei, die man erarbeitet hat und den Ärzten zur Verfügung stellen will – ein großartiger Anfang für eine scheinbar kleine Sache.

## Zum Fehlverhalten der Ärztekammern: Denkfehler, Dünkel und Befangenheit

Ein 52 Jahre alter Mann wurde wegen einer akuten Blinddarmentzündung in ein kleines Kreisstadtspital eingeliefert. Er kam als Privatpatient und gehörte zu den Honoratioren der kleinen Ortschaft. Der Kranke wurde vom Chefarzt persönlich operiert und nach wenigen Tagen entlassen. Kurze Zeit danach entwickelte dieser Patient einen Darmverschluß, was sich infolge von Verwachsungen in mehr als 15 Prozent der Fälle nach Eingriffen am Wurmfortsatz ereignen kann. Der gleiche Chirurg nahm auch den zweiten Eingriff vor, der weniger erfolgreich verlief. Bis hierher entspricht alles den Regeln der ärztlichen Kunst.

Nun beginnt das typische Verhalten von Ärzten, die sich durch örtliche Gegebenheiten – wie Privatpatient, stadtbekannter Mann – und eigene Schwächen – falscher Ehrgeiz, Selbstüberschätzung – in die Zone strafrechtlichen Verhaltens begeben. Der Chirurg sah sich nämlich gezwungen, den Kranken wegen einer schweren Bauchfellentzündung innerhalb kürzester Zeit noch einmal zu operieren. Der besonderen Problematik dieser Wiederholungseingriffe sind viele Bücher gewidmet. Das Vorgehen bei solchen Eingriffen ist wissenschaftlich-chirurgisch standardisiert. Obwohl dieses Krankenhaus weder über eine Intensivstation noch über Möglichkeiten zur künstlichen Beatmung nach der Operation verfügte (unerläßliche Voraussetzung für Wiederholungseingriffe im Bauchraum), operierte der Chirurg den Patienten zum dritten Mal, und weil ihm die genannten Mittel nicht zur Verfügung standen, starb der Patient.

Bauchfellentzündungen gehen mit einer hohen Sterblichkeitsrate einher. Jeder zweite bis dritte Patient stirbt heute noch – selbst unter optimalen Bedingungen einer modernen Intensivtherapie – an den Folgen einer Blutvergiftung bei Bauchfellentzündungen. Der Arzt in unserem Beispiel, der an einem fachlich derart unzulänglich ausgerüsteten Krankenhaus tätig war, hätte seinen Kranken spätestens nach dem zweiten Eingriff in eine entsprechend ausgestattete Klinik verlegen müssen. Die Angehörigen (!), nicht der behandelnde Arzt, veranlaßten – viel zu spät – eine Verlegung in ein Beatmungszentrum und eine chirurgische Fachklinik. Die Nieren waren bereits bei der Übernahme in dieses Klinikum funktionsuntüchtig, und die Lunge versagte kurz danach. Alle operativen Rettungsmaßnahmen blieben erfolglos und ebenso eine umfassende intensivmedizinische Therapie. Der Patient verstarb kurze Zeit nach der Einlieferung. Zurück blieben eine junge Witwe und zwei Kinder.

Die Ärzte der Fachklinik – einschließlich dreier Chefärzte – waren über das Verhalten des Kollegen entsetzt. Vor allem erregten sich die Ärzte über die Uneinsichtigkeit des verantwortlichen Chirurgen, der nämlich auch nach der Katastrophe nicht wahrhaben wollte, daß dieser tragische Ausgang vielleicht vermeidbar gewesen wäre. Es wurde herbe zwischenärztliche Kritik geübt, von der die Ehefrau des Patienten – vermutlich über das Pflegepersonal – einiges erfuhr. Keiner der leitenden Ärzte hatte sich bei den Angehörigen abfällig über den Kollegen geäußert. Der Arzt, der dieses Desaster verursacht hatte, zeigte die drei Chefärzte bei der Landesärztekammer wegen »unkollegialen Verhaltens und böswilliger Kritik« an. Es kam zum Verfahren vor dem Standesgericht. Den Vorsitz hatte ein Jurist a. D. Dieser drohte den Chefärzten mit einer Verur-

teilung wegen Verstoßes gegen die Berufsordnung, wenn sie ihre (nie bewiesenen) Äußerungen nicht zurücknehmen würden. Über das tödliche Fehlverhalten des Chirurgen verlor das Standesgericht kein Wort.
Nicht umsonst gibt es inzwischen eine größere Zahl von Interessengruppen und Verbänden, die für die Rechte ihrer Mitglieder den Widerstand gegen die Ärzteschaft organisieren. Sind dies wirklich alles nur Menschen mit »übermäßigen Erwartungen und Ansprüchen« an die moderne Medizin?
*Spiegel-TV* brachte im Frühsommer 1992 einen Beitrag über Behandlungsfehler nach kosmetischen Operationen und fragte den Geschäftsführer einer Ärztekammer, was die Kammer gegen die fortgesetzten schlechten Operationen eines »Schönheitschirurgen« zu tun gedenke. Der Gefragte antwortete, er wisse von den Vorgängen nichts. Wenn die Geschäftsstelle einer Ärztekammer über mehrere »Fehler« eines ihrer Mitglieder »nichts weiß«, hat sie ihre Aufgabe als Kontrollorgan entweder falsch aufgefaßt, oder sie wird ihr nicht gerecht.

Gerade das Gutachterwesen sollte kompetent von juristisch geschulten Ärzten und ärztlich geschulten Juristen gemeinsam mit verantwortungsbewußten Vertretern der Versicherungsbranche getragen oder wenigstens beaufsichtigt werden. Um jedem Anschein von Befangenheit zu begegnen, sollten vor allem die Gutachter fachlich qualifiziert sein und in schwierigen Fällen überregional ausgewählt werden. Das, was bis heute geschieht, belastet in vielen Fällen nicht nur das Verhältnis von Arzt und Patient, sondern auch innerhalb der Ärzteschaft. Das Versicherungswesen nutzt seine Möglichkeiten, zu Lasten des Ansehens der Ärzte vor allen gerichtlichen Instanzen teil-

weise bis zu jahrzehntelange »Spielchen« mit den geschädigten Patienten zu treiben.
Zwei geradezu »klassische« Beispiele aus einer Fülle von Fehlurteilen sollen die Problematik der Handhabung von ärztlichen Gutachten im Rahmen der Ärztekammerkommissionen verdeutlichen.
Das erste Beispiel (Ärztekammer Saarland Nr. 48/85) ist bezeichnend für die Fehler des Gutachtens, den Dünkel der Gutachter und die daraus resultierenden Folgen für den betroffenen Kranken. Es ging um einen Produkthaftungsschaden einer Pharmafirma, die 1979 ein Medikament auf den Markt gebracht hatte, welches bis zum »Ruhen der Zulassung« am 10. März 1987 etwa 80 Menschen erheblich schädigte. Zahlreiche Patienten wurden amputiert, 14 Menschen starben in mittelbarem oder unmittelbarem Zusammenhang mit der Arzneimittelnebenwirkung. Die typischen Nebenwirkungen des Medikaments, schwere Durchblutungsstörungen, wurden zum ersten Mal am 11. Juni 1982 an das Bundesgesundheitsamt, Berlin, gemeldet, nachdem der Chirurg Michael Echterhoff aus Gladbeck/Westfalen den ersten Zwischenfall bereits 1981 richtig erkannt und an den Hersteller berichtet hatte.
In unserem Beispiel trat ein betroffener Patient 1985 an die entsprechende Gutachterstelle in Saarbrücken heran und beschuldigte den Arzt, ihn durch falsche Behandlung mit Amputationsfolge geschädigt zu haben. Er hatte das Medikament zur Thromboseprophylaxe während einer längeren stationären Behandlung erhalten. Die Behandlung mit diesem Medikament fand Ende 1980 bis Anfang 1981 statt; zu diesem Zeitpunkt waren die schweren Nebenwirkungen weder bekannt noch dem Bundesgesundheitsamt gemeldet worden. Trotz dieser Fakten, die der Gutachter der Ärztekammer Saar 1986 hätte wissen müssen, ignorierte

dieser Facharzt die Daten sowie den Erkenntnisstand und sah einen ärztlichen Fehler in der Behandlung des Patienten als gegeben an. Der beschuldigte Arzt wies im Februar 1987 in einer ausführlichen Darstellung auf die folgenschweren Nebenwirkungen des Medikamentes hin und bat den Vorsitzenden der Gutachterkommission um eine Korrektur des Fehlschlusses oder um eine Ergänzung des Gutachtens nach dem neuen Erkenntnisstand. Der betroffene Arzt erhielt jedoch weder ein Antwortschreiben von den Kommissionsmitgliedern, noch wurde das Gutachten geändert. Der geschädigte Patient klagt infolge des falschen Gutachtens noch immer, ein Ende ist Anfang 1995 noch nicht abzusehen. Die Herstellerfirma hatte bereits 1986 damit begonnen, alle einschlägigen Fälle gemäß der Produkthaftung nach §§ 84–89 Arzneimittelgesetz (AMG) durch Zahlungen zu mildern. Die Firma zeigte sich 1989 auch zur Beurteilung und Anerkennung des beschriebenen Falles bereit. Der vom betroffenen Arzt aufgezeigte Weg zur raschen Schadensabwicklung wurde aufgrund einer unzureichenden juristischen Beratung jedoch nicht eingeschlagen.

Ein weiterer Fall beschäftigt sich mit der Beinahewahrheit, die erfahrungsgemäß noch schwerer als die Wahrheit erkennbar ist: Ein Patient unterzieht sich wegen starker Rückenschmerzen einer Bandscheibenoperation und wacht nach dem Eingriff teilweise gelähmt auf. Er war zwar zuckerkrank und mußte sich täglich über viele Jahre Insulin spritzen, hatte sich aber bis vor der Operation in einer hervorragenden Verfassung befunden; der Diabetes hatte also noch keine Komplikationen hervorgerufen. Nun hatte er eine spastische Lähmung im Halswirbelbereich erlitten, die man als »Rückenmarksinfarkt« bezeichnet. Laut Statistik der Arbeitsgemeinschaft Wirbelsäule der Deutschen Gesellschaft für Neurochirurgie kam es bei 68.329 Operierten zu keinem solchen Rückenmarksinfarkt, wohl aber bei 3,2 Prozent zu Verletzungen des Rückenmarks. Außerdem waren bei 145 Patienten oder 0,25 Prozent der Fälle Schäden durch unsachgemäße Lagerung entstanden. In 65 Prozent der Komplikationen waren Operateure ohne Facharztanerkennung maßgeblich verantwortlich. Der Hausarzt und das Umfeld des Betroffenen wurden wegen des komplizierten Verlaufs mißtrauisch. Man schrieb innerhalb der angegebenen Frist an die zuständige Ärztekammer mit der Bitte um Hilfe und Feststellung des Schadens zur Aufklärung der Vorgänge. Die zuständige Kommission beauftragte einen »Gutachter« (Ärztekammer Nordrhein Az. 89/364 Re). Dieser äußerte sich nach einem Jahr so: »Schicksalhafter Verlauf durch schwere Durchblutungsstörungen infolge der Zuckerkrankheit.« Der Ablehnungsbrief der Haftpflichtkommission argumentierte mit Feststellungen wie: »Der Schaden im Halsbereich könne schon aus räumlichen Gründen nicht mit der Operation zusammenhängen«, denn operiert worden sei ja im Bereich der Lendenwirbelsäule. »Im übrigen sei der Patient so krank, daß man schon mal mit einem solchen Schicksal rechnen mußte.«

Es gibt in der Fachliteratur keinen ähnlichen Fall, wohl aber solche, die durch falsche Lagerungen bei der Operationsvorbereitung und durch eine Blutung und die Blutstillung bei der chirurgischen Arbeit entstehen. Dieser Patient war als so »harmlos krank« eingestuft worden, daß zwei Nichtfachärzte diesen Eingriff ohne Aufsicht eines kompetenten Facharztes durchführten. Der Gutachter, Universitätsprofessor für Neurochirurgie, und sein beschuldigter Kollege, der als Chefarzt gegen seine Aufsichtspflicht verstoßen hatte (ebenfalls Universitätsprofessor für Neurochirurgie), kommen aus der gleichen Universitätsschule und sind fast gleichen Jahrgangs. Sie sind Schüler des gleichen akademischen »Lehrers«. Es darf ergänzt werden, daß der Radiologe unmittelbar nach der Operation sehr genau die Ursache dieses Schadens beschrieben hatte. Dieser Teil des Röntgenbefundes wurde in dem abschließenden Gutachten der Ärztekammer einfach weggelassen. Oberhalb des operierten Lendenwirbels hatte eine zweite, starke Einengung im Halsbereich bestanden, die bei der Lagerung des Patienten und während der Narkose zur mechanisch bedingten Lähmung oder zu einer Gefäßabklemmung geführt hatte. Andere Erklärungen gibt es nicht. Bei der Operation sahen die offensichtlich noch unerfahrenen Ärzte jedoch nur den Schaden im unteren Wirbelbereich.

Wohl keiner der Gutachter würde sich von jungen Nichtfachärzten operieren lassen. Die Kommissionsmitglieder muten offenbar ihren Patienten andere Maßstäbe zu als sich selbst. Leider wird dieser Trend auch noch durch offizielle Erklärungen der Gesellschaft für Chirurgie vom April 1993 gestützt, wo man sich gegen das Urteil des Bundesgerichtshofes (BGH) vom 10. März 1992 wendet. Das BGH-Urteil schreibt exakt vor, daß bei einer Operation entweder der Operateur oder der 1. Assistent Facharzt der jeweiligen Disziplin sein muß. Diese Auffassung vertraten die Karlsruher Richter bereits vor 1980. Schon damals waren Leiter von operativen Abteilungen gut beraten, bei allen Eingriffen, die von Auszubildenden ausgeführt werden konnten, einen Facharzt als Assistenz zu beordern.

Diese Beispiele legen den Verdacht nahe, daß eine Ärztekammer gegen Vergehen durch Ärzte am Patienten, die ihr bekanntwerden, nur dann etwas unternimmt, wenn die

davon betroffenen Kammermitglieder ihr in irgendeiner Weise nicht genehm sind.
Standesvertreter, Universitätsprofessoren, Sportsfreunde und Stammtischbrüder werden mit einiger Wahrscheinlichkeit lediglich gewarnt und eingehend beraten, schlimmstenfalls ermahnt. Nehmen sich dagegen die Medien die Freiheit und berichten im einzelnen über die mitunter obskuren Abläufe, kann es, wie im Dezember 1994 vom *Spiegel* anläßlich der jüngsten Affäre um den Tod von Malariapatienten im Hafenkrankenhaus Hamburg berichtet wurde, zu Scheingefechten zwischen der Ärztekammer und dem beschuldigten Arzt kommen.
Wenn Ärztekammern mit ihren eigenen Mitgliedern schon so verfahren, wie gehen sie dann mit den ihnen anvertrauten Patienten um, für deren angeblich sachgerechte Behandlung die Gesellschaft Milliardenbeträge aufbringt? Wie, beispielsweise, ist es um den Umgang mit sensiblen Patientendaten bestellt?

## Der Datenschutz

### *Der Glaube an den Datenschutz*

In Deutschland gibt es das Bundesdatenschutzgesetz, die Datenschutzgesetze der Länder, die Landeskrankenhausgesetze und in wenigen Bundesländern die Gesetze über Krebsregister. Es gab in der ehemaligen DDR ein Krebsregister, das weltweit anerkannt war und als fortschrittlich galt. Leider wurde es gegen die Interessen der Bürger im Zuge der deutschen Einigung abgeschafft. Die Vereinbarkeit von Datenschutz und Wissenschaft hat die Ärztegremien und einige Juristen sehr beschäftigt. Dabei kamen wundersame Aussprüche zustande. So meinte Otfried Schaefer, zweiter Vorsitzender der Kassenärztlichen Bundesvereinigung, daß der Datenschutz die Forschung nicht behindere, denn auch die ärztliche Schweigepflicht behindere ja nicht die Forschung.[20] Der Datenschutz solle daher ein verlängerter Arm der ärztlichen Schweigepflicht sein. Doch wie sieht dieser Umgang mit dem Datenschutz in der Praxis aus?

Noch vor 20 Jahren war es eine Selbstverständlichkeit, daß der Arzt über seine Erlebnisse in Praxis und Krankenhaus praktisch nie ein Wort verlor, normalerweise auch nicht im privaten Umfeld. Seitdem der Datenschutz zu einer öffentlichen Sache geworden ist, ist es mit der Zurückhaltung zu Ende. Ärzte plaudern aus der Schule, schreiben Briefe mit fachlich-medizinischen Inhalten an ihre Verwaltungen wie an vertraute Kollegen, es ist sogar vorgekommen, daß ärztliche Direktoren ohne zwingende Gründe Patientenakten an Krankenhausdezernenten und Oberbürgermeister weitergereicht haben, ohne sich Gedanken über den Daten-

schutz zu machen. Im Grunde genommen ist der Datenschutz stets unsicherer geworden, auch wenn man dies von offizieller Seite immer wieder bestreitet.
Daß sich der Datenschutz bei einer Verdreifachung der Anzahl von Ärzten und zusätzlichem Personal immer schwieriger kontrollieren läßt, liegt auf der Hand. Was früher nur in Einzelfällen notwendig war, müßte heute – wollte man den Datenschutz wirklich durchsetzen – ohne Ausnahme kontrolliert werden. Erschwert wird das Ganze dadurch, daß Daten immer dann einer besonderen Bearbeitung bedürfen, wenn der Betreffende Geld von der Gemeinschaft (Krankenkassen) erhalten möchte.
In einem Bericht über den 92. Deutschen Ärztetag zum Thema Datenschutz und Datennutzung im *Deutschen Ärzteblatt*[21] heißt es: »Der Arzt hat über die in Ausübung seines Berufes gemachten Feststellungen und getroffenen Maßnahmen die erforderlichen Aufzeichnungen zu machen. Ärztliche Aufzeichnungen sind nicht nur Gedächtnisstützen für den Arzt, sie dienen auch dem Interesse des Patienten an einer ordnungsgemäßen Dokumentation.« In einem anderen Zusammenhang heißt es: »Es ist bekannt, daß einerseits Ärzte zu einer immer umfangreicheren Dokumentation ärztlicher Beratung, Diagnostik und Therapie gesetzlich verpflichtet werden. Andererseits hat es den Anschein, daß sensible Patientendaten der ärztlichen Schweigepflicht entzogen werden, wenn Ermittlungen im Rahmen von Überprüfungen, Steuerfahndungen oder staatsanwaltschaftlichen Untersuchungen durchgeführt werden. Gleiches gilt, wenn im Rahmen der Amtshilfe zum vermeintlichen Schutz eines höheren Rechtsgutes von nichtärztlichen Tätigkeiten sensible Patientendaten eingesehen und weitergegeben werden.«[22]
Die Regelung der Berufsordnung beruht auf der Rechtspre-

chung des Bundesgerichtshofes. Der Arzt ist danach dem Patienten gegenüber zu einer ordnungsgemäßen Dokumentation der erhobenen Befunde, des Behandlungsverlaufs und der für die weitere Behandlung bedeutsamen Feststellungen verpflichtet – unabhängig davon, ob er kassenärztlich oder privatärztlich tätig ist, ob er ein eigenes Liquidationsrecht für seine Behandlung hat oder in einem Angestelltenverhältnis tätig geworden ist.

Bei der Weiterleitung personenbezogener Daten durch Kassenärztliche Vereinigungen, die Krankenkassen oder deren Verbände an die Ermittlungsbehörden (zum Beispiel wenn im Falle falscher kassenärztlicher Abrechnungen die Staatsanwaltschaft tätig wird) muß stets eine Rechtsgüterabwägung erfolgen. Der Arzt ist zur Offenlegung befugt, wenn dies der Schutz eines höheren Rechtsgutes erfordert (§ 2 Abs. 4 der ärztlichen Berufsordnung). Wie weit solche Abwägungsprozesse gehen können, sollen einige Beispiele aus der Praxis belegen.

Die Saarländische Ärztekammer hat unter Berufung auf den Datenschutz Ärzten, die im Hubschrauber als Notärzte tätig waren, untersagt, eine anonymisierte Abschlußinformation (Arztbrief) über die von ihnen versorgten Kranken und Verunfallten einzuholen.[23] Dazu muß man wissen, daß die Einzelaktion eines Rettungshubschraubers im Durchschnitt mehr als tausend Mark kostet und im Jahr allein von einem einzigen Rettungshubschrauber 1.200 bis 1.500 Einsätze geflogen werden. Für unsere Krankenkassen entstehen so Kosten in Höhe von mehrstelligen Millionenbeträgen, die Begleit- und Nachfolgekosten nicht gerechnet. Daß diese Entscheidung der Saarländischen Ärztekammer wohl in erster Linie durch das Verbot einer Selbstkontrolle von Ärzten durch Ärzte motiviert wurde, liegt auf der Hand. Eine Auswertung der Einsatzdaten

hätte nämlich ergeben können, daß die Patienten im Krankenhaus X eher entlassen worden sind als die im Krankenhaus Y. Sie hätte gezeigt, ob der Patient, bei entsprechender wissenschaftlicher Bewertung der Ausgangszustände, eher hier als dort an den Folgen eines Traumas stirbt. Der Präsident der Ärztekammer des Saarlandes schrieb damals: »Die Ärzte am Hubschrauber meinen, sie hätten ein Recht zu erfahren, was aus den Patienten geworden ist, um entsprechende Erfahrungen zu sammeln. Diese Auffassung widerspricht den geltenden Standesregeln zur ärztlichen Schweigepflicht. Ohne Einverständniserklärung des Patienten dürfen derartige Handlungen nicht vorkommen.« Aber hier ging es ja um *anonymisierte* Daten, also sicherlich keine, die auch nur einem einzigen Patienten zum Schaden gereicht hätten.
Wenn in Deutschland so viele überteuerte Rettungssysteme, wie sie in Gestalt unserer luft- und bodengebundenen, fliegenden und rasenden Ambulanzen bereits etabliert sind, unkontrolliert arbeiten dürfen, ohne daß jemand sich über die Folgen und die Effektivität ihrer Tätigkeit ein Bild machen kann, dann öffnet das dem Mißbrauch Tür und Tor und vermittelt ein falsches Gefühl der Sicherheit. Es ist an der Zeit, Phrasen durch eine kontrollierte Statistik zu ersetzen.

## *Fachliche Kontrolle der medizinischen Daten?*

»Ich werde alle mir anvertrauten Geheimnisse wahren«, heißt es in der Berufsordnung für die Ärzte des Saarlandes. Ärzte sollten alle Erkenntnisse über ihre Patienten ebenso behandeln wie die Priesterschaft das Beichtgeheimnis. Nur in ganz seltenen Fällen darf von dieser

Regel Abstand genommen werden. In der modernen Intensivmedizin, bei bewußtlosen, schwerkranken und künstlich in Schlaf versetzten und beatmeten Patienten, gibt es viele Ausnahmen von dieser jahrhundertealten Regel. Trotzdem tun Ärzte gut daran, sich bei allen Auskünften, auch im Verwandtschaftskreis ihrer Patienten, an dieses oberste Gebot zu halten. Das Arztgeheimnis darf zwischen zwei oder mehreren Ärzten nur dann gelockert werden, wenn der Patient selbst oder sein juristischer Vormund dies ausdrücklich wünschen. Einen Oberbürgermeister in einen banalen Streitfall einzubeziehen ist dagegen neu. Zwar zwingt mancher innerärztliche Streit dazu, sich gegenüber den Verwaltungsoberen zu offenbaren. Niemand erwartet jedoch, daß dabei Detailkenntnisse über Diagnose und Therapie eines Kranken benutzt werden, um einen Kleinkrieg zwischen den Fachdisziplinen zu führen.
Es bestand in diesem Fall keine Veranlassung und auch kein juristischer Handlungsbedarf, Briefe ärztlichen Inhalts über den Tisch einer nichtärztlichen Kontrollinstanz laufen zu lassen. Auf der einen Seite also verwehrt es die Saarländische Ärztekammer ihren Ärzten, anonymisierte Daten zur Kontrolle von Einsätzen im Rettungsdienst zu erfassen, auf der anderen Seite beteiligen sich Ärzte, die zum damaligen Zeitpunkt Mitglieder höchster Gremien der Ärztekammer waren, an der Verbreitung von Patientendaten.

»Dr. med. … 07.04.1987
Praktische Ärztin
…
Herrn
Oberbürgermeister Herr …

Sehr geehrter Herr Oberbürgermeister!

Hiermit möchte ich Ihnen namens meiner Patientin, Frau …, die mich dazu von der ärztlichen Schweigepflicht entbunden hat, folgenden Sachverhalt anzeigen:

Bei Frau … ist seit 1980 ein Morbus Crohn (eine schwerwiegende Dünn- und Dickdarmentzündung – *d. Verf.*) bekannt, und wegen Fistelung mußte 1984 eine Hemikolektomie durchgeführt werden.
Wegen eines erneuten Schubes dieser Krankheit wies ich Frau … am 16.03.1987 ausdrücklich in die Medizinische Abteilung der Städtischen Klinik zur parenteralen Ernährung ein, nachdem es trotz medikamentöser Therapie und Eiweißkonzentratdiät nicht zu einer Besserung der Symptomatik gekommen war. Bewußt irrtümlich wurde Frau … in die Allgemeinchirurgische Klinik aufgenommen, obwohl keine chirurgische Indikation vorlag (siehe Kopie der Einweisung).
Frau … erhielt eine Woche keine Medikamente und bis heute keine Eiweißdiät, obwohl sie bei normaler Vollkost Beschwerden hat und kaum ißt. Statt wie dem heuti-

gen Wissensstand angemessen, wurde keine Coloskopie und Gewebeprobe durchgeführt, sondern ein Colonkontrasteinlauf, der der Patientin sehr viel Schmerzen und hinterher mehrfach blutige Stühle verursachte. Eine internistische Konsiliaruntersuchung wurde nicht durchgeführt. Durch schlecht organisierte Urlaubsvertretung wurde Frau … in $2^{1}/_{2}$ Wochen von drei verschiedenen Stationsärzten betreut; der einzige, der sich im Rahmen seiner zeitlich begrenzten Möglichkeiten um die Patientin kümmerte, war Oberarzt Dr. …

Frau … hat im Krankenhaus weitere 2 kg abgenommen und wiegt noch 41 kg. Sie wurde erst am 01.04.87 in einem schlechteren Allgemeinzustand als bei der Aufnahme in die Klinik in die ursprünglich vorgesehene Medizinische Abteilung verlegt. Die für die Patientin wichtigen $2^{1}/_{2}$ Wochen wurden verschenkt, denn Frau … befindet sich in einer für sie bedeutenden Ausbildung, die die Allgemeinheit finanziert.

Die gesamte Ärzteschaft ist zur Kostendämpfung aufgerufen, die in diesem Fall wohl nicht stattgefunden hat. Um künftig derartige Fälle zu vermeiden, bitte ich um Kenntnisnahme, anderenfalls sehe ich mich gezwungen, diesen und ähnliche mir bekannte Fälle künftig der Kassenärztlichen Vereinigung und dem Präsidenten der … Ärztekammer mitzuteilen.

Hochachtungsvoll … (der Hausarzt)«

Herrn
Oberbürgermeister …

Sehr geehrter Herr Oberbürgermeister,

Die Patientin NN, geb. …, aus …, begab sich am … in die Chirurgische Klinik, weil sie hier bereits … vor Jahren operativ behandelt wurde.
Diagnose …
Es kann also nicht davon die Rede sein, daß sie »bewußt irrtümlich« in die Allgemeinchirurgische Klinik aufgenommen wurde … Während des stationären Aufenthaltes erhielt die Patientin bereits vom ersten Tag an die Schonkost (C-Kost) und eiweißreiche Diät (Meritene, im Volksmund als Astronautennahrung bezeichnet. – *d. Verf.*) … Insofern ist der Vorwurf der Kollegin nicht haltbar. Es wurde bewußt bei der Patientin ein Colon-Kontrasteinlauf veranlaßt, weil die Röntgenuntersuchung weit weniger belastend ist als eine Coloskopie … Selbst auf diesen Einlauf hin hat die Patientin blutige Stühle abgesetzt, was nicht Folge der gewählten Untersuchungstechnik ist, sondern Folge eines akuten entzündlichen Schubes der Krankheit. Nach Vorliegen des Röntgenbefundes haben wir uns für eine konservative Behandlung entschieden und bereits am … unsere internistischen Kollegen hin-

zugebeten. Das internistische Konsil erfolgte allerdings erst am … (4 Tage später) …
Die Patientin wog am Aufnahmetag 41,2 kg und am …, vor der Verlegung in die Medizinische Klinik, 40,5 kg. Zwischenzeitlich ist ein Wert von 42,5 kg festgehalten. Diese Gewichtsänderung darf man als unbedeutend bezeichnen. In der Hoffnung, Ihnen mit dieser Auskunft gedient zu haben,

verbleibe ich
Ihr … Chefarzt

Briefe dieser Kategorie gehören auf den Tisch eines Ärztlichen Direktors. Dieser führt eine Bewertung durch und berichtet – ohne medizinische Fakten – dem Dezernenten mit der gebotenen Kürze, daß bereits alles von ihm geregelt sei. Es ist ein Unding, Schreiben mit medizinischen Inhalten ohne Umstände nichtärztlichen Personen oder Behörden zugänglich zu machen.

## *Der Datenschutz als Vorwand zur Unterbindung sinnvoller medizinischer Statistiken*

Die Notwendigkeit und die wissenschaftliche Bedeutung einer Krebsstatistik in unserem Land sind in der öffentlichen Meinung unumstritten. Der erste deutsche Krebsatlas kam 1979 heraus und eine weitere Auflage 1984. 1983 erschien ein Krebsatlas von Niedersachsen, eine Neuauflage 1986.[24] Alle basieren auf der amtlichen Todesursachenstatistik des Statistischen Bundesamtes in Wiesbaden,

die wissenschaftlichen Ansprüchen jedoch nicht genügt. Bis zu 50 Prozent der überprüften Todesursachen weichen von den dort erfaßten Diagnosen ab. Dennoch wird diese Statistik weitergeführt.
Als das Saarland 1986 und 1987 in vorbildlicher Weise ein Krebsregister veröffentlichte – nämlich auf der Basis feingeweblicher Untersuchungen und genauer klinischer Angaben –, regte sich bereits der »Datenschutz« auf. 1988 hieß es in einem Artikel im *Deutschen Ärzteblatt*: »Bedenklich erscheint vor allem, daß äußerst sensible Krankheitsdaten vom behandelnden Arzt an das Krebsregister weitergeleitet werden, ohne daß die Betroffenen darauf einen Einfluß haben ... Das Statistische Amt verweigert überdies aus Mangel an einer entsprechenden Rechtsgrundlage Auskünfte an den Betroffenen.«[25] Das ist also verfassungsrechtlich bedenklich?
Die bösartigen Krankheiten – wie der Einfachheit halber alle Formen des Krebses hier einmal genannt werden sollen – kosten unsere Krankenkassen und Wohlfahrtsverbände, Selbsthilfegruppen und Rentenversicherer inzwischen mindestens sieben Mrd. Mark im Jahr.[26] Weil das Geld aus diesen Kassen noch nicht ausreichte, entstanden mit Hilfe von Spendengeldern der Bevölkerung spezielle Stiftungen. Solche Stiftungen dienen nicht nur der Öffentlichkeitsarbeit, sondern sie haben in der Tat eine segensreiche Wirkung für kranke Menschen, die in ihrem Leiden allzu rasch vergessen werden.
1993 begann eine neue Diskussion um die Bedeutung eines flächendeckenden Krebsregisters. Bereits zu Beginn spürte man, daß das Ganze erneut in einen juristischen Streit ausarten würde.[27] Was sollen juristische Bedenken gegen die einzige Methode, mit der sich vielleicht nachweisen läßt, welche der zahlreichen Therapieformen mehr leistet

als die kleine ärztliche Einzelerfahrung oder die wenig gesicherte Statistik eines Arztes erbringen kann?
Inzwischen – es sind fast 20 Jahre seit dem Beginn des Streits in den alten Bundesländern um ein »Krebsregister« vergangen – befaßt sich das Parlament ernsthaft mit einem neuen Gesetz. Der wichtigste Streitpunkt bei der Gesetzgebung war das Geld. Bund und Länder streiten sich um nicht mehr und nicht weniger als 80 Mill. Mark. Angesichts von mehr als sieben Mrd. Mark Krankheitskosten wäre das sicher eine gewinnbringende Investition.
Nach jahrelangem Streit hängt das neue Gesetz im August 1994 im Vermittlungsausschuß fest. Vermutlich wird man 1995 mit neuen Beratungen wieder beginnen. Vielleicht wird es nach zwölfjähriger Denk- und Beratungsfrist demnächst doch noch ein bundesweites Krebsregister geben. Dabei sollte man nicht vergessen, daß wir weder über ein alle Bundesländer umfassendes Seuchenregister noch über ein Register für Mißbildungen und angeborene Anomalien verfügen. In den USA gibt es dies schon lange, aber dort ist man eben sparsamer mit dem Geld und freier im Umgang mit anonymisierten Daten.

## Versicherungen, gesetzliche Kassen, Sektionsgesetz und das Gutachtenwesen

### *Zur Rolle der Haftpflichtversicherungen*

Haftpflichtversicherungen gehören bekanntlich zu den gewinnbringenden Sparten unserer Wirtschaft. Das ist gut so. Als Aktiengesellschaft müssen sie Erträge und Dividende erwirtschaften. Leider sind solche marktwirtschaftlichen Überlegungen für geschädigte Patienten mit großen Nachteilen verbunden. Ohne Zweifel gibt es Fälle, in denen Versicherungen auch schon einmal unbürokratisch und rasch helfen. Normalerweise aber ist es wie bei den Autoversicherungen auch, daß es dem Arzt nämlich verboten ist, sich gegenüber dem Geschädigten in irgendeiner Weise so zu äußern, daß es der Versicherung zum Nachteil gereichen könnte – und dies sogar in Situationen, in denen der Schaden selbst dem Laien augenfällig ist.
Es gibt Ethikkommissionen, die sich mit dem Leben und dem Wohlbefinden von Ratten bei Tierexperimenten befassen. Es gibt Ausschüsse, die sich jahrelang mit Pathos und Ethos über die Aufklärungspflicht des Arztes auslassen. Es gibt Kammerversammlungen und Dekrete von hohen Gremien, die das ärztliche Tun mit dem eines Pastors oder Hohenpriesters vergleichen und Schwüre abfassen, das Leben zu schützen. Es gibt aber keinen Ausschuß, der sich mit den Folgen von Haftungsproblemen bei ärztlichen Behandlungsfehlern und den Versicherungsvorschriften, die ja recht hausgemacht zu sein scheinen, für die Fachwelt erkennbar auseinandersetzt.
Also können die Versicherungen so weitermachen und – das ist ihre Pflicht – jeden möglichen Schaden von ihrem

Geldsack abwenden. Nach Darstellung von Versicherungsexperten sind jährlich mehr als 30.000 Schadensersatzanträge zu bearbeiten. Die Praxis sieht so aus, daß die jeweiligen Versicherungen – streng nach geltendem Recht – immer und in jedem Fall ein Gegengutachten anfordern. Das Gutachtenwesen ist so tiefgründig und so weitreichend wie die Weltmeere. Schreibt der eine Gutachter: »Es könnte sein, daß …«, schreibt der andere: »Unter ganz bestimmten Voraussetzungen, die keiner genau kennt, könnte es aber auch anders sein …«
Methode haben auch jene Gutachten, die, um die eigentliche Schuld eines Hausarztes zu kaschieren, die (viel) zu spät eingeschalteten operativen Fachvertreter aufeinanderhetzen. Statt sich mit dem vom Hausarzt zu spät erkannten Leiden und seiner falschen konservativen Therapie zu beschäftigen, münden solche gerichtsanhängigen Streitereien oft genug in eine Methodenkritik der verschiedenen Chirurgen,[28] die den Kranken viel zu spät erst behandeln können und dadurch eigentlich vermeidbare Komplikationen und Todesfälle in Kauf nehmen müssen.[29]
Es ist ein Erfahrungswert, daß die Versicherungen, dem geringsten Zweifel folgend, immer erst Zeit gewinnen möchten. Sie tätigen hohe Rückstellungen, die offiziell zum Ausgleich von Haftungsschäden dienen. Wenn ein Gutachter zwei Jahre Zeit zur Abfassung benötigt – und manche Ärztekammer braucht dafür noch mehr Zeit –, dann können allein schon von den Zinsen »rückgestellter Gelder« einige Verpflichtungen abgegolten werden. Es liegt nicht im Interesse von Versicherungen, die Erledigung der Anträge zu beschleunigen. So müssen die Betroffenen oft jahrelang auf die Klärung ihrer Ansprüche warten – von deren Erfüllung ganz zu schweigen.
Kommen noch kommunale und Universitätskliniken ins

Spiel, beginnt ein abgestimmtes Duett. Diese Krankenhäuser mit ihren Rechtsabteilungen in den Rathäusern klagen erst einmal kräftig gegen jeden Anspruch, und zwar durch alle Instanzen über mehrere Jahre. So manchem Kläger geht dabei die Puste aus. Aus Angst vor den hohen Kosten und in Anbetracht der Ungewißheit, vor Gericht auch recht zu bekommen, geben viele Geschädigte lieber gleich oder nach einem kurzen juristischen Gastspiel auf. Die kommunalen Träger verfügen über Steuergelder und öffentliche Bedienstete, also haben sie Zeit – viel Zeit und viel Geld. Diese Zeit wiederum hilft den Versicherungen, denn Zeit bringt Zinsen. In diesen Teufelskreis werden leider sehr viele Patienten verstrickt.

Die deutsche Ärzteschaft sollte sich endlich um ein Konzept zur Neudefinition von Behandlungsfehlern bemühen. Anstatt teure Kammerversammlungen abzuhalten, die automatisch jeden staatlichen Eingriff in das ärztliche Einkommen verdammen, wäre ihr aufrichtiger Einsatz für die Wiedergutmachung von selbst verursachten Schäden eine gute Möglichkeit, das stark beschädigte Arzt-Patienten-Verhältnis wieder zu verbessern. Die Schaffung eines Geschädigtenfonds aus den Rücklagen und Gewinnen von Mitgliedsbeiträgen der Ärztekammern böte sich zum Beispiel als einfachste Lösung an. Die Ärztekammern nehmen jährlich etwa 150 Mill. Mark an »Verwaltungsgebühren« ein. Diese Beträge – eine Verkleinerung der Verwaltung vorausgesetzt – könnten als Grundstein und Erste Hilfe für eklatant geschädigte Patienten eingesetzt werden.

### *Zur Rolle der gesetzlichen Krankenkassen bei eingetretenen Schäden*

Wären unsere gesetzlichen Krankenkassen privatwirtschaftlich organisiert, wäre das Problem der Regresse gegen Ärzte längst gelöst. So aber zahlen die Kassen für alles. Nur in seltenen Fällen – wenn zwei Parteien (Arzt/Patienten) sich gestritten haben und eine Haftpflichtversicherung den Schaden anerkennt – beteiligen sich auch die Krankenkassen an dem Geldverschiebesystem zwischen den Versicherungen. Fast hat es den Anschein, als gäbe es feste Koalitionen zwischen den Kassenärzten und den Krankenkassen. Letztere scheinen Auseinandersetzungen mit den Ärztefunktionären aus dem Weg gehen zu wollen.

Dabei gäbe es viele Gründe und auch durchaus bekannte Möglichkeiten, diesem Zustand ein Ende zu bereiten. Würden die gesetzlichen Kassen einen ärztlichen Dienst – im festen Angestelltenverhältnis – einrichten, der die Aufgabe hat, Schadensfällen gezielt nachzugehen, könnten sie jährlich einige hundert Millionen Mark zurückgewinnen.

Es liegt auf der Hand, daß die Haftpflichtversicherer bei einer Änderung des Gebarens der gesetzlichen Krankenkassen sofort mit weitaus größeren Schadenssummen rechnen müßten und daher gezwungen wären, ihre Prämien zu erhöhen. Ärzte, die über ein Einkommen von mehreren hunderttausend Mark im Jahr verfügen, sollten doch wohl in der Lage sein, eine steuerlich begünstigte Haftpflichtversicherung, höher als bisher, abschließen zu können.

Wie ein solcher Kontrolldienst funktionieren kann, zeigen die Berufsgenossenschaften, die gesetzlichen Träger der Unfallversicherungen. Dort ging es zumindest in den ersten Jahrzehnten nach dem Zweiten Weltkrieg nämlich gänzlich anders zu. Die Berufsgenossenschaften beschäftigen sich fast ständig und lückenlos mit der Überprüfung von Gesundheitsfortschritten ihrer Versicherten und somit auch zwangsläufig mit den Taten der Ärzte. Die »Unfalldoktoren« arbeiten sehr gern an diesem System mit. Sie beteiligen sich daran – trotz strenger Kontrollen –, weil die Vergütungen der Berufsgenossenschaften viel besser als die Honorare der gesetzlichen Kassen sind. Die Berufsgenossenschaften zahlen nämlich nicht nur für alle Leistungen höhere Beträge als die gesetzlichen Krankenkassen, sondern sie verlangen auch noch mehr Untersuchungen als unbedingt notwendig. Sie tun dies aus der Erfahrung heraus, daß sich durch eine rechtzeitige Klärung der Unfallfolgen spätere – auch ungerechtfertigte – Ansprüche vermeiden lassen.

Wenn einem Arzt, der zur Behandlung von Verletzten zugelassen ist, mehrfach Fehler unterlaufen, wird er über kurz oder lang von der Beteiligung an diesem lukrativen System ausgeschlossen. Dies hat zur Folge, daß sich die meisten beteiligten Ärzte gewaltig anstrengen und tunlichst alles vermeiden, was zu Beanstandungen führen könnte. Ein Ausschluß aus dem berufsgenossenschaftlichen Behandlungsverfahren bedeutet nämlich einen erheblichen wirtschaftlichen Verlust. Geldmangel ist schmerzhafter als Mangel an Ethik. Deshalb funktionierte dieses System im Falle der Berufsgenossenschaften auch bestens. Leider mehren sich inzwischen auch die Klagen über den unfallärztlichen Dienst der Genossenschaften. Immer häufiger berichten Betroffene über Entscheidungen von Gutachterärzten, denen, so gewinnt man den Eindruck, das Geld der Versicherungen näher am Herzen liegt als die Anerkennung eines regreßpflichtigen Schadens.

Die Unfähigkeit der gesetzlichen Krankenkassen, ihrer Kontrollpflicht nachzukommen und die Rechte ihrer Versicherten wahrzunehmen, erleichtert ärztliche Vertuschungen von Behandlungsfehlern. Aber auch die Träger von Kliniken und Krankenhäusern sind in der Regel an einer Aufdeckung der ärztlichen Fehler – allein schon aus Gründen der Haftung – überhaupt nicht interessiert. Auch sie müßten höhere Prämien zahlen, was ihre Gewinne deutlich schmälern beziehungsweise ihre Verluste erhöhen würde. Im übrigen wäre es längst an der Zeit, die Summen für ärztliche Behandlungsfehler dem verursachten Schaden anzupassen. Das würde über Nacht zu einer erheblichen Reduktion ärztlicher Fehlbehandlungen führen. Wetten, daß …?

## *Zur Autopsie von Verstorbenen*

Die deutsche Gerichtsmedizin – eine Tochter der Pathologie – beziffert die Zahl der Tötungen, die ungesühnt bleiben, weil der Totenschein bewußt falsch, fahrlässig oder aus Unkenntnis (fachliche Dummheit) fehlerhaft ausgefüllt wurde, mit 2.000 bis 3.000 pro Jahr.[30] In diese Kategorie könnten natürlich auch eine ganze Menge Morde fallen. Die Pathologen, Deutschlands am wenigsten kontrollierte Arztzunft, kamen bereits vor zehn Jahren zu dem Ergebnis, daß bis zu 60 Prozent der klinischen Diagnosen, die sie durch Leichensektionen überprüft hatten, mit den im Totenschein dokumentierten Todesursachen nicht übereinstimmten.[31] Besonders schlecht schnitten bei dieser Überprüfung die konservativen Bereiche der Medizin ab. Diese Zahlen wurden 1989 nicht nur vom *Spiegel*, sondern inzwischen auch durch neuere Studien, unter anderem durch die sogenannte Görlitzer Studie vom Herbst 1992, wiederholt bestätigt.[32] Es sind angsterregende Befunde.

**Zu den Ergebnissen von Obduktionen bei 770 Verstorbenen**

| *Klinische Diagnose* | *Innere Medizin* | *Chirurgie* |
|---|---|---|
| Richtige Diagnosen | 248 (52 %) | 215 (67 %) |
| Fast richtige Diagnosen | 163 (34 %) | 70 (22 %) |
| Unzureichende Diagnosen | 37 (8 %) | 27 (8 %) |
| Falsche Diagnosen | 29 (6 %) | 10 (3 %) |
| **Summe** | **477 Patienten** | **322 Patienten** |

Quelle: C. Thomas: Med. Klinik 81, 10, 1986

Gerade die preistreibende moderne Untersuchungstechnik in den Ambulanzen und Praxen bietet im Endergebnis keine größere Sicherheit bei der Diagnose und Therapie einer Krankheit. Im Gegenteil. Innere Medizin und Radiologie haben die höchsten Fehlerquoten. Die operativen Fächer wiesen immerhin noch 45 Prozent Falschdiagnosen auf. Zu viele Ärzte verlassen sich auf die Technik und verzichten auf das eingehende persönliche Gespräch sowie ihre ärztliche Intuition zur Erkennung von Leiden und Krankheiten. Die Ärzte der operativen Fächer irren sich seltener, weil sie meist durch eine feingewebliche Kontrolle (Histologie) eine Überprüfung vornehmen.

Die Sektionsstatistiken sind in Deutschland, früher international führend in der Pathologie, auf acht Prozent gesunken. Nur acht von 100 Verstorbenen werden also im Hinblick auf Todesursache, Krankheitsverlauf, Ausbreitung von Tumoren oder »Nebenbefunde«, die zum Tode geführt haben, überprüft. Die DDR hatte ein sehr modernes Sektionsgesetz, und sie verfügte daher auch über ein gutes Krebsregister. In der Bundesrepublik dagegen werden die

Erhebungen im Todesfall auf einem Stück Papier angefertigt, das noch nicht einmal die wirkliche Todesursache erkennen läßt. Im übrigen entscheidet der die Leichenschau durchführende Arzt ganz allein – gewissermaßen vor Gott und der Welt –, ob Zweifel an der Todesursache bestehen. Nur im Zweifelsfall wird eine Sektion angeregt. Ob sie dann auch stattfindet, hängt von der Kriminalpolizei ab.

Es muß daher stark bezweifelt werden, ob die jährliche Todesursachenstatistik überhaupt stimmt. »Akuter Herzinfarkt häufigste Todesursache seit Jahren«, so lautete zum Beispiel eine Meldung aus dem Statistischen Amt der Bundesrepublik. Jeder auch nur annähernd fachlich Orientierte weiß, daß diese Statistik so nicht stimmen kann. Oft verbergen sich hinter der Diagnose »Herzinfarkt« andere Erkrankungen wie Blutgefäßkrankheiten außerhalb des Herzens, Blutvergiftungen und schwere Infektionskrankheiten. Diese Bundesstatistik – mit Millionenetat erstellt –kann nicht einmal eine simple Häufigkeitsentwicklung (wie zum Beispiel: Gibt es heute mehr Fälle von Leberkrebs als vor zehn Jahren?) anhand der von ihr gesammelten Daten ausdrucken. In der Wiesbadener Behörde werden nämlich die Todesbescheinigungen nur gesammelt und von Nichtfachleuten überprüft.

Das frühere Bundesgesundheitsamt, das heute als Bundesamt für Arzneimittel und Medizinalprodukte firmiert, verfügt leider auch nicht über solche Ressourcen, obwohl nichts näherläge, als diese Fachstatistik der für unsere Gesundheit verantwortlichen Behörde anzuschließen. Sie könnte große epidemiologische Studien durchführen und zu wichtigen, medizinisch-fachlich fundierten Entscheidungen beitragen.

Viele Ärzte und Krankenhausträger möchten aus Bequemlichkeit (weil sie vorher mit den Angehörigen darüber diskutieren müßten) keine Autopsie. Sie fürchten aber auch die Ergebnisse von Sektionen und schrecken aus Angst, eigene Unzulänglichkeiten, Fehldiagnosen und Falschoperationen könnten aufgedeckt werden und zu einer »Rufschädigung« der eigenen Klinik oder Praxis führen, davor zurück. Sektionen klappen nur an Universitäten und großen städtischen Krankenhäusern, nicht aber im gesamten Mittel- und Unterbau unseres Krankenhauswesens, also bei etwa 60 Prozent der Szene.

Noch unerträglicher ist die Situation in der Praxis der Hausärzte. Den Hausärzten wird zu hundert Prozent abgenommen, daß sie ihren Patienten »so gut kennen« und daß »keine Zweifel an den natürlichen Ursachen des Todes« bestehen. Oft haben Notärzte, zu Toten gerufen, mit überzeugenden Argumenten gegen die Auffassung des Hausarztes protestiert und Zweifel an einer »klaren Todesursache« angemeldet. Die menschliche Phantasie reicht kaum aus, um sich vorzustellen, was sich hinter solchen wohlmeinenden Attesten alles verbergen könnte.

Die Einführung der Sektionspflicht wäre also nicht nur für die Patienten und Angehörigen, sondern auch für die Krankenkassen von Nutzen. Das gesamte Sektionswesen sollte im öffentlichen Interesse den Staatsanwaltschaften unterstellt werden. Auch »bedeutende Pathologen« sind nur Menschen, die sich je nach Sachlage, Opportunität und Gewissenslagen irren können. Erst eine konsequente und vor allem staatlich kontrollierte Sektionstätigkeit würde den Leistungen der verschiedenen Arztgruppen den richtigen Stellenwert verleihen. Mord und Tötung können heute mit banalen Medikamenten ausgeübt werden und unentdeckt bleiben, wenn es keinen zwingenden Grund gibt, den Totenschein des Hausarztes in Zweifel zu ziehen.

In den USA und in Kanada müssen die Angehörigen die Sektion aus der eigenen Tasche bezahlen, weil viele Versicherungen nur den Lebenden verpflichtet sind. Die Familien tun dies, weil sie gelernt haben, daß Vertrauen gut, Kontrolle aber besser ist. Das Mißtrauen war schon immer die Quelle des Fortschritts, sagte Albert Einstein.

### *So könnte man rasch helfen*

Um die Position der Opfer von ärztlichen »Kunstfehlern« zu stärken, ist die Politik gefordert. Denkbar wäre folgendes: Die Länderregierungen richten parallel zu den Ärztekammern eine Kontrollstelle ein, die ärztliche Behandlungsfehler innerhalb kurzer Zeit auf ihre Plausibilität hin überprüft. Es sollte eine Beschwerdestelle für Geschädigte, vermeintlich Geschädigte und bei zweifelhaften Gutachten aus dem Bereich der ärztlichen Selbstverwaltungen sein. Diese Bewertungsstelle für ärztliche und versicherungsabhängige Gutachten zu organisieren, wäre angesichts der aus Behandlungsfehlern resultierenden volkswirtschaftlichen Schäden sicher lohnend. Die derzeit installierten »Beschwerdestellen« für vermeintlich falsche Gutachten gelten in Fachkreisen als nicht unabhängig genug, weil die dort Tätigen von den zu Beurteilenden finanziert werden. Der Vorteil einer wirklich unabhängigen Stelle liegt auf der Hand: Der betroffene Patient oder Arzt brauchte nicht den dornenreichen Weg über die Justiz zu gehen, was Geld, Zeit und Nerven sparen würde. Diese Instanz müßte (leider) eine Behörde sein und im direkten Kontakt zur Staatsanwaltschaft stehen. Sie würde vor allem unsere Gerichte entlasten.

# Schluß

Reformen sind bitter nötig und auch durchsetzbar. Es geht um Änderungen in der Organisation der ärztlichen Selbstverwaltung, besonders aber um ein Umdenken hinsichtlich des »kassenärztlichen Honorarsystems«; es geht vor allem um die Auflockerung eines verkrusteten gesellschaftlichen Systems, denn unser Gesundheitssystem steckt in einer handfesten Strukturkrise.

*Folgende Änderungen bieten sich an:*

| *Bereich* | *Änderungen* | *Kosten-reduktion* | *zugunsten von* |
|---|---|---|---|
| Reduktion der Anzahl von Gesetzlichen Krankenkassen, Abschaffung der BKKs, IKKs etc. | Für 16 Länder je eine gesetzliche Kasse (auf der Struktur der AOKs) | Personal und Verwaltungskosten 2 % (ca. 1–2 Mrd. pro Jahr) | Senkung der Beiträge von Versicherten |
| Beamte und vergleichbare Gruppen | Abschaffung aller Beihilfen | 30 Mrd. | Beitrag fließt der GKV zu |
| Ärzte<br>a) Praxis<br>b) Klinik | Abschaffung der Kassenärztlichen Vereinigungen | Verwaltungskosten 2–4 %, Senkung der Honorarkosten 10 Mrd. Mark | Ärzte in Praxis und Klinik erhalten Managergehalt (Fixum und Leistungszuschlag); Senkung der Beiträge GKV |

| *Bereich* | *Änderungen* | *Kostenreduktion* | *zugunsten von* |
|---|---|---|---|
| Universitäten | Entbeamtung, höhere Abgaben auf Nebeneinnahmen | einige hundert Millionen Mark | Reinvestitionen in Forschung und Entwicklung |

1. *Einführung eines festen Gehalts für Praxisärzte anstelle des ärztlichen Honorarsystems.* Die Einführung eines leistungsbezogenen Gehalts für Ärzte wäre volkswirtschaftlich von Vorteil. Die jetzt von den GKV erbrachten Honorarleistungen würden ausreichen, um alle Praxisärzte, ihre Mitarbeiter und den Praxisbedarf (Raummiete, Geräte, Laboreinheiten) zu finanzieren.
2. *»Nebeneinnahmen« von leitenden Ärzten dürfen nur noch dann an den Chefarzt weitergeleitet werden, wenn dieser die »persönliche Leistungserbringung« belegen kann.* Alle anderen durch ärztliche Leistungen erbrachten oder verbuchten »Nebeneinnahmen« werden auf ein Konto der Klinik eingezahlt und dienen für hauseigene Investitionen – zum Beispiel zur Instandhaltung.
3. *Die leitenden Chefärzte von Universitätsspitälern müßten* – wie alle anderen deutschen Ordinarien auch – *den Beamtenstatus aufgeben,* ihre Nebeneinnahmen dürften zum Beispiel die doppelte Höhe des Grundgehalts nicht überschreiten.
4. *Aufhebung der Sonderrechte für die mehr als acht Millionen Menschen, die Beihilfe erhalten* oder an beihilfeangeglichenen Systemen partizipieren. Die Beihilfe verstößt gegen das Gleichheitsprinzip. 50 Millionen Menschen tragen die Hauptlasten der Gesetzlichen Kranken- und Rentenversicherung. Seit 1995 ist als weitere Belastung die Pflegeversicherung hinzugekommen. Die restlichen 30 Mil-

lionen der Bevölkerung sind demgegenüber durch Beihilferegelungen oder ähnliche Vergünstigungen unzulässig privilegiert.

Im Januar 1994 verabschiedete die Bundesärztekammer e.V. folgende Version des Hippokratischen Eides:

> »Bei meiner Aufnahme in den ärztlichen Berufsstand gelobe ich feierlich, mein Leben in den Dienst der Menschlichkeit zu stellen.
>
> Ich werde meinen Beruf mit Gewissenhaftigkeit und Würde ausüben. Die Erhaltung und Wiederherstellung der Gesundheit meiner Patienten soll oberstes Gebot meines Handelns sein.
>
> Ich werde alle mir anvertrauten Geheimnisse auch über den Tod des Patienten hinaus wahren.
>
> Ich werde mit allen meinen Kräften die Ehre und die edle Überlieferung des ärztlichen Berufes aufrechterhalten und bei der Ausübung meiner ärztlichen Pflichten keinen Unterschied machen weder nach Religion, Nationalität, Rasse noch nach Parteizugehörigkeit oder sozialer Stellung.
>
> Ich werde jedem Menschenleben von der Empfängnis an Ehrfurcht entgegenbringen und selbst unter Bedrohung meine ärztliche Kunst nicht in Widerspruch zu den Geboten der Menschlichkeit anwenden.

Ich werde meinen Lehrern und Kollegen die schuldige Achtung erweisen. Dies alles verspreche ich feierlich auf meine Ehre.«[33]

Man sollte ernsthaft darüber nachdenken, ob man nicht – wie die Juristen in der Renaissance in Italien – den Ärzte-Eid abschafft. Damals sah die Richterschaft dies als notwendig an, weil die Advokaten vor Gericht nur noch Meineide schworen. Ein pragmatischerer Umgang mit dem eigenen Beruf könnte vielleicht zum »Frieden der Ärzte« überleiten.

# Anmerkungen

## 1 Der große Preisauftrieb


1 Brandt, Willy: *Tagung der Sozialistischen Internationale:* Ansprache zu Präsident Gomez, Spanien 1991

2 Beck, Werner: *Informationen des Berufsverbandes der Deutschen Chirurgen e.V.*, N1, 1986, S. 1

3 Deutsches Ärzteblatt 82, Heft 40, 1985, S. 2874

4 Notfalldienst 15/16. *Neue Ärztliche Zeitung*/Isenburg 28, 1986

5 Geldstrafen für tödliche Fehldiagnosen. »Malaria-Urteil«, Mai 1986, München. *General Anzeiger Bonn*, 1990

6 *Deutsches Ärzteblatt* 91, Heft 6, 1994, C-245

7 Brief des 1. Vorsitzenden der Saarländischen KV an Universitätskliniken Homburg/Saar, 8. April 1982

8 Die Krankenhäuser wollen die ambulante Behandlung ausweiten. *Frankfurter Allgemeine Zeitung*, 30. November 1994

9 Deutsche Krankenhaus Gesellschaft, Geschäftsbericht 1990/1992

10 *Deutsches Ärzteblatt* 91, Heft 49, C-2148

11 Kurbjuweit, Dirk: Dampf unter dem Deckel. In: *Die Zeit*, Nr. 38, 1992

12 *Deutsches Ärzteblatt* 83, Heft 11, 1986, S. 653

13 *Deutsches Ärzteblatt* 83, Heft 13, 1986, s. 863

14 *Frankfurter Allgemeine Zeitung*, 12. Dezember 1994

15 Hochhuth, Rolf: Täter und Denker. *Bismarck der Klassiker*, Deutsche Verlagsanstalt 1988, S. 63

16 Interview: Nicht alles über die Zwangsversicherung. In: *Der Spiegel*, 1. August 1992

17 *Statistisches Jahrbuch* 1991, Kapitel 20.9 Personal der öffentlichen Haushalte
18 *WirtschaftsWoche* 46, 1992, S. 36
19 *Der Spiegel*, Nr. 20, 1992, S. 26
20 Hanke, Thomas: Kopflos ins Chaos. In: *Die Zeit*, Nr. 50, 1992
21 *Zeitschrift für Beamten-Recht (ZBR)*, Heft 2, 1984, S. 29
22 *WirtschaftsWoche* 10, 1992, S. 46
23 *Der Spiegel*, Nr. 15, 1993, S. 113
24 Molière, Jean-Baptiste: *Der eingebildete Kranke. 1666*, Brockhaus. Lexikon, dtv, Bd. 12, 1984
25 Dold, P./Maurer, R.: Retrospektive Analyse von 1064 Schnellschnittuntersuchungen zur Qualitätskontrolle. *Der Pathologe*, 11, 1990, S. 215
26 *Jahresbericht des Hauptverbandes der gewerblichen Berufsgenossenschaften* 1993, St. Augustin
27 *Frontal*, ZDF, 21. Juli 1993, Wirbelbruch
28 Platon: Der Staat. In: Apelt, E. *Philosophische Bibliothek*, S. 405
29 *Der Spiegel*, Nr. 37, 1992, S. 102
30 *Deutsches Ärzteblatt* 83, Heft 11, 1986, S. 679, und *Deutsches Ärzteblatt* 83, Heft 43, 1986, S. 2938
31 *Deutsches Ärzteblatt* 89, Heft 36, 1992, C-1595
32 Schwarzwald-Sanatorium Obertal, *Tarif 1991*, S. 3
33 Dorner, Wolfgang: Der große Bluff. Chelatbehandlung. In: *Rheinische Post* 87, 1986
34 *Grunddaten zur kassenärztlichen Versorgung 1994.* Hrsg. KBV: Deutscher Ärzte-Verlag, Köln, 1994
35 Zu viele Herzschrittmacher. Münster (dpa) *General-Anzeiger* Bonn, 1989
36 *Deutsches Ärzteblatt* Heft 31/32, 1989, C-1376
37 *arzneimittel-telegramm* 10, 1989, S. 96

38 *Physician Desk Reference*, USA-PDR. Medical Economic Data, N° 37, 1983, and N° 47, 1993
39 *Gutachten für den Gemeinde-Unfall-Versicherungs Verband*, Köln, 27. März 1986
40 Übersendung des ausführlichen Gutachtens: *Clomifen/Dyneric* und des Krankheitsfalles Tanja K., Juni 1992
41 Report of Spontaneous Adverse Events, Food and Drug Administration, dd. from November 1989: *Clomiphen Citrate and comparable Drugs.*
42 unveröffentlichtes Gutachten: Prof. Dr. Geiger, Saarbrücken, *Stellungnahme zum Fall Tanja K.*, April/Mai 1985
43 *Gutachten Fall Tanja K.*: Prof. Dr. N. Lang, Erlangen, pers. Mitteilung, 1986
44 *Rheinisches Ärzteblatt* 3, 1987, S. 113
45 Briefe des Autors an die Arzneimittelkommission, Köln 1989/1990
46 Bericht über schwere, lebensbedrohliche Komplikationen, die an das BGA, Berlin, gemeldet wurden. Brief des Herstellers, 1992
47 *Der Spiegel*, Nr. 12, 1990, S. 16
48 *arzneimittel-telegramm* 11, 1994
49 Engelbert, Ernst: *Bismarck*, Siedler Verlag, Berlin 1990
50 Bundesverband der Pharmazeutischen Industrie. Pharma-Jahresbericht 1993, Frankfurt/Main 1993
51 *Gesundheitspolitik aktuell*, Bayer AG, Sektor Gesundheit, August 1992
52 *WirtschaftsWoche* 7, 1993, S. 114
53 *Deutsches Ärzteblatt* 89, Heft 36, 1992, C-1595
54 *Gesundheitspoliitische Informationen*: Jahrespressekonferenz der Max-Planck-Gesellschaft 1993
55 *WirtschaftsWoche*, Nr. 39, 1993, S. 155

56 *Gesundheitspolitik aktuell:* 25, 1992: Einseitiger Aderlaß der Pharma-Industrie
57 *WirtschaftsWoche* 43, 1992, S. 260
58 Kritik an Ärztemusterflut. Apotheker sollen in Zukunft mehr beraten. *Saarbrücker Zeitung*, 11. Oktober 1985
59 *WirtschaftsWoche* 8, 1993, S. 126
60 *Deutsches Ärzteblatt* 89, Heft 45, 1992, C-2097
61 *Rheinisches Ärzteblatt* 10, 1989, S. 509
62 *Deutsches Ärzteblatt* 89, Heft 46, 1992, C-2164

## 2 Das deutsche Krankenhaus

1 *Der Spiegel*, Nr. 17, 1989, S. 86 ff.
2 Deutsche Krankenhausgesellschaft. *Zahlen, Daten, Fakten* 1993
3 *WirtschaftsWoche* 36, 1992, S. 27
4 *Deutsches Ärzteblatt* 86, Heft 18, 1989, C-823
5 *Geschäftsbericht der Deutschen Krankenhausgesellschaft 1993*
6 *WirtschaftsWoche* 36, 1992, S. 34
7 *Focus* 49, 1994, S. 1
8 *WirtschaftsWoche* 26, 1994, S. 48
9 *WirtschaftsWoche* 34, 1994, S. 11
10 *Deutsches Ärzteblatt* 86, Heft 13, 1989, C-576
11 *WirtschaftsWoche* 48, 1992, S. 30
12 Zehn Bonner Krankenhäuser erhalten 200 Millionen Mark. In: *General-Anzeiger*, Bonn, 5. Januar 1987
13 *Geschäftsbericht der Deutschen Krankenhausgesellschaft 1993*
14 *WirtschaftsWoche* 48, 1992, S. 27
15 *WirtschaftsWoche* 32, 1989, S. 30

16 *Deutsches Ärzteblatt* 86, 1989, C-2121
17 Hanke, Thomas: Kopflos ins Chaos. In: *Die Zeit*, 30, 1989, S. 48
18 *WirtschaftsWoche* 32, 1989, S. 34
19 *Süddeutsche Zeitung*, 27, 1990, S. 11
20 *WirtschaftsWoche* 32, 1989, S. 33
21 Bopp, Annette: Eldorado für wuchernde Keime. In: *Die Zeit*, 30, 1989, S. 48
22 Zastrow, KD et al, Die nosokomiale Infektion als Todesursache. *Gesundheitswesen*, 56, 1994, S. 122
23 *Deutsches Ärzteblatt* 82, Heft 34, S. 2390
24 Ramsey, G.: Nosocomial infection, sepsis and organ failure in intensive care. *Surgical Research Communications*, 15/2, 1994, S. 133
25 *WirtschaftsWoche* 52, 1993, S. 38
26 *Capital* 12, 1994, S. 144
27 *Die Schwester*, 4, 1994, S. 4
28 *WirtschaftsWoche* 32, 1989, S. 30
29 Rundschreiben Nr. 19/91 Deutsche Krankenhausgesellschaft: *Analysen zur Situation und Perspektiven der Krankenpflegeberufe*, Düsseldorf 18. Februar 1991
30 »Qualitativen Notstand« beklagt. In: *General-Anzeiger*, Bonn, 18. August 1994
31 Glucksmann, André: *Die Macht der Dummheit*. Deutsche Verlags-Anstalt, Stuttgart 1985, S. 92
32 *Der Spiegel*, Nr. 15, 1986, S. 123
33 *Rheinisches Ärzteblatt* 5, 10. März 1993, S. 180
34 *WirtschaftsWoche* 36, 1992, S. 36

## 3 Wehe, wenn sie losgelassen


1 *Deutsches Ärzteblatt* 84, Heft 9, 1987, C-329

2 Biermann Hans: Woran krankt unser Gesundheitswesen? *Stern*, 26. März 1992

3 *Deutsches Ärzteblatt* 82, Heft 50, 1985, S. 3737

4 Rheidt, K. H.: Klagen ohne Ende – Mit richterlicher Hilfe Arzt werden. *Westdeutsche Zeitung*, 1986

5 Bessere Abschlußnoten an den Hochschulen. *Süddeutsche Zeitung* (dpa), 13. Mai 1987

6 *Deutsches Ärzteblatt* 82, Heft 36, 1985, S. 2518

7 *Rheinisches Ärzteblatt* 20, 1991, S. 811

8 *Deutsches Ärzteblatt* 86, Heft 20, 1989, C-927

9 *Rheinisches Ärzteblatt* 3, 1987, S. 91

10 Chaos live. *WirtschaftsWoche* Nr. 5, 1994, S. 22

11 *Deutsches Ärzteblatt* 89, Heft 4, 1992, C-121

12 Modifizierung der Berufsziele von approbierten Medizinern. In: Karriere. *WirtschaftsWoche*, Februar 1989

13 Bundesminister für Bildung und Wissenschaft (Hrsg.): *Grund- und Strukturdaten 1991/1992*, Verlag K. H. Bock, Bad Honnef, und *Hochschul-Finanzstatistik*, 1991

14 Mitteilung Institut der deutschen Wirtschaft. In: *Welt am Sonntag*, 1989

15 Am längsten studieren Humanmediziner. Bonn IW, *General-Anzeiger*, 1990

16 Mitteilung Institut der deutschen Wirtschaft iwd. *Mitteilungen Hochschullehrer-Verband*, 1989, S. 173

17 *Deutsches Ärzteblatt* 86, Heft 23, 1989, C-1079

18 *Deutsches Ärzteblatt* 86, Heft 12, 1989, C-519

19 *Deutsches Ärzteblatt* 86, Heft 10, 1989, C-430

20 Nichts geht mehr. *WirtschaftsWoche* Nr. 3, 1992, S. 36

21 *Deutsches Ärzteblatt* 89, Heft 51/52, 1992, C-2453

22 Zweig, Stefan: *Drei Dichter ihres Lebens.* Fischer Bücherei, Bd. 420, 1951, S. 22
23 Hochhuth, Rolf: *Ärztinnen,* Rowohlt, Reinbeck, 1979, S. 7–11
24 Schlungbaum, Werner: Wilhelm Heim 80 Jahre. Laudatio DBÄ 11, 1986, S. 606
25 Aufruf deutscher Ärzte gegen die Berufung von Sewering zum Präsidenten der Medical World Association. in: *Die Zeit,* 3, 1992
26 *Deutsches Ärzteblatt* 86, Heft 33, 1989, C-1427
27 Bleker, J./Jachertz, N. (Hrsg.): *Medizin im Dritten Reich.* Deutscher Ärzteverlag, Köln 1989
28 *Deutsches Ärzteblatt* 86, Heft 9, 1989, C-355
29 *Deutsches Ärzteblatt* 86, Heft 14, 1989, C-643
30 *Deutsches Ärzteblatt* 90, Heft 4, 1993, C-113

## 4 Der Tanz um das Goldene Kalb

1 *WirtschaftsWoche* 33, 1992, S. 25
2 *Rheinisches Ärzteblatt,* 8, 1992, S. 309
3 *Deutsches Ärzteblatt* 91, Heft 30, 1994, C-1311
4 *klinikarzt* 14, 1985, S. 849
5 *Deutsches Ärzteblatt* 83, Heft 15, 1986, S. 1013
6 *WirtschaftsWoche,* Nr. 14, 1992, S. 85
7 *Deutsches Ärzteblatt* 89, Heft 45, 1992, C-2086

8 Cranz, H.: *Selbstmedikation. Analysen und Perspektiven.* Wissenschaftliche Verlagsgesellschaft, Stuttgart, 1987, S. 61
9 Klinikärzte kündigen massenhaft. *General-Anzeiger Bonn,* 16./17. Januar 1993

10 *Deutsches Ärzteblatt* 89, Heft 45, 1992, C-2086
11 *Deutsches Ärzteblatt* 89, Heft 46, 1992, C-2169
12 Gesund geredet. *Frankfurter Allgemeine Zeitung,* 6. Dezember 1994
13 *WirtschaftsWoche* 3, 1992, S. 36
14 Statistische Basisdaten zur kassenärztlichen Behandlung. *Kassen-Zahnärztliche Bundes-Vereinigung (KZBV)* 1993
15 *Deutsches Ärzteblatt* 89, Heft 38, 1992, C-1691
16 Schwere Vorwürfe gegen Zahnärzte. (dpa/Reuter) *General-Anzeiger Bonn,* 16./17. April 1992
17 *Deutsches Ärzteblatt* 86, Heft 21, 1989, C-965
18 *WirtschaftsWoche,* Nr. 7, 1993, S. 29
19 Deutsche Apotheker- und Ärztebank: Mit dem Ergebnis »sehr zufrieden«. *Deutsches Ärzteblatt* 91, Heft 33, 1994, C-1435
20 *Der Spiegel,* Nr. 43, 1992, S. 164
21 *Hamburger Abendblatt,* 20. Januar 1994

## 5 Vom medizinischen Olymp

1 Schopenhauer, Arthur: Parergra. Aphorismen zur Lebensweisheit, Kap. III. In: Durand, W.: *Die großen Denker.* Bastei-Lübbe, Bergisch-Gladbach, 1980, S. 390
2 Glucksmann, André: *Die Macht der Dummheit.* Deutsche Verlags-Anstalt, Stuttgart, 1985
3 Vgl. z. B. *WirtschaftsWoche* 21, 1992, S. 43
4 *Rheinisches Ärzteblatt,* Heft 15, 1986, S. 634
5 Ärzte befragen Ärzte: Mögliche Gründe für das relativ geringe Interesse junger Mediziner an der Allgemeinmedizin. *Deutsches Ärzteblatt* 86, 1989

6 *Rheinisches Ärzteblatt* 11, 1992, S. 444
7 *Rheinisches Ärzteblatt* 47, Heft 1, 1993, S. 16
8 *Deutsches Ärzteblatt* 89, Heft 42, 1992, C-1939
9 Die Fachgebiets-Röntgenologie behält ihren festen Platz. *Deutsches Ärzteblatt*, 1985
10 *Rheinisches Ärzteblatt* 4, 1992, S. 150
11 Ärztekammer Nordrhein-Düsseldorf: Merkblatt zur Ermittlung des ÄK-Beitrages für 1992 (§ 20 Abs. 1 des Heilberufsgesetzes vom 9. März 1989) Erlaß des Ministeriums für Arbeit, Gesundheit und Soziales des Landes NRW, 11. Dezember 1991
12 *Rheinisches Ärzteblatt* 43, 1989, S. 561 ff.
13 Vgl. z. B. Marburger Bund, Landesverband Nordrhein-Westfalen, Köln, 22. April 1989
14 *Deutsches Ärzteblatt* 86, Heft 21, 1989, C-989
15 *Hospital Tribune*, Nr. 3, 1982, S. 13
16 *Der Spiegel*, Nr. 53, 1981, S. 41
17 *Deutsches Ärzteblatt* 87, Heft 16, 1990, C-811
18 *Der gelbe Dienst. Sozialpolitik aus Bonn*, Nr. 12, 19. Juni 1989, S. 7
19 Mathias, Wolfgang: Der Spiegel für negatives Mediziner-Image mitverantwortlich. *Rheinisches Ärzteblatt*, 2, 1986
20 *Deutsches Ärzteblatt* 86, Heft 21, 1989, C-989
21 Bacon, Francis: Fortschritte der Gelehrten, IV, 2. In: Durand, W.: *Die großen Denker*. Bastei-Lübbe, 1980, S. 158
22 *Deutsches Ärzteblatt* 91, Heft 45, 1994, C-1961
23 *WirtschaftsWoche* 45, 1992, S. 184

## 6 Der große Bluff


1 Naumann, Ute: Heilprozesse vor Gericht. In: *Die Zeit*, 20. November 1992

2 Staatsanwalt ermittelt. In: *Hamburger Morgenpost*, 25. Mai 1993

3 50 Patienten stellen Strafantrag gegen Hamburger Arzt am KE-Hamburg. ZDF-Spätausgabe *heute*,, 12. Juli 1993; siehe auch *Stern* 29, 1993

4 Gefährliches Schweigen. *Focus* 49, 1994, S. 33

5 Pat. Oskar W., 14. Juni 1982, Fall Dorothea, M., 7. Dezember 1983 u. v. a.

6 »Operieren wäre ein Kunstfehler gewesen.« *General-Anzeiger*, Bonn, 6. März 1985

7 *Der Spiegel*, Nr. 17, 1989, S. 86 ff.

8 Naumann, Ute: Heilprozesse vor Gericht. *Die Zeit*, 20. November 1992

9 Informationen des Berufsverbandes der Deutschen Chirurgen e.V. Nr. 8, 1982, S. 106

10 *Rheinisches Ärzteblatt* 23, 1992, S. 927

11 *Rheinisches Ärzteblatt* 2, 1992, S. 48

12 *Rheinisches Ärzteblatt* 4, 1993, S. 132

13 *General-Anzeiger*, Bonn 1988, S. 25

14 Berichte der Arzneimittelkommission der Ärzteschaft, Köln 1992–1993

15 *arznei-telegramm* 10, 1992, S. 105

16 *Fortschritte der Medizin*, 104, Nr. 17, 1986, S. 14

17 Lindley, C. M. et al: Inappropriate Medication is a Major Cause for Adverse Drug Reactions in Elderly Patients. In: *Age and Ageing* 21, 1992, S. 294

18 Anderson, J. A.: Allergic Reactions to Drug and Biological Agents. In: *Journal of the American Medical Association* 268, 2, 1992, S. 2845
19 Wildförster, U.: Intraoperative Komplikationen während lumbaler Bandscheibenoperationen. Kooperative Studie der AG Wirbelsäule der Deutschen Gesellschaft für Neurochirurgie. In: *Neurochirurgia* 34, 1991, S. 53–56
20 *Deutsches Ärzteblatt* 86, Heft 21, 1989, C-973
21 *Deutsches Ärzteblatt* 86, Heft 21, 1989, C-975
22 *Deutsches Ärzteblatt* 89, Heft 40, 1992, C-1799
23 Micka, H.: Die ärztliche Schweigepflicht muß unter allen Umständen geschützt werden. In: *Saarbrücker Zeitung*, 8. Mai 1983
24 *Deutsches Ärzteblatt* 85, Heft 15, 1988, C-635
25 *Deutsches Ärzteblatt* 85, Heft 15, 1988, C-637
26 *Deutsches Ärzteblatt* 85, Heft 10, 1988, C-372
27 *Deutsches Ärzteblatt* 90, Heft 10, 1993, C-458

28 Vgl. z. B. Fall Hermann B., OLG Saarbrücken 1U 93/89–16 0 285/87
29 Vgl. z. B. Fall Gert L. Az. 3511 JS 33 410/85 Staatsanwaltschaft Saarbrücken
30 Gesetz für Obduktion gefordert. Leichenschau nur bei acht Prozent der Verstorbenen. Heidelberg (dpa). In: *Westdeutsche Zeitung* 1989
31 *Medizinische Klinik* 81, Heft 10, 1986, S. 370, und *Medizinische Klinik* 81, Heft 10, 1986, S. 346
32 *Deutsches Ärzteblatt* 87, Heft 44, 1990, C-2018
33 *Deutsches Ärzteblatt* 89, Heft 42, 1992, C-1922, und *Deutsches Ärzteblatt* 89, Heft 45, 1992, C-2101